AF244526

LA VRAYE
COGNOISSANCE
DV CHEVAL,
SES MALADIES
ET REMEDES·

Par I. I. D. E. M.

AVEC L'ANATOMIE DV RVYNI, CONTENANT 64.
Tables en taille-douce, par le moyen defquelles on pourra facilement cognoiftre
toutes les parties du Cheual , & auoir cognoiffance de toutes les chofes neceffaires
pour pouuoir difcerner le bon d'auec le mauuais , par les fignes tant interieurs
qu'exterieurs, & la façon de le pouuoir éleuer, nourrir, tenir en fanté, & guerir de
toutes les maladies qui luy peuuent furuenir.

Le tout tiré des anciens Autheurs Grecs, Latins, Alemands, Italiens, Espagnols,
& autres Modernes qui ont écrit fur ce fujet.

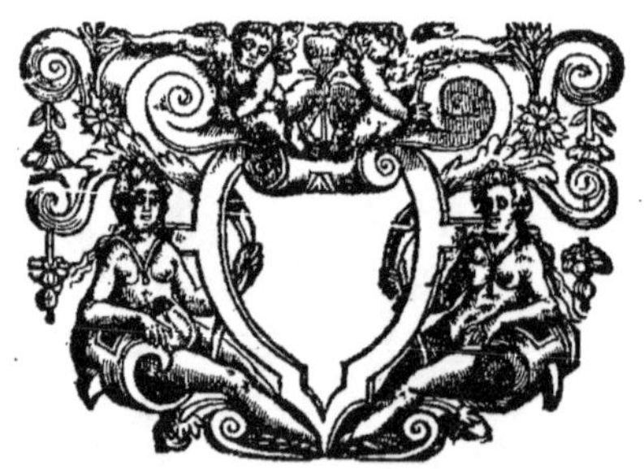

A PARIS,

Chez THOMAS DE NINVILLE, ruë S. Iacques à la Renomée,
au deffous de fainct Benoift.

M. DC. XLVII.
AVEC PRIVILEGE DV ROY.

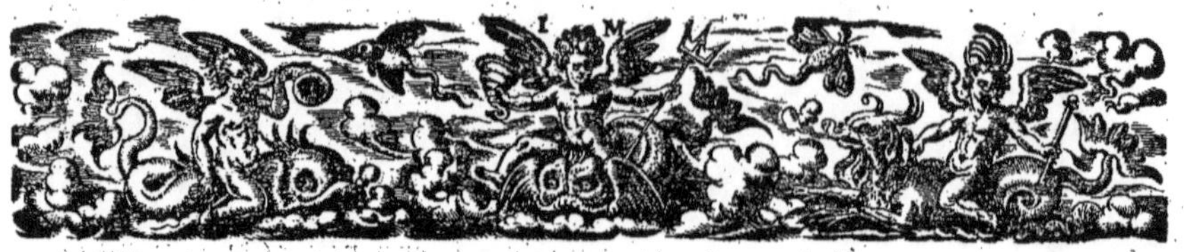

AV LECTEVR.

EVANT traiter du Cheual, il sembleroit à propos de faire vn ample discours sur son origine, sa noblesse, & son vtilité, puis qu'il est vray qu'entre tous les animaux c'est le plus noble, le plus superbe, & le plus amy de l'Homme, qui a mesme de la conformité auecques luy, ainsi que tous les Autheurs qui en ont écrit, ont fort bien remarqué, & est subjet à pareilles infirmitez. Mais ie n'ay pas iugé à propos de m'estendre sur cette matiere, pource que l'vtilité qu'on reçoit de son vsage, est si cognuë, qu'il n'est aucunement necessaire d'emploier de longs discours pour la prouuer dauantage. Aussi dés-lors que ie l'ay recognu, ie me suis porté auec grande passion en la recherche de toutes les choses qui le concernent, tant par la lecture des Autheurs qui en ont fait mention, que par les exactes remarques que i'en ay fait depuis vingt-huit ans dedans plusieurs Royaumes, Prouinces & diuerses Armées, afin de paruenir par toutes voyes possibles aux moiens de le bien choisir, & discerner le bon d'auec le mauuais, tant par l'aspect du poil duquel i'ay remarqué toutes les diuersités, les noms & proprietés d'iceluy, & comme & d'où il se forme, qu'aux regards des autres parties, de ses façons de faire, & de porter ses membres, & de plusieurs autres particularitez necessaires, mesme des lieux qui ont esté & qui sont propres à le produire, comme les Prouinces & Royaumes d'Espagne, d'Italie, de Turquie, Pologne & autres lieux plus estimés; des qualités requises pour la beauté parfaite du Cheual, de l'Estallon, de la Caualle, & du Poulain, à quoy il peut-estre propre suiuant les qualitez qui s'y rencontrent, à quoy il faut prendre garde, tant naturelles qu'artificielles, en l'acheptant: comme il le faut nourrir & éleuer, & les lieux propres pour ce faire: la façon de les bien gouuerner pour le tenir en parfaite santé, & les maladies qui luy arriuent tant de la mauuaise nourriture que des exceds qu'on luy fait souffrir: Et generalement de toutes les maladies ausquelles le Cheual est sujet, & de tous accidents qui luy peuuent arriuer, auec les remedes les plus certains, plus prompts & plus faciles desquels il se faut seruir pour proceder assurement à la curation d'icelles en toutes sortes de rencontres, comme aussi de son bon ou mauuais temperament, & de l'aplication des remedes en toutes sortes d'occurrences. Ce que plusieurs de mes amis curieux & intelligents en cette matiere, ayans recognu, ils ne m'ont pas seulement obligé, mais plûtost forcé à les mettre en public, où i'ay beaucoup moins recherché l'elegance & la politesse du langage, que la bonne

explication, laquelle en ce rencontre, i'ay eſtimée plus neceſſaire & vtile. Et
afin de rendre cét ouurage plus accomply, pour tomber entre les mains de
ceux qui l'ont deſiré, i'y ay adiouſté la tres-ample & tres-exacte Anatomie
deſignée aprés nature, par Titian tres fameux Peintre de l'antiquité, compoſée de ſoixante quatre Tables en taille-douce, leſquelles meſmes pourront
eſtre collées enſemble, afin de les mettre en façon de Tableau dedans des
chambres ou galleries, à la faueur deſquelles chacun pourra facilement en
toutes ſortes de rencontres & d'accidents, qui arriueront au Cheual, connoître quelles ſeront les parties offenſées, ce qui ſera de tres-grande vtilité, puis
que par ce moyen on pourra proceder aſſurement à la curation & à l'application des remedes, qui ſe fait le plus ſouuent par des grandes inciſions & ap-
plications de feu actuelles & potentielles, ce qui n'eſtant fait auec cognoiſſance des parties, produit preſque touſiours la perte totale du Cheual, pour la
conſeruation duquel, les Medecins des ſiecles paſſés ne ſe ſont p. s moins
glorifié pour la cure de leurs maladies, que pour celle des hommes meſmes,
ainſi que tu peux voir aux Autheurs qui ſont cités en cét œuure.

EXTRAIT DV PRIVILEGE DV ROY.

LE Roy par Lettres patentes données à Paris le dernier iour de Decembre
1646. Signé DE ON, & ſcellées du grand ſçeau en cire jaulne, a permis
à I. I. D. E. M. de faire imprimer vn Liure intitulé, *La vraye cognoiſſance du
Cheual, ſes maladies & remedes*, auec l'Anatomie du Ruyni. Deffences ſont faites
à toutes perſonnes d'imprimer, vendre ny debiter ledit Liure, ny faire grauer
en tout ou en partie, aucunes des figures, pendant le temps de ſept ans, à
peine de quinze cens liures d'amande, & confiſcation des Exemplaires, comme plus amplement eſt contenu auſdites Lettres.

DE LA VRAYE
COGNOISSANCE
DV CHEVAL

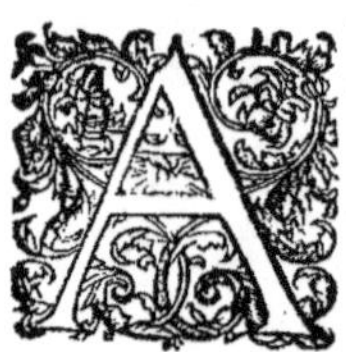

VPARAVANT que de parler du Cheual & de fes parties, il ne fera pas hors de propos de dire quelque chofe de fes attributs, & des diuers noms qui luy ont efté donnez par les nations fuiuant la diuerfité de leurs langues. Les Hebreux luy ont attribué l'alaigreffe en l'appellant Sus, *quafi* Sas qui fignifiealaigre, & la Caualle Sufah, & les Chaldeens l'appellent Sufuatha, les Chaldeens Iuifs le nomment Rekefch, comme qui diroit preft à la guerre, & Abirim qui fignifie robufte ; & felon fainct Hierôme Zofach, & Hachil. Les Ethiopiens l'appellent Feras, & les Affriquains Feres, *quafi Ferus*, qui eft vn epithete conuenable au Cheual. Les Arabes le nomment Bayel & Ramacha qui fignifie animal tres-vifte. Les Indiens l'appellent Der, les Armeniens Zy; les Courdes peuples Habitans de la Mer-Rouge Hefp, les Turcs & les Perfans Att, au Perou Pacco, les Anglois Hors, les Boëmiens Kun, les Polonois Konio, l'Efclauon Kobyla, & les peuples de Carie Alla, les Italiens l'appellent Cauallo, & les Efpagnols Caballo, qui ne different entre eux que de la prononciation, les Allemans l'ont autrefois nommé Mara, ou March, mais ce mot Mara n'eft plus en vfage que pour la Caualle feule, laquelle eft auffi appellée vulgairement Rozz. Et de ce nom March ont efté anciennement honnorez plufieurs Roys d'Alemagne, comme l'on peut remarquer dans toutes leurs Chroniques, & comme il fe void aux noms fuiuans, Chnodomarius, Suomarius, Vadomarius, Othomarus, & plufieurs autres defquels il eft fait mention dans l'Hiftoire de Marcellinus : Et encor à prefent ceux d'entre les Allemans qui tiennent les premiers rangs dans les armées, font honorez de ce tiltre Feldmarchal, qui fignifie Marefchal de Camp; duquel mot nous nous feruons auiourd'huy pour nommer les Marefchaux de France.

Diodorus & Pline difent que les Theffaliens ont efté les premiers qui ont inuenté les moyens d'equiper les Cheuaux tant pour f'en feruir à monter, que pour l'attelage. Aucuns affeurent qu'vn ancien Roy d'Egypte nommé Sefonchofi, lequel Herodote appelle Sefoftre, fut le premier qui inuenta de monter à cheual; d'autres difent que ce fut Orus, lors qu'il eût à combatre Tiphon. Plufieurs en ont voulu attribuer l'inuention à l'Italie, & Strabon dit que cét exercice, comme auffi celuy de tirer de l'arc, vient des Medes, & que de là il eft paffé aux Armeniens & aux Perfans. Celius affeure que l'inuention en eft venuë de Lybie, & que pour cette raifon les Poëtes en ont tiré l'origine de Pallas Caualiere, laquelle conduifoit auec foy plufieurs Dames armées à cheual, qui dés leur bas âge fe faifoient enleuer la mammelle droitte, afin de n'eftre pas incommodées à l'arreft de la lance, ny à tirer de l'arc, d'où vient qu'elles furent appellées Amazones, qui fignifie fans mammelle.

Les Philofophes & les Medecins demeurent tous d'acord en ce poinct, que tous les animaux font compofez des quatre elemens, de feu, d'air, d'eauë & de

A

Noms du Cheual felon les diuerfes nations.

Noms des Roys Allemans, & des Marefchaux de France.

Premier vfage du Cheual.

Amazones.

terre, qui font toûjours accompagnez des qualitez qui leur font propres & naturelles, chaud, fec, humide & froid ; lefquelles qualitez produifent en l'animal
quatre humeurs differentes, à fçauoir cholere, fang, flegme, & melancholie, defquelles humeurs les animaux tiennent plus ou moins, fuiuant que plus ou moins
quelqu'vn des Elements predomine en eux: & le temperament le plus loüable, &
qui eft eftimé le meilleur de tous, eft celuy qui eft compofé de chaud & humide, &
ceux d'entre les animaux qui en approchent le plus, font reputez les plus parfaits,
comme font l'Homme, le Cheual & l'Elephant, qui font naturellement doüez
de cette complexion. Mais il eft conftant qu'il n'y a aucune efpece d'animaux,
ny mefme aucun animal particulier qui participe également de ces quatre qualitez, & que fi tous en participoient également, ils feroient tous également parfaits, & n'y auroit aucune difference entre eux, mais ils font cenfez eftre de l'vne
de ces quatre humeurs, fuiuant que plus ou moins ils font predominez par quelques-vns des elements: c'eft à fçauoir du chaud & fec predominant prouient la
cholere, du chaud & humide le fang, du froid & humide le flegme, & du froid &
fec la melancholie. Ces quatre humeurs font faciles à remarquer en tous les animaux & en chaque efpece par leurs actions exterieures, à caufe que toute chofe
cherchant naturellement de retourner à fon principe, il s'enfuit que leurs actions,
inclinations & difpofitions naturelles doiuent eftre conformes à la nature de cét
element qui predomine en eux. C'eft pourquoy l'on void ordinairement que les
choleriques efquels le chaud predomine, ont les actions fort promptes, pource
que la nature du feu eft extremement prompte & legere; ainfi les actions lentes
& tardiues, & le peu de reffentiment nous demonftrent le phlegmatique; la ioye
& gaillardife nous fignifie le fanguin; & la trifteffe & timidité font des fignes certains d'vne humeur melancholique. De cette derniere complexion font les Afnes,
lefquels pour cette caufe ont les oreilles fort grandes, à caufe que leur melancholie naturelle les fait abonder en matiere froide & feiche d'où elles prouiennent,
laquelle mefme pourroit facilement paffer en nature d'os. D'où vient que dreffans & remuants fouuent les oreilles ils donnent prefage de pluye, comme font
auffi les autres animaux melancholiques: Et cette mefme melancholie produi-
fant en eux la dureté, fait qu'ils font pareffeux & infenfibles aux coups.

Mais la complexion du Cheual eft bien plus loüable, puis qu'il eft d'vn temperament chaud & humide, c'eft à dire fanguin, qui eft le meilleur & le plus parfait
de tous, ainfi qu'il a efté remarqué cy-deffus. Et cette bonté de temperament fe
peut facilement reconnoître au Cheual, tant par fa hardieffe & generofité, que
par la ioye & allegreffe qui luy font naturelles, comme auffi par la longueur de fa
vie, par fa grande docilité aux chofes qui luy font monftrées, & par la manfuetude
qu'il a enuers fon Maiftre & ceux qui le gouuernent; outre que dedans fes infirmitez la faignée eft de tous, le remede le plus efficace pour fa guerifon. Il excede
neantmoins plus en chaud qu'en humide, ce qui fe peut inferer de fa difpofition
naturelle à courrir, ou plutoft de fa legereté (ainfi que remarque Galien) plus
grande que de tous les autres animaux de telle grandeur. Et cette mefme complexion chaude fe remarque encore aux Cheuaux, en ce qu'ils fouhaitent démefure-
ment l'eaüe, & qu'ils boiuent beaucoup, au lieu que les animaux qui font d'vn
temperament froid, boiuent fort peu, comme font les Afnes, & mefmes les Mulets, que les Grecs ont appellé demy-Afnes, à caufe qu'ils en font engendrez, lefquels n'ofent, ce femble, approcher leurs lévres de l'eaüe, foit pour la peur qu'ils
ont de l'ôbre de leurs oreilles démefurées, qui paroît dedãs, ou bien pour la crainte qu'ils ont de fe noyer. Mais les Cheuaux au cõtraire, fe iettẽt hardiment dedans
l'eaüe & y entrent de vifteffe, s'y plongeans iufques aux yeux, ce qui eft vne marque certaine de leur generofité & de leur chaleur. Ariftote nous enfeigne, & l'experience nous apprend que les Cheuaux boiuent plus volontiers l'eaüe trouble
que la claire, ce qui eft tout contraire au naturel des bœufs, des vaches, & des autres beftes boüines. Quelques-vns en donnent la raifon fuiuante, & difent que outre la boiffon qui eft donnée aux animaux pour rafraichir la chaleur naturelle, afin d'empefcher l'inflammation qui pourroit deftruire l'humide radical
fubftantiel du cœur, la nature y a encor pourueu par vne autre voye, en attirant

l'air du cuir par les pores, & par les arteres iufques au poulmon, lequel à guife d'vn foufflet le receuant le jette au cœur pour luy fournir ce rafraichiffement ne-ceffaire : D'où vient qu'il fe trouue quelques animaux qui n'ont point de poul-mon, d'autres en ont de fort grands, & d'autres en ont de tres-petits & fort de-biles, fuiuant la neceffité qu'ils ont de plus ou moins refpirer ; les bœufs & les va-ches eftants de cette nature, & ne pouuants à caufe de la debilité de leur poul-mon, attirer affez d'air pour fe rafraichir, appetent naturellement l'eauë claire & fraiche, afin de pouuoir fuffire en temps & lieu, au befoin du cœur, pource que l'eauë eftant plus claire, eft d'autant plus penetrante. Mais les Cheuaux ayants le poulmon fort & large par où ils peuuent attirer tant d'air qu'auec grande haleine ils puiffent refifter à la courfe, boiuent plus volontiers de l'eauë trouble, afin de fe remplir les veines dauantage, & cognoiffants comme les autres brutes par vn in-ftinct naturel ce qui leur eft propre, auffi bien que ce qui leur peut nuire, nous leur voyons d'ordinaire troubler l'eauë auec le pied, au lieu que les beftes bouines al-longeans le col pour boire, femblent feulement la lecher.

Les parties principales d'où cette complexion peut émaner comme de fa pro-pre fource, font au nombre de trois, le cerueau, le cœur, & le foye, aufquels font adiouftez les tefticules, pour eftre membres neceffaires à la generation & confer-uation de l'efpece, & à ces quatre feruent autres quatre comme de miniftres, c'eft à fçauoir lers nerfs au cerueau, les arteres au cœur, les veines au foye, & les vaif-feaux feminaires aux tefticules. Le cerueau par le miniftere des nerfs enuoye tous les efprits animaux par toutes les parties du corps pour leur donner fenti-ment & mouuement ; Du cœur viennent les arteres qui donnent la vie en arro-fant chaque partie du corps. Le foye eft la boutique du fang qui par le moyen des veines porte la nourriture à la moindre partie de tout le corps, & le cœur en tire la partie la plus fubtilifée pour feruir à la generation des efprits vitaux. Ariftote & Pline nous affeurent qu'il fe trouue quelquesfois dans le cœur du Cheual, vn os femblable à vne dent de chien, qui eft propre à fcarifier les dents qui pourroient apporter de l'incommodité à l'homme.

Os dans le cœur du Che-ual.

Mais pour ce que ie veux differer au fecond liure, à traiter de toutes les parties du Cheual, ie commenceray à parler des marques ou indices par lefquelles nous co-gnoiffons les bontez & defauts des Cheuaux, & premierement de celles qui fe re-marquent aux parties les plus importantes. Xenophon veut que les talons du Cheual ne foient pas bien haults, tels que ceux des Chevres, pour ce que les Che-uaux de telle forte n'ont d'ordinaire point de pas : Affirte les appelle Elaphapodes, comme qui diroit pied-de-cerf : le mefme Xenophon ne veut pas auffi que les talons foient trop bas, à caufe qu'ils fe pourroient facilement bleffer dans les lieux pier-reux & raboteux. La commiffure du pied auec l'ongle doit eftre couuerte de poil. Affirte dit que les Cheuaux qui ont les ongles blancs, ont mauuais pieds, & qu'ils font de peu de vigueur ; mais que ceux qui ont l'ongle noir & plein, en forte qu'il n'y demeure qu'vne cauité ronde font bons & forts, & que ceux qui ont l'ongle de derriere bas, font ordinairement mols. Ceux qui ont la corne enuironnée d'vn cer-cle blanc, font difciplinables, & ont auffi meilleur pied que ceux qui l'ont tacheté de noir : Ceux qui ont la couronne grande & l'ongle vn peu long, ont les pieds af-fez bons, mais ils font de mauuaife nature. Il en eft de mefme de ceux qui ont le pied ployé au dedans ; au contraire ceux qui jettent les pieds en dehors, font affez bons, mais ils ont les pieds tendres. Ceux qui ont l'ongle fec, efcailleux & grand auec l'encauature petite, font eftimez debiles & mauuais. Ceux qui ont l'ongle vny & gros, & qui font bruit en marchant, ne font pas d'ordinaire grands coureurs, mais ils font fenfibles à l'efperon, & font doux & dociles iufques à fept ans, apres quoy ils deuiennent vitieux & mordaces. Ceux qui ont l'ongle rond auec quelque emi-nence, font foibles & vitieux, fi ce n'eft qu'il foit noir : l'ongle noir & long n'eft pas bon, le quarré noir & mediocrement haut eft affez bon ; auec vne petite cauité eft loüable : comme auffi celuy qui eft noüeux, & qui n'eft ny trop large ny trop long, mais les ongles vnis font eftimez les meilleurs. Ceux qui battent de l'ongle, & qui ont les pieds diffemblables, ou les ongles diuers, & ceux qui ont les iointures des pieds de derriere ployées en forte qu'elles touchent quafi la terre, & qui traifnent

Des ongles.

l'ongle, font foibles d'efchine, & femblent boiter en marchant. Ruffius dit que quand les quatre ongles du Cheual font blancs, difficilement font ils ny durs ny forts. La bonté du pied du Cheual felon Xenophon fe peut connoître au fon, lors que feulement la partie du pied qui pofe fur terre, eft dure, attendu que l'ongle le plus denfe eft le meilleur. Columelle & Varro loüent grandement les ongles durs, haults, concaues, amples & ronds, les pafturons courts comme les bœufs, & les iointures bien fermes & groffes auec quantité de poil fans chair, & Ruffius dit que le Cheual de cette forte, eft naturellement fort & robufte.

De ces iambes, hanches & cuiffes,

Xenophon veut que les iambes du Cheual foient de bonne groffeur, dautant qu'elles font les pilliers de tout le corps, & lors qu'elles font bien formées, c'eft vn tefmoignage que le Cheual eft fort & vigoureux en toutes fes actions, pourueu que cette groffeur foit compofée de nerfs, & non pas de chair, ny encor moins de veines, pource que dans les moindres fatigues, elles font fujettes à vne infinité d'accidents. Albert fait eftime de celles qui font fortes & effuyées, egales du genoüil au pied, au maniement defquelles on ne trouue rien qui refifte au tact. Crefcence veut que les hanches foient eftenduës & longues, & les bras nerueux & fort égaux, auec le garot ample & fec, le genoüil rond & mediocre, & qui ne tire point en derriere. Et felon Varro & Columelle, elles doiuent eftre groffes, decharnées & amples. Ruffius a remarqué que ceux qui ont de grand poil aux iointures, font de grand trauail, mais qu'ils ne font pas viftes. Opianus veut que le Cheual aye les cuiffes groffes, longues, & tendineufes, autrement mufculeufes & nerueufes: Xenophon loüe celles qui font larges & charnuës dedans & dehors, en forte qu'elles correfpondent à la poitrine & aux coftes; Il faut icy remarquer que tant plus les cuiffes fe trouuent entr'ouuertes fous la queuë, & tant plus elles laiffent d'interualle, d'autant plus les hanches fe viennent à élargir, ce qui fait que le Cheual en a plus grand pas, & qu'il marche plus ferme.

De la queuë, de fes crins & de la croupe du Cheual.

Le tronc de la queuë du Cheual doit eftre gros, court & fort, & le crin rare & long iufques à terre; D'où vient que Pline a remarqué qu'entre tous les animaux, le Cheual a le poil de la queuë le plus long, & le tronc d'icelle moindre en grandeur à proportion: mais fur tout il faut prendre garde que le tronc foit referré entre les cuiffes, en forte que luy eftant tirée, il la retire à foy auec vigueur, car c'eft vn tefmoignage qu'il eft de bon trauail & fort d'efchine, d'où procede le nerf de la queuë: il eft vray que les Cheuaux de cette forte ne font pas eftimez grands coureurs: au contraire ceux qui ont le tronc de la queuë long, & qui la tiennent toûjours en mouuement, font eftimez foibles d'efchine. La croupe fuiuant les Autheurs cy-deuant citez doit eftre large & bien charnuë, faifant vn petit canal au milieu.

Des coüillons, des lombes, du ventre, des coftes, & de l'efchine.

Les coüillons doibuent eftre proportionnez à la taille du Cheual, mais les plus grands fignifient plus de force & de vigueur. Xenophon affeure que tant plus les lombes font amples & moins prolixes, d'autant plus le Cheual a de facilité pour hauffer les pieds de deuant. Les coftes felon Affirte doibuent eftre vn peu abaiffées, & pleines par deffus le ventre, pource que le Cheual en eft plus robufte, & de meilleure fubftance. Le ventre pendant n'eft pas eftimé, mais bien le ventre rond, & qui foit à proportion caché dedans les coftes, lefquelles doibuent eftre bien ouuertes, & la derniere eftant vn peu diftante de la hanche, eft vn tefmoignage de viteffe & de promptitude. L'efchine doibt eftre courte & vnie, principalement à l'endroit où fe doibt mettre la felle, & s'il s'y trouue beaucoup de poil, Crefcence affeure que c'eft vne marque de force, & lors que l'efchine eft longue & ample, & les iambes de derriere plus éleuées que celles de deuant, le Cheual en fera plus vifte à la courfe.

De la poitrine, du col, & des crins d'iceluy.

La poitrine doibt eftre remplie de mufcles ronds & gros, & les Autheurs affeurent que tant plus elle eft large, tant plus auffi le Cheual a de force & plus grand pas: au contraire les Cheuaux qui ont la poitrine eftroitte & referrée, font foibles & de peu de valeur, & font eftimez impropres & mefmes dangereux. Xenophon dit que la figure quarrée eftãt la plus forte & la plus ferme de toutes, il n'y a point de doute que la quadrature & la largeur conuiennent fort bien au Cheual, & particulierement à la poitrine, aux efpaules, aux hanches, & à la crouppe, de forte que de toutes ces marques on doit tirer vne certaine conſequence de ſa force. Le col ne doit pas eſtre pendant vers la terre ny vers la poitrine, mais pluroſt releué vers la teſte, ſe courbant par ſes replis, en ſorte que la teſte du Cheual ſoit à mire du Caualier, & que les yeux ſoient toûjours fixes à ſes pieds, car tels Cheuaux ſont ordinairement courageux, & neantmoins ils ne ſont iamais violents, au lieu que ceux qui ont le col eſtendu, auſſi bien que la teſte, le ſont outre meſure, comme remarque Opianus. Columelle veut que le col ſoit mol, large & court, mais le plus louable eſt celuy qui n'eſt ny long ny court, & qui eſt courbé, comme celuy de l'Aigle, & ſur tout dechargé, car eſtant chargé de chair, difficilement ſe peut-il emboucher. Les crins du col ſont d'autant plus à eſtimer qu'ils ſont gros & creſpus, pour ce que c'eſt vn teſmoignage de force & de vigueur. Varro, Aſſirte & Columelle aſſeurent qu'ils doiuent eſtre petits.

La teſte du Cheual, ſelon Ruſſius, doit eſtre petite & ſeiche, en ſorte que le cuir y ſoit adherent, principalement à l'endroit où finit le crin entre les deux oreilles: & tient pour vn tres-bon ſigne, lors que les nerfs & les veines y paroiſſent. Le meſme Ruſſius a remarqué que les Cheuaux qui ont le col court & les maſchoires groſſes, ſont fort difficiles à emboucher, pource que le mords ne peut poſer au lieu qu'il doit, au contraire facilement ſe peuuent emboucher ceux qui ont le col long & defilé vers la teſte, les maſchoires petites & maigres, & la bouche grande & bien fenduë. Il faut auſſi que la bouche ſoit humide, car c'eſt vn ſigne que le Cheual a bonne haleine, la langue doit eſtre ſubtile & deliée, & point trop grande ny trop courte, autrement le Cheual ne ſe rendroit pas ſujet à la bride. Vegetius dit qu'elle doit eſtre longue d'vn demy pied ou enuiron. Semblablement les levres doiuent eſtre ſubtiles, & tournées au dehors, afin qu'elles n'empeſchent pas l'effet de la bride. Il faut auſſi que la barre ſoit petite & ſeiche, & qu'elle n'aye point de dureté ny de grands os, afin que la gourmette aye plus d'effet. Les nazeaux doiuent eſtre grands & enflez, & Creſcentius dit que plus ils ſont vermeils au dedans, plus le Cheual a de chaleur & de viuacité, & qu'il fait naturellement paroître ſa ferocité par l'irruption des eſprits qui rejailliſſent d'iceux, & que nous appellons vulgairement le renifflement. Albert dit auſſi que c'eſt vn ſigne de ferocité au Cheual, lors qu'il enfonce les nazeaux dedans l'eauë pour boire. Polibius veut que les oreilles ſoient petites, droites & aiguës. Pline & Galien diſent que telles oreilles ſont des marques de courage, au lieu que les grandes oreilles & qui ſont pendantes meſmes auec des yeux enfoncez, ne ſignifient que de la ſottiſe & de la peſanteur.

De la teſte, de la bouche, de la langue, des levres, des maſchoires, de la barre, des nazeaux, & des oreilles.

Ruſſius a remarqué que les Cheuaux qui ont les yeux au dehors & les nazeaux gonflez ſont ordinairement hardis & courageux. Pline dit que tous les animaux nous font connoître vne ſincerité de cœur, lors qu'ils ont les yeux beaux & nets, purs & clairs, attendu que des yeux ainſi que d'vne feneſtre de l'ame on peut iuger de la viuacité des eſprits interieurs. Les yeux noirs denotent vne complexion temperée, & les yeux blancs que nous appellons yeux de chat, ſelon l'opinion de quelques-vns, ne voyent pas ſi bien de iour que les noirs, pource que, diſent-ils, il y a plus grande quantité d'humeur aqueux dedans les yeux noirs que dans les blancs; ſi bien que cette abondance d'humeur aqueux & tranſparent qui ſe trouue dans les yeux noirs, fait qu'ils reçoiuent les objets auec plus de meſure, mais ils ne les diſcernent pas ſi promptement par indigence d'illumination: en quoy ils ſont meſeſtimez, pource qu'ils ne voyent pas ſi bien la nuiét que le iour; ce que l'on peut facilement reconnoître, en remarquant s'ils ne craignent point en marchant, & s'ils hauſſent les pieds de nuiét comme de iour: au contraire les yeux blancs n'ayants pas tant de cét humeur aqueux, reçoiuent les objets auec plus de facilité, mais ils ne peuuent pas ſouffrir l'éclat d'vn grand iour, ce qui fait que leur veuë eſt diſperſée çà & là. Creſcence nous aſſûre qu'ils voyent fort bien en des lieux obſcurs & en téps chaud, mais fort peu pendant la froidure & la neige. Ariſtote dit que les yeux blács prouiennent d'abondance de chaleur interne, & que par le deffaut d'icelle, ils ſe font noirs. Remarquez que cette varieté d'yeux ne ſe trouue qu'aux hommes & aux cheuaux ſeulement; Mais de toutes les ſortes ceux qui ſont le plus eſtimez, ſont ceux qui reſſemblent aux yeux de Chevre. Il y a des Cheuaux que les Grecs ont

Des yeux.

Cheuaux qui ont les yeux differents.

appellé heterophtalmos, comme dit Ruelle dans sa traduction, pource qu'ils ont les yeux differents; & Assirte nous asseure que tels Cheuaux voyent les choses diuersement : Ammonius dit que ce sont les Cheuaux qui naturellement, ou par accident sont borgnes; & Pelagonius dit que Bucephale Cheual d'Alexandre auoit les yeux differents, & que tous les Cheuaux de cette sorte, estoient fort estimez; mesmes que les Partes les ont tenus pour courageux : Mais quelques-vns disent que tels Cheuaux sont ordinairement ombrageux & peureux, à cause des doubles impressions que l'on dit qu'ils reçoiuent.

Yeux lunatiques. Definition.

On void ordinairement des Cheuaux estre priuez de lumiere, au changement de la lune, & cela se fait par vn troublement prouenant d'vne descente d'humeur, & agitations d'icelles en l'œil, qui sont enuoyées à la teste, de tout le corps. Aucuns disent que c'est vne descente sous la prunelle; dautant que cette humeur commence à se faire voir au dessous d'icelle : Selon la quantité d'humeur plus ou moins, les yeux sont offusquez, quelquesfois alternatiuement, & quelquesfois l'vn & l'autre.

Signes.

On attribuë ce mouuement & alteration à la lune, à cause du domaine particulier qu'elle a sur les humeurs froides : on cognoist l'œil lunatique à la transparence, & à la tache, dautant que selon le changement de la lune, on le void clair ou taché, encor en ce que l'œil infirme ne retourne iamais lucide, ny beau, dautant qu'ordinairement les vapeurs qui produisent ce mal, commencent à paroistre au dessous de la prunelle au renouueau de la lune, & à proportion de sa croissance, elle croist, en façon que l'œil de beau qu'il estoit auparauant, est tout gras & couuert de nuage, sans que pour l'ordinaire il voye chose que ce soit, & quelquefois paroist blanc, & quand la lune diminuë, le mal aussi s'abbaisse. Quand il y a peu d'humeur, facilement elle disparoist, & est consommée, la lune diminuant; mais quand il y en a grande quantité, nonobstant la cessation de cette influence, il est tres-difficile que la chaleur naturelle la puisse dissiper. Pour pouuoir guerir cette infirmité, il faudra tenir le Cheual infirme en repos, le faisant viure d'aliments faciles à digerer, & qui n'enuoyent point de vapeurs au cerueau, luy donnant à boire eauë auec sucre & miel, & continuellement luy faut tenir le ventre libre auec clisteres, & faut purger la teste auec pilules & medecine, qui tirent & euacuent la matiere montée au cerueau, attirant les humeurs par les naseaux, sans pourtant aucune violence, de peur d'irriter l'humeur, au lieu de l'euacuer, à cause que cette partie est voisine de l'œil, depuis faut tirer du sang des tempes dessous les yeux en diuers iours, prenant garde pourtant de n'en tirer par excés. Il est tres à propos de donner des boutons de feu aux veines & arteres de dessus l'œil infirme, pour empescher les humeurs de se plus ietter sur l'œil, & le tenir chaudement, le lauant auec eau chaude seule, ou bien auec de la decoction de ruë, & du fenoüil, afin qu'il se décharge. Pelagonius ordonne Myrrhe, Cumin, Casia, ana trois onces, deux de poivre blanc, vne de violette, demy de spica nardi, & six d'huile vierge, le tout pilé & meslé, & reduit en masse.

Du Cheual ombrageux.

Il y a deux sortes de causes qui rendent le Cheual ombrageux, vniuerselles & particulieres; les vniuerselles sont l'abondance des humeurs en quantité excessiue, qui rendent le Cheual vil & timide; par accident il peut arriuer quand la complexion est changée, comme on void aux Cheuaux qui sont chastrez : Les causes particulieres qui rendent le Cheual ombrageux, sont la foiblesse de l'oüye, & de la veuë, dautant que la vertu visiue & auditiue estant alterée, ils iugent des obiets autrement qu'ils ne sont, de figure, de grandeur, & de couleur, croyent les vns tres-épouuentables, & les sons tres-terribles : C'est pourquoy ils tâchent de fuir & d'esquiuer. Aucuns disent que les Cheuaux ombrageux ont des poils sous les paupieres contre l'ordre de la nature, qui ombragent la veuë, & empeschent que les choses ne soient apperceuës comme elles sont. On leur fera flairer & voir les choses qu'ils abhorrët auec dexterité, & la foiblesse de la veuë se retrouuant produire cét ombrage procedant des instruments, ou à cause de l'humeur coulée dedans les tuniques, ou qu'elles soient de diuerse couleur, ou pour secheresse, & defectuosité d'esprits attenuez par trauail, ou trop grand coït; les faudra selon l'occurrence, curer par detraction, ou adiection, & purgeant les yeux de leur superfluité, tout le corps l'ayant esté auparauant, en la façon que dessus; si c'est de foi-

blesse, ou de vieillesse, en vain on tasche de secourir le Cheual. La defectuosité de
l'oüye qui peut rendre le Cheual ombrageux, prouient des obstructions lesquelles se font aux organes ou au conduit de l'oüye, tât par les humeurs grossieres & visqueuses, que par les ordures & choses exterieures qui tombent dedans, il faut en ce
cas les curer, comme il sera dit au liure des Maladies.

Russius veut que le Cheual ait tous ses membres proportionnez à sa grosseur & Proportions
du Cheual.
longueur; & Columella dit qu'il doit estre grand & haut; parce qu'il est certain
qu'estant plus long, supposé que toutes les parties correspondent entre elles, ils
en sont d'autant plus propres à la course, à cause qu'ils embrassent plus de terre,
ce qui nous est encor confirmé par l'experience; neantmoins selon Crescence
pour estre bon coureur, il doit estre plus bas du deuant que du derriere, & ressembler au bœuf de costé & de flanc. Les Cheuaux courts sont plus propres à sauter
par haut, à cause que leur force est plus reserrée & plus vnie. Crescentius dit qu'il
faut que le corps du Cheual soit mediocrement long, & plustost maigre que gras,
pourueu que ses forces ne soient pas attenuées ny affoiblies; car la graisse cache
vne infinité de maladies, joint que les Cheuaux gras ne sont pas d'ordinaire de
grande fatigue, & sont sujets à estre suffoquez dans les grands trauaux. C'est
pourquoy Alexandre le Grand ordonna expressement que son Bucephale fust tenu en estat de n'estre ny l'vn ny l'autre, & qu'on luy fist faire exercice deux fois
le iour, afin de s'en pouuoir seruir longuement, & pour l'accoustumer à estre prest
à toutes occurrences.

Pollux blasme la teste charnuë & lourde, les grandes aureilles & pendantes, Mauuaises
qualitez du
Cheual.
les nazeaux estroits & abaissez, les yeux petits & enfoncez, le col gros & long
auec peu de crin, la poitrine estroitte, & les espaules abbatuës, les costes maigres, les lombes aiguës, les cuisses aspres, les jambes tortuës, les genoüils durs, &
l'ongle bas & delié.

Les Allemands disent que le bon Cheual doit auoir plusieurs parties semblables Bonnes con-
ditions du
Cheual.
à diuers animaux, voulants qu'il tienne du loup trois choses, sçauoir la voracité,
les yeux luisants, & le col fort. Trois du Renard, la queuë longue, les aureilles
courtes, & le bon pas: & trois de la Femme, sçauoir la cheuelure longue, la poitrine ouuerte, & le port superbe. On tire bon augure d'vn Cheual qui foüit la
terre auec le pied, quand tous les membres luy tremblent en hannissant, comme Cheual qui
masche son
mords.
aussi quand il renifle. Virgile dit que le Cheual qui prend plaisir à mascher son
mords en escumant, tesmoigne sa vigueur, pourueu que ce soit legerement & sans
le ronger, en façon que ses dents craquettent, & que l'escume ne soit point liqui- Escume du
Cheual.
de, dautant que tant plus elle sera espoisse, tant plus elle denotera vne complexion
chaude, de laquelle procede la force & l'agilité: elle ne doit pas aussi estre pasle,
mais fort blanche, ou bien comme la bouche vn peu tirant sur le rouge; car c'est
vne marque de grande haleine, de courage, & de grand cœur; au contraire la
bouche & la langue estants noires nous témoignent le peu d'haleine, & par consequent le manque de courage. Platon dit que rarement le beau & le bon sont separez, si te n'est par defaut de nature; & neantmoins on void souuent des Cheuaux
qui n'ont pas en apparence toute la beauté que l'on pourroit souhaitter, desquels
toutesfois on ne peut estimer la bonté, si on considere le seruice que l'on en tire.
C'est pourquoy lors que l'on voudra priser ou estimer vn Cheual, il faudra prendre garde à toutes les conditions cy-dessus, tant bonnes que mauuaises, & faire iugement à proportion que les vnes l'emportent sur les autres, & suiuant qu'elles se trouueront aux parties les plus considerables.

Xenophon dit qu'il faut euiter les Cheuaux mordaces, & ceux qui tirent du Cheuaux
qu'il faut
euiter.
derriere, comme aussi les timides & les ombrageux qui s'épouuentent de la moin-
dre chose qui leur est nouuelle, & ceux qui souffrent difficilement que l'on les
touche; mais particulierement ceux qui n'ont point de bouche, pource qu'il n'y
a point d'asseurance à monter ny à démonter. Ce manque de bouche prouient Pourquoy les
Cheuaux
n'ont point
de bouche.
ou de la petitesse de la bouche qui ne souffre pas que le mords porte à l'endroit du
palais où il deuroit, ou pour auoir les levres grosses & repliées sur les dents, ou
de la dureté des barres inferieures sur lesquelles sont fondées les dents, ou de la
barbe qui est trop basse & aspre, qui fait que la gourmette ne joint pas bien, ou

de l'inftabilité de la langue qui fuit la fujettion du mords, ou des machoires groffes & eftroites, ou bien mefme de la mauuaife complexion du col: quelquesfois auffi ce defaut peut prouenir de la foibleffe de l'efchine, ou bien du peu d'haleine, ou bien mefme de la trop grande ardeur du Cheual, qui luy fait tout méprifer.

Premiere cõfideration du Cheual.

Ceux qui veulent iuger de la bonté d'vn Cheual, ou qui en veulent acheter auec precaution, doiuent prendre garde premierement aux pieds, comme eftant la partie la plus importante; pource que le Cheual qui a de mauuais pieds, quoy que tres-parfait en toutes les autres parties, eft tout à fait inutile, de mefme que feroit vne maifon bien baftie, & fort enioliuée de beaucoup de belles decorations, de laquelle les fondements ne vaudroient rien. Ruffius affeure que quand le Cheual tient long-temps les pieds de deuant egalement enfemble en s'appuyant, autant fur l'vn que fur l'autre, fans eftendre l'vn plus que l'autre, c'eft figne qu'il a les membres inferieurs bien fermes & fort fains, au lieu que, felon Crefcence, lors que le Cheual remuë vn pied plus que l'autre, ou qu'il touche vn pied auec autre, c'eft vn tres-mauuais figne. Quand les Cheuaux ont naturellement des ofleures & duretez aux pieds de deuant, c'eft vn bon figne; pource qu'on tient pour certain qu'il n'y en viendra pas dauantage. Semblablement quand ils ont le poil des jointures rebrouffé, c'eft figne qu'ils ont l'ongle bon & fort. Ceux qui ont les genoüils tords en dedans, ont de la peine à cheminer, & quand ils font enflez, c'eft figne qu'ils ne dureront pas long-temps. Lors qu'vn Cheual remuë continuellement les iambes & la queuë haut & bas, c'eft vn tres-mauuais figne, & quand les flancs luy battent, c'eft figne qu'il eft malade du poulmon: S'il iette touijours l'oreille en derriere, c'eft figne qu'il eft fourd, & s'il ne hannit, il eft muet; & fi l'extremité du nez eft pendante, il ne refpire qu'auec difficulté.

Qualitez neceffaires aux bons Cheuaux.

Et pource qu'il eft neceffaire que le Cheual foit auffi prompt à l'arreft, qu'à la courfe, il faut foigneufement prendre garde, fi eftant excité, il fe met promptement à courir, & s'il s'arrefte facilement; comme auffi, s'il n'eft point difficile à monter, à eftriller, ou à ferrer: & ce dernier fe peut recognoiftre en remarquant s'il leue le pied, quand on le luy touche auec quelque bafton vn peu dur, ou bien auec quelque ferrement. Semblablement, il faut prendre garde s'il reçoit facilement la bride, s'il n'eft point retif, & s'il fe depart librement de l'efcurie, ou d'auprés les autres cheuaux, & mefme s'il n'eft point vitieux contre les hommes, ou contre les cheuaux. Il eft bien vray, felon Seneque, que les efprits genereux fe mettent facilement en cholere, mais auffi font-ils facilement appaifez: d'où vient qu'il arriue d'ordinaire que les Cheuaux qui ont du cœur, s'aigriffent facilement, mais auffi font-ils facilement remis. Lors que le Cheual fuit mal volontiers celuy qui le conduit par la ruë, c'eft figne qu'il eft tardif, pareffeux, & melancholique, & s'il eft hargneux auec les autres Cheuaux, il en eft moins eftimé. Il faut auffi bien confiderer l'efchine, car fi elle eft debile, le Cheual l'abandonnera en cheminant, & femblera nager auec les lombes, ou bien au commencement du galop il ferrera la croupe, comme pour vnir toute fa force, & peu apres il fe relafchera; au lieu que l'efchine eftant forte, elle fera toufiours en mefme eftat, fans fe hauffer ny abaiffer, par ainfi le Cheual en fera plus fort & plus hardy, ce qui eft de grande importance. Il eft auffi neceffaire pour faire choix d'vn Cheual, de recognoiftre de quelle façon il mange, car ceux qui font lents à manger, font d'ordinaire tardifs à trauailler; & ne faut pas oublier à prendre garde s'ils vrinent facilement y eftans excitez, car l'vrine eft extremement neceffaire aux Cheuaux, & mefmes tres-vtile dedans les torfiõs, aufquelles cét animal eft fort fuiet: cõme auffi il faut remarquer foigneufement fi les excrements font bien digerez en les dejettant. Galſen efcrit à ce propos que les Prafiniens, peuples fort ftudieux des chofes Caualefques, cognoiffent à la feule odeur de la fiente des Cheuaux, de quelle façon ils digerent les aliments; & que de là ils tirent vne coniecture de leurs bonnes ou mauuaifes qualitez, & lors qu'il y a de la puanteur, c'eft vne marque certaine d'vne future maladie: c'eft pourquoy ceux qui veulent expofer tels Cheuaux en vente, les purgent auparauant.

Les tromperies des Marchands.

Les aftuces & les fineffes, ou pluftoft les tromperies des Maquignons, font en fi grand nombre, qu'il eft comme impoffible de les deduire toutes; ie tafcheray

neantmoins

neantmoins d'en découurir la plus grande partie, & particulierement celles desquelles on se peut apperceuoir en y prenant bien garde. Pour faire paroistre la
queuë forte aux Cheuaux, qui l'ont foible & debile, ils la lient côme on faisoit anciennement aux Coursiers; ou bien leur coupent le nerf qui vient de la croupe,
& quelques-vns y adaptent au dedans vn certain fer fort delié. Si le Cheual a les
oreilles longues, ils les coupent pour les rendre aiguës, & si elles sont abaissées, ils
les releuent par le moyen de la testiere, ou bien mesme les coupent vn peu, &
puis les recousent. Si le Cheual est long, ils luy approprient vne selle bien grande; s'il est ensellé, autrement bas d'eschine, ils luy mettent vne selle haute de siege; & quand il a la corne mauuaise, ils y appliquent diuers onguents, & le ferrant
à l'aduantage, déguisent si bien ce defaut, qu'ils le font paroistre tout autre: & lors
qu'il a du poil de la couleur, duquel on peut tirer de mauuais signes, ils le colorent
d'vne autre façon, ce qui se peut facilement recognoistre par la difference de la
couleur naturelle. Si le Cheual est ombrageux, ils le harcellét sans cesse de la main,
de la voix, & du genoüil, lors qu'il est prest d'aborder quelque chose qui luy peut
faire peur, en sorte qu'ils le diuertissent. S'il est fort en bouche, auparauãt que de le
mettre à la carriere, ils ont vn homme attitré au bout d'icelle, lequel de la voix &
de la main luy fait signe de parer, par ainsi il s'arreste, ayant cela par habitude: S'il
a la bouche dure & seiche, ils luy donnent vn mords rude, & mesmes ils y mettent
du miel & du sel, afin qu'il iette de l'escume; & pour faire en sorte qu'il ne s'appuye pas sur son mords, & qu'il paroisse leger à la main, ils mettent vne petite
chainette dedans les levres, laquelle est liée à la bride, & à la gourmette, & si proprement adaptée, que difficilement s'en peut-on apperceuoir. Si le Cheual a difficulté de respirer, ils luy fendent les nazeaux, & y remedient encor par plusieurs
diuers medicaments. S'il est dur à l'esperon, ils le tourmentent par coups & par
menasses, & le plus souuent luy frottent les flancs auec du sel, & de la lessiue, ou du
vinaigre. Il faut aussi remarquer que ces Maquignons & vendeurs ont accoustumé de faire prendre de certaines habitudes aux Cheuaux en des lieux qu'ils appellent montre, où les Cheuaux estants accoustumez font ordinairement des merueilles, mais hors de là ils ne veulent aller ny à droit, ny à gauche: C'est pourquoy
il faut les faire monter hors de là par quelqu'vn qui ne les cognoisse pas, & qui les
fasse aller par diuers chemins. De tout ce qui est dit cy-dessus, on peut tirer cette *Remarques*
consideration, qu'il faut prendre garde premierement aux fers, & au mords du *necessaires à*
Cheual, pource que par ce moyen on decouure souuent les defauts de l'animal, *faire.*
& particulierement de la bouche, laquelle ne doit pas estre déchirée, ny la langue decoupée, comme il arriue quelquesfois; apres cela, il faut prendre garde que
les genoüils ne soient pas gros, ny enflez, ny écorchez, & que les flancs ne soient
pas frottez, ny cicatrisez: puis considerer la teste, les oreilles, la selle, & la queuë;
& pour recognoistre si le Cheual est fort d'eschine & des hanches, il faut prendre
garde apres estre monté, s'il est ferme, & s'il ne se relasche point en cheminant ou
galoppant; & pour s'asseurer s'il est fort de jambes & de poitrine agile, & s'il a le
genoüil delié, il y faut prendre garde en descendant, & le faire aller le pas, en luy
laissant la bride sur le col, sans le prouoquer ny du talon, ny de la voix, ny de
la main.

Il y a plusieurs signes pour cognoistre l'aage des Cheuaux, & l'on y doit pren- *De l'aage des*
dre garde soigneusement, tant pource qu'estants ieunes, ils sont de plus grand *Cheuaux.*
seruice, & par consequent de plus grand prix, que pource que aussi ayant à les purger & curer, il se faut seruir de medicaments proportionnez à leur aage; car en ce
rencontre, il est de mesme des Cheuaux que des Hommes, & les medicaments
qui sont propres aux vns, sont quelquesfois nuisibles aux autres. Aristote & Anatolius disent que pour recognoistre la ieunesse d'vn Cheual, il faut tirer la peau
de la maschoire, & si elle se remet facilement & promptement, il est ieune, si au
contraire, il est vieil; quelques-vns font la mesme espreue au cuir de l'espaule.
Vegetius dit qu'aux Cheuaux qui sont accoustumez à la bride, il faut prendre garde aux rides de la levre d'enhaut, & les compter, en commençant depuis le mords,
iusques à l'extremité de la levre, & autant qu'il s'en trouuera, le Cheual aura autant d'années: mais selon Varro, Assirte, & autres, la remarque la plus certaine se

tire de l'obseruation des dents. Aristote dit que tous les animaux naissent auec les dents, excepté l'homme, & que le Cheual ayant atteint l'aage de trente mois, les quatre premieres dents luy changent, c'est à sçauoir celles du milieu, deux d'en haut, & deux d'en bas; l'année estant finie quatre autres, & autant au bout de l'année suiuante; apres cela il ne s'en change plus: On a veu neantmoins qu'auec les premieres, toutes les autres se sont changées, & quelquesfois ce changement s'est fait auec les dernieres, mais cela arriue fort rarement: Assirte, Aphrodiseus, Hesiode, & autres, disent qu'au trentiesme mois les quatre dents de deuant, que les Grecs appellent Gnomones, se changent aux Cheuaux, de sorte qu'ils commencent à monstrer leur aage sur la fin de la troisiesme année; en la quatriesme ils changent les quatre autres suiuantes de la mesme façon, & sur la fin d'icelle, ou en la cinquiesme, ils changent les autres dernieres. Apres cela les dents canines commencent à naistre aux Poulains, les Cauales n'en ayant pas d'ordinaire; de sorte que passé la cinquiesme année au plus, les dents ne changent plus aux Cheuaux, en la sixiesme elles sont toutes egales, & en la septiesme ou huictiesme au plus, elles sont rases tout à fait: neantmoins cette regle n'est pas si asseurée qu'il n'y puisse auoir quelque exception, pource que les dents, aussi bien que le poil, tombent & renaissent quelquesfois plustost, & quelquesfois plus tard, selon le temperament & la complexion du Cheual, & suiuant la force des aliments, des os, & de la peau, dont ils prennent leur naissance: Sur la fin de la huictiesme année on commence à ne plus discerner l'âge prefix du Cheual, mais bien à recognoistre la vieillesse: ce qui se remarque par les dents canines, lesquelles pendant la jeunesse sont longues & aigues, & en vieillesse elles sont rases & émoussées, particulierement celles d'en bas, à cause de la dureté de leur mangeaille, & du mords qui les ont vsées, & sont en ce temps-là marquées d'vne petite noirceur au milieu: ce qui dure, selon l'obseruation de quelques-vns, iusques à la douziéme année, auquel temps les dents commencent à se ietter en dehors, & s'engrossissent par

dedans: La vieillesse des Cheuaux se recognoist aussi d'abord par la quantité des rides du col, des yeux, & des poils blancs par tout le corps; de la levre de dessous, laquelle, selon Aphrodiseus, se destache par la relaxation des muscles, & deuient mesmement plus grosse & plus charnuë que l'autre, & s'approche moins de l'os.

Aristote dit que la vie des Cheuaux est de vingt à trente ans, & qu'il s'en est trouué qui ont vescu iusques à cinquante, & la vie des Cauales de vingt-cinq à quarante ans. Pline dit que les Cheuaux croissent iusques à six ans, & les Cauales iusques à cinq.

Et au regard de la generation, on tient pour asseuré que la Cauale peut estre pleine à deux ans, & à dix, mais à ces aages là elle ne peut produire des Poulains parfaits; aussi Anatolius dit qu'auparauant cinq ans le Cheual ny la Cauale ne sont pas propres à la generation, & prescrit le temps d'icelle. Depuis cinq iusques à quinze pour la generation, ordinairement on fait saillir les Cauales tous les ans; mais il est certain que difficilement elles peuuent reüssir, dautant qu'estants trop fatiguées, à grande peine peuuent-elles auoir les forces naturelles, tant pour fournir à la nourriture du Poulain, pendant qu'elles portent, que pour celle qui leur est necessaire; & apres qu'ils ont conçeu, à peine ont-elles la vigueur pour l'animer, au point que requiert le Cheual parfait. C'est pourquoy, du conseil d'Aphrodiseus, il faut qu'il y ait vn an d'interualle, & sur tout à celles qui auront porté vn masle. Pline nous enseigne les moyens de prouoquer les Cheuaux qui

sont paresseux & lents au coït, en frottant la nature auec squille, pendant que les menstruës fluent à la Cauale, & au Cheual à toute heure, apres l'auoir reduit en consistence de miel. Anatolius dit que cecy se peut faire auec Therebentine, & fiante de poulet reduits en forme d'onguents. En Missie, selon qu'escrit Elianus, lors que les Cauales vont à la monte, on les orne, & celuy qui est destiné pour cét effet, que les Latins appellent Perauriga, fait ioüer des musettes, haubois, & autres instruments Champestres, estimants que ce diuertissement peut donner occasion de produire quelque bon part. Aristote ne determine pas en combien de fois la Cauale peut estre pleine; il est vray que le Cheual est plus tardif que l'Asne, & plus prompt que le Taureau; quoy qu'il en soit, la Caualle le

demonstre (comme Varro dit) qui se deffend, & fuit l'Estallon : Pline nous enseigne qu'aussi-tost que la Cauale est pleine, elle change de couleur, & le poil deuient plus rouge : Et Aristote dit que quand les Cauales & Vaches ont conçeu,
que le signe est la cessation des menstruës ; mais c'est chose fort difficile à cognoistre, à moins que d'y estre fort versé : Entre toutes les quadrupedes, la seule Cauale se décharge estãt sur ses pieds, car aussi-tost qu'elle se sent pressée des douleurs,
au mesme instant elle se leue ; on remarque qu'elle purge fort peu selon le fruit
qu'elle produit, & si en se vuidant, le lit ne vient pas pour quelque cause que ce
puisse estre, il faudra infuser dedans vne chopine de vin, vne poignée de tintimalle, pendant six heures, & auec vne liure d'huile, ietter le tout dedans la matrice,
afin de faire vuider ce qui pourroit rester, ou bien faire des suppositoires de feüilles de choux. Hipocrate dit que pour faire conceuoir les Cauales steriles, il faut
prendre du salpetre, fiante de moineaux, & therebenthine meslez ensemble, &
les mettre dedans la nature, & que mesme si deux iours apres qu'elle aura esté sail-
lie, l'on met dedans la matrice auec le cornet vn verre de vin, où ait esté trempé
vne poignée de porreaux, elle ne sera plus sterile. Le mesme Autheur dit, que si
vne Iument desistoit à porter, qu'il faut prendre vne liure d'anis, six de myrrhe,
& vne demy-drachme de saffran, le tout pilé & reduit en forme de suppositoire,
les mettre l'vn apres l'autre dedans le fond de la matrice, l'ayant auparauant laué auec huile & eau marine, faisant frotter tous les iours les lombes, & dessous
les cuisses, iusques à tant qu'elle soit pleine ; & le mesme dit que pour l'aider à poliner, il faut doucement luy estreindre les naseaux, & qu'aussi-tost elle iettera le
Poulain. Et dautant qu'il arriue souuent que les Iuments ne peuuent porter les
Poulains, ou par defaut de nature, ou par accident, il faut vuider le Poulain : Assirte enseigne que pour cela il faut tremper la main dedans de l'huile chaude, & la
mettre dedans la nature, en prenãt le Poulain par la teste, & s'il est en vie, l'estran-
gler, & le tirer dehors : Les signes quand le Poulain est mort, sont les vehementes
douleurs que la Iument souffre, tenant la teste baissée, paroissant demy-morte,
quand la langue est blanche, que l'haleine est puante, & si la semence n'estoit encor animée, & qu'on la voulust faire auorter, il ne faut que pincer la membrane de
la nature. Aristote, Elianus, Albertus & Rasis, ordonnent par la bouche de la racine de Brionia, pilée auec vin blanc. Si le Poulain estant viuant venoit à la trauer-
se, il faut secourir la mere en le repoussant, tâchant tousiours de faire en sorte que
la teste se presente la premiere, du mieux que faire se pourra ; mais s'il estoit mort,
& qu'en aucune façon on ne le pût faire rentrer, que la mere peinast beaucoup, il
faudroit le couper par morceaux, & le faire sortir, ou par force, ou autrement, afin
que la mere auec plus de facilité se déchargeast du reste, & par ainsi échappast le
danger : Et si par fortune le Poulain en se debattant auoit fait tordre le col de la
matrice, on verra aussi-tost que la mere souffrira grandement, & en mettant la
main on trouuera l'entrée de la matrice serrée : Il arriue aussi aucunesfois qu'elle
se renuerse, ou par violence faite, ou bien en se deschargeant, & qu'à guise d'vn
sac elle pend au dehors, à quoy il faut remedier promptement, dautant qu'estant
exposée à l'air, elle se gonfle aussi-tost, ce qui la rend difficile à remettre. Il faut
lauer la partie qui est sortie auec du vin tiede, & oindre d'huile chaude ses bords,
puis peu à peu la remettre en son lieu, appliquer sur la nature de la laine sans
boucher le conduit, & attacher vne petite corde à la queuë qui passe entre les iambes de deuant, qui vienne aboutir au col, pour empescher que rien ne sorte ; puis
sera à propos de luy faire ietter du vin boüilly en forme de clistere deux ou trois
fois. Vegece escrit que le Castoreü, les baques de laurier, l'aloë epatique, mastic
boüilly auec du vin & du miel, ietté en mesme façon, est excellent. Hierocles dit
que pour cognoistre si la Cauale est pleine d'vn masle ou femelle, il faut auoir
egard à la plus grosse, & plus ferme mammelle ; si c'est la droite, ce sera vn masle ; si c'est la gauche, vne femelle : Pline dit que si l'Estallon apres le coït descend
par le costé droit, il aura produit vn masle, si par le gauche, vne femelle. D'autres
disent que liant le testicule gauche, ils produisent des masles ; mesme Democrite
asseure que la semence masculine predominante, produit des masles, & la fe-
minine des femelles ; d'autres disent que faisant saillir la Iument trois iours deuant

---

Marginal notes:

En combien de temps la Cauale conçoit.

Pour faire conceuoir les Cauales.

Comme on donne facilité à la Cauale de poliner.

Remedes pour faire auorter la Cauale.

Signe quand le Poulain est mort au ventre de la mere.

Remedes pour la cheute de la matrice.

Pour sçauoir si la Cauale est pleine de masle ou femelle.

Moyens pour faire charger masle ou femelle.

la pleine-Lune, elle porte vn masle, & trois iours apres vne femelle; Aristote nous dit que la chaleur seule est capable de produire des masles, & que le defaut d'icelle produit les femelles. C'est pourquoy icelle n'estant pas confirmée en la ieunesse, & estant abbatuë en la vieillesse, ne peut produire que des femelles: Le mesme Philosophe dit aussi qu'il faut peu plus que trente Cauales à vn Estallon. Herodote nous raconte que le Roy de Babylone, outre les Cheuaux qu'il auoit destiné à la guerre, tenoit huict cens Estallons pour seize mille Cauales. Pline dit qu'il n'en faut donner que quinze, selon l'aduis des recents, il faut auoir esgard à la force de l'Estallon, & à comparaison d'icelle, luy donner des Cauales. Anatolius dit que cinq mois auparauant il le faut nourrir de grain, afin qu'ayant plus de vigueur, il puisse produire son fruit vigoureux. Et que pourtant il ne doit croupir à l'estable, à cause qu'il se rempliroit de superfluitez d'humeurs, ains estre moderement exercé. Galien veut qu'on luy donne des legumes, afin d'engendrer beaucoup de semence, & de le prouoquer au coït, mesme de luy faire boire de l'eau blanchie auec fleur de farine de froment. Aristote dit que le Cheual peut supporter quatre iours la soif, & qu'il s'engraisse grandement par la boisson, & mesme qu'il ne mange que pour auoir le plaisir de boire; d'où vient que les Cheuaux qui boiuent bien, mangent mieux. Les Cauales ne doiuent estre ny trop grasses, ny trop maigres, & sur tout vn peu exercées; dautant que la trop grande graisse empesche la dilatation de la matiere informée, & estants trop maigres ne peuuent donner nourriture suffisante, & ainsi l'vn & l'autre sont egalement nuisibles.

Pline escrit que les Cauales auortent estant touchées de femmes qui ont leurs mois, particulierement si elles sont volontaires, & les premieres apres la perte de la virginité: C'est pourquoy il faut que pendant ce temps-là elles s'en éloignent, & qu'elles ne les montent pas. Varro nous fait voir que le matin & le soir sont propres pour faire saillir, lors que la saison de l'année le requiert, qu'Aristote dit estre le Printemps; il faut neantmoins considerer la situation & les lieux où ils naissent, & se nourrissent; si ils sont froids ou chauds, steriles ou herbus; les Cheuaux appetent le coït plus tost ou plus tard; & Aristote en vn autre lieu, dit qu'il faut faire saillir les Asnesses au solstice d'Esté, afin qu'ils naissent pendant la chaleur, parce qu'ils redoutent extremement la froidure: Assirte ordonne le temps à la fin de Mars estre tres-propre, dautant que la Cauale porte onze mois & dix iours, afin qu'elle puisse décharger pendant la douce saison.

Le Philosophe rend raison de ce que les Cauales portent plus long temps que les femmes, disant que tout ainsi comme elles se déchargent plus tard, que moins viuent les Cheuaux que les hommes; la dureté du ventre en estant cause, ou de la vulue; car comme la terre seiche nourrit tardiuement ses racines, aussi la Cauale est tardiue à nourrir son fruit; outre cette raison Ruffius dit que qui trauaille sur quantité de matiere, a besoin de plus grand temps pour l'informer, & aussi aucunesfois les Cauales produisent des gemeaux, tant Cheuaux que Mulets, selon qu'elles sont saillies; lors que le Cheual saillit l'Asnesse, elle produit le bourdon, que les Anciens ont appellé Hinnulus; le Mulet represente la voix de l'Asne, & le Hinnulus du Cheual: l'Asne dequoy on se doit seruir pour auoir des Mulets, ne doit auoir moins de trois ans, ny plus de dix ou douze. Assirte veut qu'il soit de grande stature, de membres quarré, de face, de machoires, & de grandes levres, d'yeux gros, & non côcaues, de col, de nazeaux, & d'oreilles larges, & nõ abaissées, de poitrine ample, & musculeuse, d'eschine vnie, ayant vne ligne qui passe le long du dos, de poil tirant sur le noir, les iãbes grosses & nerueuses, la queuë courte, les pieds droits, le talon ny trop haut, ny trop bas; & en outre qu'il aye la voix claire; On obserue que lors que l'Asne a le dedans de la bouche noir, & la langue, asseurement il produit le fruit de mesme couleur, comme aussi les poils de l'oreille, & des paupieres. Entre les Mulets, les meilleurs sont ceux qui viennent engendrez de l'Asne, encor qu'on pourroit mettre en mesme degré ceux qui sont engendrez du Cheual sauuage, qu'on appelle Onagre, & selon Columella ils sont fort veloces, & ont le pied merueilleusement dur, mais ils reüssissent, presques indomptables & reuesches pour le seruice de l'homme, ils sont difformes, maigres, ayant les qualitez du pere, & est beaucoup plus à propos que l'Asne saille la Cauale, que le Cheual l'Asnesse, dautant que les engendrez ressemblent bien plûtost à la mere, qu'au pere; comme il arriue encor aux hommes comme aux autres irraisonnables. Encor que l'opinion des Peripateticiens soit que la semence du masle concourt comme actiue, & formelle à la generation, & le sang menstruel de la mere comme passiue & materielle, d'où s'ensuiuroit que les engendrez deuroient ressembler plustost au masle, qu'à la femelle; neantmoins nous voyons le contraire ordinairement. Si nous voulons croire à Ptolomée, nous en remettrons la cause aux influences & constellations, qui dit que toutes les faces de la terre y sont sujettes; ou peut-estre à cause que la vertu formatrice se trouuant debile en la semence du masle, ne peut donner l'impression du pere, & imprime par accident celle de la mere, comme plus propre à receuoir, & plus voisine de toutes les autres, outre que ce peut estre selon que les semences du pere ou de la mere sont échauffées ou refroidies. L'on dit qu'Anna gendre d'Esaü, fut le premier qui s'apperçeut de la generation des Mulets estant au desert auec les troupeaux de son pere: ce qui est remarqué par la Genese: Democrite (selon qu'Elianus escrit) appelle ces animaux, non pas œuure de nature, mais larcin: Les Mulets, selon Celius, viuent quatre-vingts ans, & pour confirmation de cecy, Herocle de Tarente dit, que les Atheniens voulant edifier vn Temple prés la fontaine des neuf bouches, à l'honneur de Iupiter, & ayants commandé à tous ceux qui auoient des bestes portants à dos, qu'ils eussent à en fournir quelque quantité; vn paysan pour crainte de l'Edict, en emmena vn de pareil aage, que le peuple, à cause de sa vieillesse honora tellement, qu'il fut ordonné qu'il marcheroit à la teste de tous ceux qui portoient ou trainoient les pierres & bois pour cét edifice, & qu'aucun vendeur de grain ou de foin ne le pourroit chasser, lors qu'il mangeroit de leur denrée. Les Mules sont ordinairement plus grandes que les Mulets. Aucuns disent que les Mulets à sept ans peuuent engendrer, dautant qu'ils sont de nature plus chaude que les Mules; mais que ce qui en prouient, est fort petit: Empedocles dit qu'encor que les Mules puissent porter, neantmoins qu'elles ne portent chose qui soit parfaite, attendu leur froidure, & la petitesse de la matrice. Aristote & Herodote disent que c'est vn prodige, & vn tres-mauuais augure, quand on void pareilles productions; comme fut celle de deux gemeaux; & vne autre fois d'vn qui auoit les parties genitales incertaines, ayant le membre viril fort haut. Et Pline & Appianus font foy que deux semblables descharges se firent à Rome, qui donnerent presage deux fois de sa ruine; l'vne pendant Sylla, & l'autre pendant Cesar. Aristote dit que la Cauale donne six mois la mammelle au Mulet, & pour la grande douleur qu'elle ressent, qu'elle ne le veut plus souffrir. Pline dit que l'Asnesse reçoit beaucoup de douleur apres sa descharge, & que six mois apres elle ne veut souffrir le Poulain; & la Cauale donne les mammelles vn an tout entier; elles doiuent auoir le ventre ample & rond, afin qu'elles soient plus capables de conceuoir & de nourrir le Poulain, & qu'il puisse mieux prendre sa croissance; qu'elles soient saines & proportionnées de tous leurs membres, dautāt que difficilement d'vne mere infecte, peut prouenir bon fruit: Enfin pour faire vne bonne race, il faut que le masle & la femelle soient de bonne complexion, de mediocre stature, & bien formés, dautant qu'il est probable, comme Horace affirme, que les Cheuaux ont la vigueur des peres, & que les robustes & forts engendrent les forts & robustes, & que iamais de l'Aigle n'est venu pigeon, quoy que pourtant aux hommes cecy ne soit general. Or dautant que la semence est la principale en cette action, il faut prendre garde qu'elle soit bien glutineuse & espaisse; car si elle est coulante & aqueuse, elle n'est en aucune façon propre à la generation, & sur tout que l'vn & l'autre soit exempt d'infirmité; le Poulain estant né, il ne le faut toucher en façon quelconque, dautant que pour peu qu'on le presse, à cause de sa grande tendresse, on le pourroit blesser, le gardant d'excessifs froids & chaleurs, & prendre garde à ses pieds, qu'estants fort tendres, la corne ne se gaste par le moyen du fumier. Lors qu'ils sont vn peu endurcis, & que les membres sont fortifiez, il les faut faire cheminer par des lieux vn peu aspres, afin de les habituer; car il est tres-euident,

Mulets, s'ils peuuent engendrer.

Qualitez des Iuments & Estallons.

Comme on doit élener le Poulain.

B iij

que les animaux selon les lieux où ils sont éleués, & où ils naissent, ils en retiennent la nature. Hippocrate dit que nous souffrons plus facilement les incommoditez qui nous sont ordinaires, que celles qui arriuent contre nostre attente. Xenophon dit que les Cheuaux nourris dedans les marests, ne peuuent supporter les voyages, à cause des douleurs qu'ils souffrent aux pieds pour les auoir tendres, Et il est tres-assûré que les Poulains qui sont nourris dedans les montagnes, & accoustumés par les montées & descentes, que cette habitude les rend propres à la tolerance, & fatigue. Pline dit que le Poulain depuis sa naissance demeure trois iours sans pouuoir toucher la terre auec la bouche; Et Varro veut qu'au dixiéme iour on le puisse laisser aller paistre auec la mere, & qu'au troisiéme mois on peut vn peu exercer la mere, afin que le laict soit plus parfait, & que le Poulain la suiuant s'accoustume peu à peu à courir. Et il faut auoir égard que le Poulain ayt assés & non trop de nourriture, car l'vn & l'autre également sont dangereux, si le trop peche, il le faut éloigner, & si pour en auoir par trop pris il est atteint d'vne fiévre aiguë, auec des grandes sueurs par les cuisses, & les parties genitales, dilatation de narine, battement de flancs, ayant la langue seiche, il luy faut donner, auec du laict de Iument ou d'Asnesse, deux onces de syrop violat, vne de diamoron, & vne demy de manne auec vn clistere d'eau de liere distillée auec instrument approprié. La partie posterieure est tousiours plus haulte que la partie anterieure, mais en croissant elle se fait plus grande que celle de derriere, à toutes sortes d'animaux (dit Aristote) les masles ont les iambes anterieures plus fortes, & les femelles celles de derriere. Palladius dit qu'au Poulain on doit auoir égard à la viuacité, & melancholie, l'vn estant signe d'estre pesant & tardif, & l'autre de promptitude. Pour le corps il faut qu'il soit nerueux. Assirte dit qu'il faut qu'il aye la teste bien dechargée & seiche, les yeux noirs, les nazeaux grands, les oreilles droites & courtes, le col tendre, & la poitrine large, le ventre de bonne mesure, & les hanches droites, les cuisses musculeuses, le talon petit, l'ongle solide, & vnie de toutes parts, non pas large comme le pied d'vne Oye, ny comme celles de la Chévre.

Xenophon dit que le Poulain qui en naissant a les iambes bien haultes, pourra reüssir, parce que de tous les quadrupedes ils croissent peu de iambes, & selon leur grandeur le reste du corps correspond en croissance; leur mouuement est considerable à l'abord, & particulierement ceux des genoüils: car s'ils les ploient facilement, c'est vn signe qu'il ne sera ny pesant à la main, ny qu'il ne bronchera pas: il faut aussi qu'il ne soit timide, mais bien leger, tousiours en action, battant du pied, errant çà & là. On remarque que les Poulains qui facilement se tremoussent & facilement se rassurent, sont dociles & propres à s'en seruir à la guerre. Et Xenophon escrit que le Poulain n'estant pas encore en seruice, doit estre consideré en ses parties; c'est pourquoy il faut voir, s'il est bien ferme sur tous ses membres, que les pieds soient bons, & les considerer selon l'exercice à quoy ils sont propres. Columella dit qu'ils doiuent seruir ou pour la guerre ou pour les voyages, ou bien pour porter des fardeaux ou tirer, & qu'il les faut appliquer à l'exercice conforme où ils enclinent. Car on ne trouue point de Cheuaux qui soient propres à tout. Les Cheuaux pour tirer doiuent estre haults du deuant, de poitrine large, ample de col, les nazeaux ouuerts, le garot proportionné, de ventre eminent & d'eschine droite. Pour les voyages, il faut qu'ils ayent bon pas, qu'ils soient doux & paisibles: C'est pourquoy il est necessaire de les chastrer, afin qu'ils ne soient ombrageux, qu'ils ayent bonne bouche & les iambes maniables. Pour la guerre il est necessaire qu'ils soient les plus courageux de tous, & les plus forts, enfin que ce soient ceux qui approchent le plus de la perfection, veloces en course, legers à la main, de mediocre taille, comme sont les Cheuaux de Naples, de Turquie, de Natolie, Vilain, d'Espagne, & autres approchants de cette nature, qu'il faut tous accoustumer aux bruits & aux pistoletades, & tumultes. Et on prend tres-bon augure du Poulain qui ne s'épouuante pour chose qu'il voye, ou qu'il entende, estant asseurement de cœur genereux: Quand le Poulain n'aura plus de besoin de la mammelle, il faudra trois iours auparauant la pleine-lune l'éloigner de sa mere pour vingt-quatre heures, & puis en apres pour la derniere fois le laisser teter, tant que le ventre luy enfle, & faisant de la sorte, il deuiendra beau &

grâs. Assirte dit qu'estant en cét aage, & portant vne corne de Cerf au col, il ne
peut iamais souffrir maladie; & s'il arriuoit qu'estant né auec difficulté de respirer, & qu'il ne profitast pas, n'estant pas encor en son septiéme mois, il veut qu'il
prenne vn peu de cette peau qu'il iette estant né, bien seiche, & puluerisée dedans vn peu de laict. Il arriue aussi à cét aage que les boyaux leur desseichent
tellement, qu'ils ne boiuent ny mangent, d'où vient que peu à peu ils deuiennent foibles & abbatus, baissent la teste, l'ayant tousiours fichée à terre, à quoy
est fort vtil le breuuage suiuant fait de farine de febues, auec du cotignac & iaunes d'œufs cuits auec du vinaigre tres-fort, le tout estant bien detrempé : Aucunesfois aussi à cause de l'humidité du lieu, ou par froidure, apres auoir fort cou-
ru, ils ont les nerfs retirez, en façon qu'ils ne peuuent branler ; pour remedier Accident qui
arriue aux
Poulains.
à cecy il faut choisir vn beau iour, & faire courir le Poulain tant qu'il soit échauf-
fé, puis il faut oindre la nuque du col, & l'espine auec de la vieille huile Dialthea,
& beurre, & luy parfumer le ventre auec trois pierres bien chaudes, où sera ietté
par dessus bon vin rouge, estant bien couuert, faudra le laisser reposer, & bien-
tost apres il sera restauré. Varro dit qu'il les faut laisser iusques à deux ans auec
les meres, pour leur seruir de guide, mais qu'estants passez, il les faut retirer,
dautant que facilement ils s'abandonneroient au coït, qui seroit cause que de
iour en iour, ils periroient : Neantmoins ils deuroient estre entretenus dedans
la pasture iusques à trois ans pour estre forts, robustes, vigoureux, & sains. Le
Chameau est naturellement contraire au Cheual, comme Pline affirme; & Herodote raconte que Cresus ayant preparé vne grosse armée contre Cyrus, il ordonna vn escadron de Chameaux contre sa Cauallerie; ce qui reüssist en façon
que les Cheuaux sentants l'odeur des Chameaux, dés qu'ils les virent, tous espou-
uentez se mirét à fuir : Pour cette occasion les Perses firent nourrir leurs Cheuaux
pesle mesle, afin que par l'habitude, ils amoindrissent leur timidité naturelle. He-
liodore & Marcellin disent qu'ils ne peuuent souffrir les Elephans, ny voir les
Autruches, & mesme ont en horreur tous les pourceaux, comme leur haleine,
grunnit, & puanteur. Et si les brebis se mettoient dedans l'estable des Cheuaux, ils deuiendroient galeux, comme Columella asseure. Auicenne dit que les
Cheuaux entiers combattent le lyon; mais que les Hongres le redoutent. Al-
bert & Rasis disent que si le Cheual marche sur les vestiges du Lyon, ou du Loup, Engourdisse-
ment aux
iambes des
Cheuaux.
que ses pieds demeureront immobiles. L'inimitié du Serpent est extreme au
Cheual, comme à l'homme. Aristote dit que les Cauales sont plus amoureuses
apres qu'elles ont chargé qu'auparauant, & les Cheuaux pendant l'acte du coït,
& que les vns & les autres ont tellement l'odorat bon, qu'aussi-tost ils cognoissent si quelqu'vn du troupeau appete le coït, & se void particulierement qu'à
l'vrine d'vne Cauale luxuriante, le Cheual pour la quantité de vapeurs qui sont
éleuées au cerueau, est contraint pour les reietter de hausser la teste, faisant contraction de la levre superieure, & de l'ouuerture des naseaux, afin que plus prom- Odorat aux
brutes.
ptement il puisse estre deliuré de cette alteration. Et en effet, l'odorat est bien
meilleur aux brutes que non pas aux hommes, à cause qu'ils ont moins d'humidité de cerueau. Chose assez estrãge, de ce que Columella rapporte qu'en aucunes
regions les Cauales s'enflamment tellement du desir du Coït, qu'encor qu'il n'y
ait point de masle, se figurant elles-mesmes l'acte venerien, conçoiuent de vent,
comme on a veu souuent en la montagne du Tagre du costé d'Occident, sur la
mer Oceane, la Cauale auoir chargé & produit des Poulains, & éleué, qui pourtant estoient inutils, dautant qu'au troisiesme mois ils venoient à mourir. Varro
asseure le mesme, disant qu'auprés de Lisbonne en Portugal, dedans la montagne du Tagro, certaines Cauales conçoiuent de vent, à la façon qu'ont accoustumé les poules de faire les œufs, lesquelles s'appellent Hipenimies; mais que ces
animaux ainsi produits, ne viuent que trois ans. Pline & Solinus l'affirment aussi
qu'au Tagro ou Sagro, que nous appellons Tague, riuiere de Lusitanie à l'entour
de Lisbone, les Cauales tournées au vent de Zephire, conçoiuent vn esprit animal, & que ce part là est tres-veloce, mais de peu de durée. Albert dit que c'est
le propre de la Cauale, lors qu'elle appete le coït, de tirer du derriere, & que par
ce moyen la vulue s'ouurant facilement, elle s'emplit de vent. Iustin contredit

à cecy, & dit que c'est pour monstrer la fecondité du pays en Cheuaux, & la lu-
xure exuperante aux Cauales; mais dautant que la necessité requiert que nous
parlions des poils, & de leurs couleurs, quoy qu'il soit fort difficile pour la multi-
tude qui se rencontre à bien & determinément en donner cognoissance; nous
commencerons par les plus communs.

Il est tres-certain, selon le Philosophe, qu'ordinairement les choses exterieures bien entenduës nous découurent & manifestent les interieures, & que les accidens nous aidentà cognoistre la substance & nature des choses : C'est pourquoy
les couleurs estants accidentelles, lesquelles sont respanduës par tous les corps
naturels, comme il est declaré par la Sentence de tous les Sages, & qu'vn-chacun
aduouë. On peut souuent cognoistre la bonté ou vice des choses creées; d'icy les
Medecins font iugement des humeurs, comme Galien escrit dans ses Aphoris-
mes. De là vient aussi que les Physionomistes disent que les hommes blancs, & vn
peu blonds, auec la chair vnie, sont dociles, & addonnez au trauail, & que les noirs
sont timides, que ceux qui sont blancs auec quantité de poils gros & noirs, sont
lascifs, auec vne infinité de semblables pronostics. On demanda à Pithie, fille
d'Aristote, quelle estoit la meilleure couleur? elle respondit que c'estoit celle qui
procedoit de la vergogne, à sçauoir la vermeille sur le blanc. Ainsi la nature pour
monstrer la passion cachée, se sert des couleurs, comme messagers tres-fidels, de-
monstrant pour l'ordinaire les choses interieures par les exterieures, & principalement en matiere des Hommes, des Cheuaux, & des Chiens, selon Vegetius.
Ce qui donnoit occasion aux Ethiopiens de ne donner les charges publiques &
honneurs, sinon aux beaux hommes de forme & stature eminente. Aristote escrit que le poil n'est autre chose qu'vne superfluité, qui s'engendre de l'aliment

Definition du poil.

corrompu : C'est pourquoy ceux qui vsent de mauuaise nourriture, ont beaucoup de poils espais & longs; & la varieté d'iceux est cause qu'il y a varieté de
couleurs. Ils naissent de la peau, & non de la chair; c'est pourquoy en toutes les
brutes ils suiuent la nature du cuir : que s'il est gros & rare, il produit des poils
grossiers; s'il est delicat, rare & humide, ou bien rare & sec. La raison pourquoy
l'Elephant a moins de poil que le pourceau, est qu'en cetuy-cy les pores sont plus
resserrez qu'en l'autre. Cela n'empesche pas pourtant qu'aux pays froids les
poils gros & espais ne viennent aux animaux; car aux pays chauds, ils sont subtils
& rares. Et ie n'obmettray pas de dire icy ce qu'enseigne Aristote, que les poils
aspres, courts, serrez & transparents, sont indices de tres-bonne complexion, de
force, d'agilité, & de courage; mais quand le poil est rare, il marque peu de force, & moins de cœur. Touchant ce particulier, il faut auoir esgard à la region,
dautant qu'en Afrique où il fait fort chaud, le poil est serré & court, & en Septemtrion, long & gros. Et puis nous voyons selon l'air que les poils se font aspres ou
delicats, ny plus ny moins qu'il arriue au cuir des hommes. Mais encor que la
plus grande partie des animaux ait vne couleur appropriée à son espece, & qu'il
s'y en rencontre dans vne mesme espece qui ait diuersité de couleur : certes il n'y
en a point à qui le poil soit plus diuersifié qu'aux Cheuaux & aux Chiens, & particulierement aux Cheuaux. Il est à remarquer que les quadrupedes n'ont point
de couleurs qui soient meslez du verd & du noir, comme Purpurin, Poracée, &

Cause pour-quoy les qua-drupedes ne sont point de couleur pour-prée.

autres, & la raison de cecy est que ces couleurs se font par le meslange des rayons
solaires, & que les poils estants tres-petits & disioints entre eux, ne peuuent auoir
tant de repercussion, qu'ils puissent rendre ces couleurs là. A cecy aussi l'on peut
ioindre que le poil ne peut pas receuoir telles couleurs, dautant que la peau d'où
il est engendré, ne les contient pas; car elle s'engendre de l'excrement du sang,
ou du flegme qui ne sont point pourprés ny verds. Les noms des couleurs ap-
partenants au Cheual, sont pris en partie des Latins, & des Barbares, & aussi les
modernes leur ont attribué des noms selon leur proprieté; entre lesquels il y

Six couleurs principales.

en a six principaux, blanc, gris, moreau, baye, saure, & fauue; lesquels sous eux
comprennent tous les autres; le blanc est attribué à Iupiter, laquelle Planete,
selon Ptolomée, estant Orientale, produit le blanc transparent; mais estant Oc-
cidentale, le blanc palle, & est peu estimé au Cheual, & le transparent est fort
prisé. Et de cette sorte estoient ceux que le Roy des Tartares exigeoit pour tri-
but

but de ſes vaſſaux, à tous les commencemens d'année, qui eſtoient au nombre
de cent mil bien choiſis. On remarque qu'ils ne ſont point ſuiets à maladie, qu'ils
ſont dociles & ſinceres, qu'ils ont le cuir tendre & ſubtil, les ongles fort tendres; c'eſt pourquoy il les faut garder des lieux rudes & pierreux; il eſt vray que
le poil blanc meſlé, monſtre la vie plus grande, & plus grande force & vigueur,
& ſont appellez apres gris, lors que le blanc eſt meſlé également auec le noir,
auec le ſanguin, & auec le moreau, qui tient vn peu du chaſtagné: le premier a
la force du Lyon, & a la vie longue, dautant qu'il n'eſt pas delicat. Il eſt vray que
tous les ans il deuient plus blanc, & aucuns n'ayment pas beaucoup cette mu-
tation. Celuy qui eſt meſlé du ſanguin eſt de tres-bonne force, mais difficile
à emboucher, & lors qu'il s'en trouue de bonne bouche, ils ſont fort eſtimez.
Celuy qui contient vne partie de blanc & deux de baye, il a les ongles bonnes,
mais dur à l'eſperon, dautant qu'il a le cuir dur. Le gris Roüen a du blanc & du
iaune, & du vermeil. Les Roüens rouges ſont ſenſibles à l'eſperon, mais fort
ſuiets à maladie, & de peu de trauail. Toutesfois ceux qui ont le crin & la
queuë ſemblable à la couleur du corps, ſont ordinairement bons, & quand ils
ſont de couleur plus obſcure, tant meilleurs ils ſont. Il y a encor vne couleur
de Zaphire, il y en a auſſi d'obſcur, & de couleur d'argent, qui ſont beaux à
l'œil, mais non de peine ny de trauail; il y a auſſi des gris mouchetez auec des petites marques ou taches noires, quand elles ſont naturelles venants de pere &
mere, on peut s'aſſeurer de la bonté du Cheual, dautant que par ancienne ob-
ſeruation on a remarqué qu'ils eſtoient robuſtes, diſciplinables, adroits, &
doux, & de longue vie, à cauſe du meſlange d'humeurs proportionnées; car s'il
arriuoit que cecy vint d'accident ou de corruption de menſtruë, ou de bleſſeure que la mere pourroit auoir eu, ou de grand trauail, ou bien que le Poulain
à force d'auoir eſté picqué des mouches, il luy ſoit demeuré des marques, ce
qui arriue ordinairement à ceux qui naiſſent en Eſté, il n'en faut faire compte, à
cauſe de ſes marques qui ſe cognoiſtront en ce que le poil ne ſera pas ſerré comme l'autre. On appelle pieds gris ceux qui ont des taches tranſparentes, ſoient
noires, ou d'autres couleurs, que les Eſpagnols eſtiment fort, ſi les taches ſont
ſeulement rouges ou minimes aux extremitez, ils ſont ſuperbes; & ont ſouuent la bouche mauuaiſe. On appelle les Cheuaux Auberes ceux qui ont le
meſlange de pluſieurs couleurs, & qui ont les parties des enuirons du ventre Portugais
blanches: Ceux qui ont vne eſtoille au front, ſont fort eſtimez: Camerarius dit Habex.
que l'on doit eſtimer la diuerſité de ces couleurs icy; mais il faut que la mixtion ſoit proportionnée. Et Palladius dit que ſi elles ne ſont tranſparentes, le
Cheual eſt ordinairement traiſtre, timide, malencontreux & retif, & que la plus
grande partie vient des Caualles furieuſes, qui pour n'auoir l'Eſtallon à temps,
s'empliſſent de vent. Les gris pommelez ſont reputez de bon poïl, pourueu
que les cercles ſoient noirs ſur le blanc, ils ſont doux & agreables; mais leurs
parties baſſes ſont ſuiettes à fluxion. Il eſt certain que de tous les gris, le pommelé eſt le meilleur, & celuy qui eſt de couleur d'argent lucide, n'eſt pas mauuais. Le gris couleur de mer a touſiours du Cerulée auec la face & les iambes
blanches, ils ont peu de force, mais ils ſont viſtes. Le gris mal coloré, ou de
couleur de cendre & de ſouris palle, denotent melancholie, tardiueté, & mauuaiſe complexion, s'ils ne ſont lucides, tranſparents & ſerrez; & les meilleurs
ſont ceux qui ont des poils noirs meſlez auec le blanc: le gris eſtournel ou obſcur appproche du pommelé pendant ſa vigueur, mais tombant dedans l'âge,
il s'abbat facilement, & ſe rend vil & pareſſeux, ſa couleur s'euaporant quant
& quant: L'Eſtourneau meſlé n'eſt pas eſtimé à cauſe de ſa palle couleur, ſemblable à celle du miel. Il y a vne infinité de mixtions de couleurs, qui peuuent
differemment paroiſtre, ſelon que l'air par diuerſes cauſes les repreſente diuerſes, auquel meſlange on ne peut donner autre reigle plus certaine, que la remarque de la varieté de mixtion, & eſt d'autant plus certaine qu'elle eſt bien
ordonnée, & en laquelle on voyë vne humeur bien temperée auec l'autre,

C

comme qui diroit que le gris participe du baye, & du saure ; cela monstre-
roit que l'humeur flegmatique seroit moderée de la sanguine, & de la cholerique, duquel temperament procederoit vne bonne complexion & vertu parfaite à l'animal. Toutes les marques noires demonstrent force & vigueur, en
quelque partie que ce puisse estre.

Le poil noir est ordinairement appellé Moreau, comme couleur de meu-
re ; les Espagnols disent *Morsillo itto, & sin sennal muchos lo quieren y poros lo han*,
ayant des rousseurs aux flancs & à la teste, elles denotent grande cholere &
impetuosité ; il est necessaire qu'il y ait quelque peu de blanc aux parties superieures, & par le ventre, par où se purge la ratte. Aucuns veulent qu'il y
ait quelque marque d'autre mixtion, particulierement au front, ou aux parties de derriere, ou au tronc de la queuë, & que les yeux ne soient pas dissem-
blables ou blancs, dautant que cela denoteroit incertitude de courage, des-
loyauté, & mauuaise vie, sur tout que le poil soit transparent, dautant que le
palle denote toutes les mauuaises qualitez qu'on se peut imaginer. C'est enfin la perfection du Cheual Moreau, qu'il aye le poil noir & transparent ; &
au contraire, quand il est mal teint, & qu'il a le flanc & le tour des yeux, & le
musle rouge : Mais quand le Cheual a la teste, les crins, la queuë, & les iambes noires, & tout le reste du corps gris obscur, il est estimé bon & de grand
courage, dautant que le meslange des poils ainsi ordonnez, procede d'vn temperament bien ordonné. Aucuns Espagnols l'appellent, *Cauezza di moro*, &
pour ce qu'ils ont ordinairement l'ongle vitriolé, ils disent, *Cauezzo di moro si
tuuiesse vgnia valria mas que loro*. Les poils roux, que les Latins appellent *Rufus*
ou *Rubidus*, & Rubicans, denotent le sang enflammé, à cause de sa grande
vitacité. Les mouchetez roux sont dangereux ; mais comme le feu est en diuerse façon rouge, de mesme le sang. Le feu a vn autre esclat en sa flamme, qu'il
n'a au charbon, & le sang selon qu'il participe de diuerses humeurs, paroist
en diuerses couleurs : ainsi les poils ont diuers noms, selon qu'ils participent
de la rougeur, entre lesquels tient le baye & le saure, lesquels estants bien
composez, sont grandement à estimer ; & quoy qu'ils procedent de l'humeur
sanguine, neantmoins le baye est plus estimé, estant d'vne complexion plus
moderée, & de plus douce nature : Le saure a plus de l'aduste, & participe plus
de la cholere : C'est pourquoy ils sont legers, hardis, vistes, choleriques, in-
corrigibles, ardents, & tant plus qu'ils s'échauffent par le trauail, tant plus
ils se mettent en furie, particulierement s'ils sont nez pendant l'Esté. Les
Astrologues attribuent les couleurs flamboyantes à Mars, & les bayes participent de Iupiter, & du Soleil, & il y en a de deux sortes, baye obscur & clair,
lesquelles couleurs sont estimées dedans le genre Caualin ; les bayes clairs ou
chastagnez sont sans vice, mais non pas de grand cœur, & ont aussi les ongles
tendres. Il y en a qui mettent le baye doré en mesme rang de bonté que le gris
roüen, & aussi le baye Coruin ; les bayes different entre eux de complexion ;
car tant plus que le poil est roux, tant plus il est cholerique, & tant plus il res-
semble à la rose, tant plus il est sanguin, & selon la diuersité des couleurs on
leur donne leurs noms. Les vns obscurs, les autres bruslez, les autres claires
lauez. Ils sont ordinairement sensibles à l'esperon, mais il les faut garder des
Iuments & des Mulets. Il y en a aussi qui sont Zains, c'est à dire qui sont tous
d'vne couleur, sans marque aucune. Cette sorte de Cheual est d'esprit
tres-mauuais, à cause du temperament des humeurs qui est le sang & la
cholere ; & ordinairement on void plus de Cheuaux tanez, moreaux & bayes
obscurs, que d'autres. Le Rubicant est celuy qui a le rouge meslé de blanc ; &
cette couleur peut estre aussi au baye, & à l'allesan ; & quand ils ont le poil
rouge & enflammé, ils sont fort estimez, comme aussi, s'ils ont quelque marque blanche aux parties de derriere, & du deuant, ce sera marque de peu de
force. Les Allesans aussi ont distinction en leurs noms, les vns blonds,
& dorez, les autres bruns, & de couleur de Cerf, ou mal colorez, qui

font fignes de melancholie naturelle : Autres laues pafles-claires qui font peu
differents , & denotent abondance de flegme ; les autres brulez ou enflammez, qui abondent en fang & en cholere cuite. D'autres obfcurs qui l'ont moins
brulé. C'eft pourquoy ils ne font point fi ardents. L'Allefan clair eft tenu en
Efpagne de bon courage, mais de cuir delicat, il fuë facilement, & fuccombe
pour peu de trauail, il a ordinairement les ongles bons: Et l'Allefan brulé eft
tres-bon à la fatigue, & courageux : c'eft pourquoy ils ont ce Prouerbe, *Alafan
toftado antes muerto que canzado*, qui procede ordinairement du Baye, de l'Allefan,
& du Moreau. Refte maintenant à parler du poil Fauue, appellé des Latins Fla-
uus, tant plus qu'il approche à la couleur de iaune, tant meilleur il eft, & au contraire, tant plus il eft palle & mal coloré, il marque mauuaife complexion , foibleffe, & autres mauuaifes qualitez, & fur tout mauuaife vie ; & encor qu'ils foiét
viftes, & de grande haleine, neantmoins le flegme & le fang n'eftant temperé,
ils font peu loüables. Les Fauues qui ont la couleur de Lapin, font d'vn plus grãd
trauail, mais de peu de vie, n'ayant pas de chaleur durable. Il y en a qui approchent au Baye clair , & ordinairement ont l'efchine noire , & quelquesfois la
queuë & les iambes, & les crins; les autres ont les extrémitez blanches, les autres
ont vn mélange d'ombre; tous ces Cheuaux affeurement ne font pas robuftes de
leur nature : Mais quand toutes les bonnes qualitez correfpondét à ce qui appar-
tient à vne bonne compofition, ils font bons. Les meilleurs font ceux qui ont la
tefte noire, & le refte de couleur de Cerf, lefquels font veloces & de grande haleine, aufquels le foye & le fiel femblent auoir confommé toute l'humidité. Tous
les poils fufdits deriuent du mélange de plufieurs, par participation, lefquels,
felon les lieux, ou la penfée des hommes, reçoiuent leur denomination; entre lefquels les plus cogneus font les Roüens qui tiennent du Baye, de l'Allefan, & du
Gris : Finalement, afin qu'on puiffe mieux faire coniecture des humeurs predo-
minantes à l'animal, ie reftreindray les reïgles en cette façon, que fi le Cheual
eft participant du feu plus que d'vn autre Element, il fera de poil Allefan de nature cholerique, fuperbe, & difficile à domter, à caufe de fa fougue. S'il participe plus de l'air, il fera Baye fanguin, alaigre, vifte, & bien temperé ; s'il tient de
l'eau, il fera blanc, flegmatique, tardif, & debile ; s'il tient de la terre, il fera Moreau, couleur de miel, de Cerf, de fouris, ou d'autres couleurs melancholiques,
indociles , groffier , & pefant.   Mais s'il arriue qu'ils tiennent proportionné-
ment de tous, ils feront parfaits, comme font les Gris pommelez, les Moreaux,
Bayes, Chaftagnés, Allefans brûlés, comme plus temperez, & de meilleure nature. Ariftote dit que les extremitez noires font indigentes de fang, & par confequent foibles ; & auffi les tous blancs, à caufe de l'exuperance de flegme ; mais
que les Fauues bruns, femblables aux Lyons, font genereux. Les Aftrologues difent qu'il fe trouue des Cheuaux plus fortunez les vns que les autres ; à quoy con-
fent le Camerarius, felon les plus doctes Phyficiens. Car des operations des animaux on peut cognoiftre fi la complexion eft temperée ou non ; & des tempera-
ments viennent les bons fuccés & fortunes; mais des extremitez on ne peut attendre que des mauuais fuccés , & ces temperamens procedent & confiftent
au mélange des qualitez elementaires, faites auec proportion concordante ; la
forme des membres y eftant bien obferuée, qui confifte en nombre des parties,
en la figure, en la mefure, en l'ordre & en la fituation. Et encor que felon Galien,
le vray temperament ne foit parfaitement qu'en l'homme, ayant le plus parfait
corps d'entre tous les animaux, & fans cela n'auroit pas pû s'exercer à la fpecula-
tion des chofes fublimes (c'eft pourquoy il fut produit le vifage vers le Ciel,) fi les
organes n'euffent efté bien ordonnés, tant interieurs, qu'exterieurs. Neantmoins,
felon fon efpece, on la recognoift encor au Cheual, lequel ne peut operer con-
uenablement, s'il n'a les parties du corps internes & externes bien colloquées.
C'eft pourquoy nous ne deuons nous eftonner fi aucunesfois nous voyons des
Cheuaux en apparence parfaits, & de tres-beau poil, eftre toufiours malades, &
viure fort peu, dautant que les parties internes font mal difpofées ; & aucunesfois des autres contrefaits eftre tres-bons, à caufe que la bonne difpofition, auec
la force de quelque benigne conftellation , furmonte la mauuaife compofition

Cheuaux par
faits font toû-
jours infir-
mes.

C ij

des membres & des poils, qui ordinairement deriuent de la ressemblance des pro-
geniteurs, & qui sont de mauuaise nature, & qui par fois par l'adresse de l'homme, est peu à peu corrigé, & reduit en terme de bonté. Mais comme à l'Agricul-
ture, il faut cognoistre le sol de la terre, à quelle sorte de plante, ou de semence
il est propre ; ce que l'on vient à cognoistre par les herbes & plans, que naturellement il produit. De mesme, afin qu'auec vtilité & profit, on puisse s'addonner à
discipliner les Cheuaux, ie décriray les signes restants, par le moyen desquels la
nature tapisse admirablement leur manteau, d'où on découure, selon les ancien-
nes obseruations, leurs qualitez bonnes ou mauuaises. La marque des Espies est

Les signes
Balzan, &
Espies.

vn cercle ayant les poils retorts, & tirant en haut de la largeur d'vn grand dou-
ble, ils doiuent estre éloignez de la veuë propre du Cheual, des parties voisines
du cœur, & du foye : c'est à dire qu'il faut qu'ils soient en lieux, qu'ils ne puissent
estre veus, comme à la hanche, auprés de la queuë, au front, à la gorge, au col prés
du crin ; & s'il y en auoit deux, tant meilleur seroit le signe. Ordinairement les
Cheuaux ayants cette marque, reüssissent assez bien ; mais quand ils sont en lieux
qu'ils peuuent estre veus, comme au milieu de la poitrine, aux costes, aux espaules, aux flancs, au dessous du ventre, ce sont mauuais signes, denotants que les parties inferieures sont surchargées de l'impetueuse & desordonnée force des humeurs. Aucuns croyent que ces petites rondeurs naissent au Cheual, comme naissent les petits tourbillons en air, en mer, & en terre. Aristote dit que ces signes
prouiennent d'vne vapeur chaude & seiche. Il y en a aussi vn qui s'estend en façon
d'vne plume d'Oye ; mais il est tres-certain que la figure Circulaire, par raisons
Geometriques, est plus parfaite en toutes choses. Ces marques aux parties superieures purifient les lieux où elles sont attachées, d'humiditez superfluës, & sont
tellement estimées, qu'on croid qu'elles temperent le vice des marques, quoy
que tres-mauuaises, lesquelles sont tachées de blanc ou de noir, ou meslées, qui
aucunesfois naissent au front, au musle, au crin, à la queuë, & le plus souuent à l'extremité des iambes du Cheual, iusques aux pieds, où a de coustume de faire concours l'humeur, tant flegmatique, qu'aërée des parties interieures, & ces marques
proprement appartiennent au Cheual, lequel estant par nature tres-chaud, chasse du centre à la Circonference. Car au Mulet, on y en void fort rarement, d'autant que la semence, & les menstruës de l'Asne sont fort froids, de façon qu'en
naissant il participe plus du froid que du chaud. Des marques qui viennent aux
Cheuaux, les mixtes sont ordinairement composez de blanc & d'allesan, ou baye,
& aubere, & ont pareillement coustume de naistre au Cheual de plusieurs couleurs, & procedent ou d'imagination du Cheual, ou de ressemblance des gene-
rants, ou de corruption, ou de meslange d'humeur, ou d'influences celestes. Ces
cinq causes ayants beaucoup de puissance sur tous les corps, elles l'ont encor plus
grade sur les parties externes. Enfin toutes les marques sont par elles-mesmes mauuaises, dautant qu'elles deriuent d'humeurs indigestes, debilitant les membres où
elles sont attachées : Mais dautant que par accident, elles desseichent la superfluité de l'humide & du froid aux membres inferieurs, d'vn commun accord elles
sont censées bonnes, quand elles ont les conditions necessaires, & les marques noires & egales, selon le lieu où elles se retrouuent, sont estimées ; & selon que l'on cognoist que l'humidité est plus ou moins requise aux parties où elles se retrouuent
pour les temperer : Ordinairemét, moins qu'il y en a sur les iointures & pasturós, &
qu'elles sont petites, plus elles sont bonnes, particulierement estant blanches ; &
le Cheual, tant plus qu'il a de poil blanc aux iambes, tant moins il est estimé, & tát
plus il est foible, particulierement si la blancheur estoit aux iambes anterieures,
qu'elle touchast le genoüil ou l'ongle : En effet les marques aux iambes de derriere sont tousiours meilleures, & plus fortunées que celles de deuant ; & celles de
derriere doiuent estre seules, ou bien plus grandes que celles de deuant, & auec
l'estoille blanche au front, ou en l'vne, ou en l'autre façon ; dautant que si le Cheual estoit marqué des deux pieds, & qu'vne main de deuant soit blanche, & particulierement celle de hors le montoir, qui est vn bon signe, il ne seroit parfait, s'il
n'auoit l'estoille. La marque des deux mains, quoy qu'elle aye vn des pieds blancs,
n'amoindrit en rien sa malignité : Le marqué des quatre pieds est creu n'estre

pas ombrageux, mais de peu de forces. Les Anciens difent que c'eft vn mauuais figne quand vn Cheual eft traué, ou tranftraué; par traué on entēd quand il eft marqué en deux pieds du mefme cofté, & tranftraué quand il eft marqué en croix, &
celuy-cy eft le plus malin, dautant que cela aduientde ce qu'ils ont tenu les pieds
& les bras dedans le ventre maternel, de trauers, & qu'ils ont efté enueloppez
fans ordre. Ils affeurent auffi qu'aucuns Cheuaux ont befoin de marques à leurs
pieds ; comme font les Moreaux, les Allefans, & aucuns bayes & autres femblables, qui participent du poil trop adufte qu'ils reputent fortunez , & de grand
courage, & bons coureurs, quand ils ont quelques fignes au pied du montoir,
ayant toufiours l'eftoille au front, le marqué du pied droit, eft appellé, Arfeglio,
des Italiens: & encor qu'il femble paroiftre excellent en fes actions , neantmoins
il eft vicieux & dangereux aux batailles : C'eft pourquoy les Efpagnols difent,

D'el l'ombre maloy, del Cauallo arfel   Se quardara quien fuere cuerdo del.

Et tant plus, s'il eft de poil Allefan lequel doit auoir toutes les parties conuenables des fignes blancs pour temperer fa tres-chaude complexion, & la nature n'ayant chaffé au dehors qu'vn petit figne qui fignifie que le foye correfpon-
dant à cette partie, eft remply d'abondance de mauuaifes humeurs,eft tenu pour
indomtable & fuperbe. Le marqué de la main droitte eft eftimé peu fortuné,
bien qu'il foit adroit & difciplinable, mais le marqué de la main gauche eft de
peu de valeur, & pour dire fuccinctement ce qui a efté remarqué par vne longue experience des anciens aux Allefans tirans fur le brun, il ne faut point de
fignes aux parties inferieures ; comme font les taches, lignes herminées , ou
marques, afin que la pefanteur du flegme ne vienne à donner vn contraire effet
à l'humeur allumée qui naturellement tend aux parties fuperieures ; mais ils
eftiment fort celuy qui a quelque poil blanc ou mouche à la tefte, ou le long du
dos, auec des crins bonds & queuë meflée de poils noirs. Aux Allefans dorez
que l'on appelle Fauues, faut que les crins foient non pas conformes aux corps,
comme il eft requis aux autres, mais blancs. Ceux qui ne font ny clairs ny bruns,
il eft bon que du derriere, ils ayent leurs marques afin qu'ils monftrent que le
foye & le cœur font purifiez. Les Fauues veulent auoir vne ligne le long de
l'efchine bien marquée iufques aux extremitez, & ayans la tefte noire, ils font
eftimez excellents, particulierement s'ils font de poil de Cerf. Le Baye chaftagné doit auoir vne petite eftoille blanche au front, & vn rayon qui defcende
aux narines, & qu'elle s'élargiffe vn peu , mais qu'elle ne touche pas la lévre
inferieure; En outre faut qu'il aye trois pieds blancs, les deux de derriere, & le
finiftre de deuant, & s'il eft balfan iufqu'au milieu de la jambe, il fera reputé pour
beau, mais le crin, la houpe, & la queuë doiuent eftre noires; Le Chaftagné obfcur
doit auoir au front vne eftoille blanche ronde, tant plus grande elle fera , tant
plus elle fera à eftimer, comme au Chaftagné tirant fur le noir, comme auffi à
l'Allefan bruflé qui mediocrement participe de l'vn & de l'autre, les jambes noires , & la queuë claire & le crin efpais, pas beaucoup chargé. Au Baye doré conuiennent les crins rares & bien eftendus , les parties externes noires, le mufle vn
peu tacheté de blanc, & le dos arroufé de mouches & poils blancs, pour monftrer
que l'humidité n'eft pas abforbée tout à fait; mais en general aux Cheuaux bayes
on eftime fort vne ligne noire qui defcend de la tefte à la queuë, & tant plus large
elle peut eftre, tant meilleure elle eft, ayant le ventre rouge; & la partie qui eft
entre l'efpaule & la fangle, pour ce que cela indique la purgation du foye & de la
ratte, & de la bonne habitude du ventricule, & donneroit auffi vne attente de parfaite fanté, & de gentile nature, laquelle fe confirmeroit fans aucune faute
ayant vne marque au pied finiftre & non ailleurs. Le Moreau doit auoir vne fim-
ple eftoille au front, & les quatre pieds blancs, mais celle du pied droit doit eftre
petite, pourueu qu'il foit cholerique adufte, les flancs rouges, eftant ioint au
manteau noir. Et fi l'on recognoift qu'aucun de ces noirs foit melancholique,
il ne faut pas que le froid & le fec reçoiuent aucun temperament du flegme qui fignifie les poils blancs qui font deftinez à temperer la chaleur exuperante; car ceux
qui ne font point fi chaleureux, n'en ont pas befoin, comme font les poils mal colorez, lauez, paffes, qui doiuent auoir des marques noires, & pour ce fuiet les gris, les

doiuent auoir semblables pour renforcer leurs ongles, lesquelles estants blanches, sont fort debiles; & ny plus ny moins que le Cheual qui est marqué en l'oreille, est de mauuaise vie, ombrageux & timide : C'est pourquoy on peut dire que toutes les marques qui touchent l'oreille, où les ongles sont dommageables; & aucun poil, pour bon qu'il soit, ne peut estre parfait, s'il n'a quelque signe d'adustion, au moins aux parties inferieures, excepté pourtant les couleurs qui ont besoin de signes blancs. Et neantmoins à ces marques blanches, il faut qu'il y ait quelque petite tache noire; il faut remarquer que celles qui sont de bons effets, augmentent la bonté; & au contraire, encor qu'aucuns tiennent qu'il vaut mieux qu'elles soient sans noir. A celuy qui est de couleur d'argent, faut qu'il aye les iambes noires iusques au genoüil, l'eschine, la queuë & le crin. Auec l'extremité du col, & de la teste semée de mouches noires, lesquelles estant semées par ordre par tout le corps, font estimer le Cheual estourrel pour bon Cheual. Le Palpade a coustume d'auoir certaines marques comme vn sol, qui est au milieu du front, le pied droit de derriere demy blanc, & l'autre tout blanc; & aussi le Sauin, & Cardene. Et la marque au gauche du derriere seulement : Celuy qui est de couleur de poix, doit auoir vne seule estoillette au front. Ceux qui sont de couleur de cendre, dautant que generalement ils ont la teste ombrée, la queuë, les iambes, & les crins bruns; ils doiuent auoir outre cela l'estoille au front, & la marque au pied droit de derriere iusques au talon. Ceux qui sont de poil de Cerf, sont estimez ayant tout le front blanc, auec vne liste qui perce les deux levres, les deux pieds du montoir, marquez, & celuy du derriere dauantage, tirant à la partie superieure : Car tant plus que la blancheur paroistra, tant plus sera à estimer. Les Roüens doiuent auoir au front vne ligne blanche droite, & longue iusques à dessous la levre, & les marques aux quatre pieds; mais au montoir de derriere, elle doit estre bien haute. Le mesme veulent auoir les Auberes, lesquels à cause de la varieté des humeurs signifiés par la pluralité des couleurs, seroient estimez de peu de prix, si par quelques benignes marques ils n'estoient fauorisez auec vne ligne à la face, & les quatre iambes blanches, desquelles sortant vne autre ligne blanche qui aille toucher les cuisses & le ventre, est vn tresbon signe. On n'a rendu iusques à present que fort peu de raison de ces marques. Celles que l'on peut donner, sont, que le poil est engendré selon la nature du cuir en tout animal, excepté à l'homme; & pour preuue de cecy (Aristote nous le persuadant) à toute heure on peut voir qu'à la partie du Cheual, où il y aura du poil blanc, la peau sera blanche, & à la noire du noir : & où il y aura varieté, qu'il sera diuers. Les principes du cuir sont aux os, & à la chair desquelles naist vne certaine viscosité, qui estant à la superficie du cuir, se seiche & s'endurcit, estant de nature terrestre : & quand cette matiere est aërée, la peau se fait blanche; laquelle en suitte produit le poil blanc. En outre, si la Sentence de Platon est auerée, que la semence pour la generation prouient de chaque partie du corps; il est certain que chaque partie doit ressembler au generant. Ou bien encor que selon Aristote, la semence ne prouienne pas de chaque partie du corps, neantmoins elle doit contenir en soy la vertu de chaque partie, ny plus ny moins que d'vn grain de millet naist vn grand tuyau, non pas à cause d'vne grandeur actuelle qui soit en luy; mais à cause que la puissance d'vne telle grandeur y estoit. C'est pourquoy la vertu de ressembler, estant à la semence de l'animal, & à l'imagination de la femelle qui conçoit, qui a vertu d'imprimer des qualitez, il n'y a pas de doute que telles forces peuuent estre la cause de telles marques, en la façon que nous voyons arriuer aux hommes quelques marques selon la chose que la fantaisie ou appetence de la femme auroit souhaitté, que nous appellons appetits. Il y en a beaucoup qui disent que l'estoille qui vient au front, prouient d'vne portion de chair, que la Caualle déchire adherente à cette partie là, lors que le Poulain naist, & que la cicatrice qui demeure, cause les poils blancs; mais si cela estoit vray, tous les Poulains auroient les estoilles egales, dautant qu'ils naissent auec l'Hippomane, excepté que s'ils disoient qu'auec plus de violence, elle est déchirée aux vns qu'aux autres. Ce qui contrediroit au Philosophe, qui asseure que la mere le fait en le lechant seulement, ioint qu'à toute sorte de Cheual,

selon les raisons Philosophiques, & Astronomiques, l'estoille au front est censée
fortunée, & de grande bonté particulierement aux Cheuaux qui ont les marques
requises aux parties inferieures. On estime fort la ligne blanche qui descend le
long du front, mais qui ne touche pas le mufle, dautant que si cela estoit, il auroit
mauuaise bouche & seroit malheureux : Cecy denoteroit l'Animal flegmatique
& melancholique ; cette blancheur que l'on void au mufle, estant meslée de noir,
& de couleur de Lupin mal coloré denote outre la foiblesse qu'il est incorrigible,
à cause de sa composition desordōnée : car la bouche & l'oreille doiuent auoir vne
couleur sincere & nette, & particulierement la bouche au dehors doit estre de
mesme poil que le reste du corps, & par dedans rouge. Et la raison pourquoy le
Cheual auec le mufle blanc, n'a pas bonne bouche, est qu'il manque de sang, d'où
procede cette blancheur, & où il n'y a point de sang, il n'y a point d'esprit aigu.
Ce qui fait que le Cheual est sans vertu sensitiue du mords qu'il deuroit auoir, & ne
le machant pas ordinairement, on voit couler vne escume palle, & coulante, ce qui
denote vne mauuaise complexion, & teste infirme : & aussi ayant aux flancs, & autour des yeux des poils semblables au Loup est mauuais signe, dautant qu'il demō-
stre estre bigearre & malicieux. Il est vray que le Cheual qui a vne estoille au front
sans ligne, & vne marque au mufle, & qui a la marque au pied du montoir de deuant, toute defectuosité en est eloignée : mais si les marques aux parties inferieures, denotent mauuais effets, la ligne adouciroit fort sa malignité. Assirte asseure
que les Cheuaux qui ont la partie anterieure de la teste blanche, viellissent plus
tard que les autres : la raison est que le cœur & le cerueau estant parties principales, à la manutention de la vie, & ayant les instruments propres pour leur conseruation, sans doute peuuent allonger la vie de l'animal : & dautant que la teste qui
est faite pour la conseruation du cerueau est proprement & duëment composée
pour faire euaporer & purger les humiditez, il ne s'y fait ny putrefaction, ny corruption, d'où vient la prolongation de la vie. Le cheual ayant la face blanche denote tenuité de l'os, en façon que la matiere aërée pût s'euaporer & donner la
blancheur à la premiere peau, & puis au poil. D'où prouient la conseruation du
cerueau, prouient aussi la conseruation de la vie, & l'estoille blanche prouenante
de l'humidité, si elle est mediocre, elle denotera que son origine est de pareille
nature, par consequent bonne, mais estant mal proportionnée, c'est vn mauuais
signe ; dautant que le mouuement de l'humeur monstre que le desordre est en la
partie où il est meu. C'est pourquoy l'estoille ronde & petite est loüable, & la
grande & prolongée blasmée en plusieurs parties, laquelle peut donner encor la
discordance des influences celestes, dautant que Venus a sa premiere maison à la
face, la secōde au col, la troisiéme aux espaules, aux bras & aux mains, & la douziéme aux pieds, en façon que si l'on void vn signe blanc bien ordōné en ces parties,
il monstre que l'Animal est fauory de cette planete, mais s'il est sans mesure, & mal
situé, il signifie infortune, ayant eu en sa conception, formation, & naissance, la planete retrograde, ou en aspect Mars, ou quelque autre maligne estoille. Outre que
tous les membres receuant nourriture du sang qui s'engendre au foye, auec l'aide
du cœur, toutesles fois que les signes blancs se voyent temperez, & bien disposez
par les parties du corps extrinseques, ils denotent que les parties interieures sont
temperées qui maintiennēt la vie ; c'est pourquoy les pieds estant froids & secs de
leur nature, si on y adioint la bācheur qui procede du chaud & humide, certaine-
mēt on peut croire que la vertu digestiue, & expulsiue qui les nourrit, sont fortes,
& que le temperament est proportionné, qui les rend habiles en toutes les actions
conuenables ; mais si les signes excedent la mesure, ils marquent le débordement
des humeurs, lesquels en mesme façon qu'aux hōmes sont cause de Chiragre, &
Podagre, de mesme aux Cheuaux denotent foiblesse, maladies, maux des pieds,
& de là vient, que les marques des pieds anterieurs ordinairement sont mauuaises, à cause de l'humidité abondante, d'où prouient la foiblesse & corruption,
& d'où prouient aussi que les animaux ayants generalement les parties de derriere debiles, comme celles qui sont les plus eloignées de la fontaine de la chaleur vitale, qui est le cœur, celles de deuant se trouuent encor debiles, desquelles depend tout le mouuement, & en suitte les jambes commencent à estre defe-

ctueuses : C'est pourquoy les marques posterieures denotent que la nature auec
abondance de chaud & d'humidité, secourt les parties debiles, & si elles se trouuent trauersées, outre qu'elles marquent, que Venus & Mars ont esté en mauuais aspect, elles denotent mauuaise composition des membres principaux ; il n'y
a pas de doute que les concours des Astres contribuent à la production ou priuation d'iceux : comme par exemple si à la naissance du Cheual Aries estoit à son
huictiéme degré, & que Mars & Iupiter fut au cinquiéme du mesme signe, à
l'heure Mars pour estre en sa maison plus puissant que Iupiter, sera sa couleur qui
est rouge, enflammée : Mais pour ce que Iupiter y a quelque pouuoir, il causera
quelque effet ne le pouuant faire en tout, & produira l'estoille blanche au front,
& si par fortune, ils montoient au quatorziéme degré de Taurus, ou est l'ascendant du bon aspect ; encore que Saturne se retrouue-là, & qu'il n'y ait point d'autre Planete, il produira vne couleur palle : Mais Iupiter regardant l'ascendant,
fera au moins les marques blanches : Et de cette façon par le moyen de l'Astrono-
mie, on pourroit faire iugement du Cheual, mais laissant cette curiosité, ie passe
outre, en reïterant que pour auoir des coniectures claires & euidentes du Cheual,
il faut auoir égard à la forme & proportion, qui conuient à tous les membres, à
l'habitude & viuacité de l'haleine, que l'on découure à ses gestes & actions, au
poil qui soit de bonne constellation, & d'humeurs bien temperées. D'où il descend, de la saison & region où il a esté né & éleué, dautant que de là on pourra
coniecturer, à quel temps, & à quoy, & comment on s'en pourra seruir, & vn
chacun sçait de quelle importance est le climat à la naissance de toutes sortes d'a-
nimaux. On peut de là considerer que la vie consiste au temperament du cœur, par
le moyen de la ventilation de l'air ; lequel continuellement nous enuironne, &
par sa subtilité penetre & altere les corps. De là aduient qu'aux regions froides
la chaleur s'vnit dauantage aux estomachs, & fait digerer beaucoup, & par consequent fait abondance de sang, d'où s'engendre beaucoup de chair, & quantité
d'esprits grossiers, lesquels ne se pouuans resoudre à cause de la repugnance du
froid externe, rendent les animaux gros & gras, peu spirituels, mais forts & robustes. C'est pourquoy nous voyons que les Cheuaux de Frise, de Zelande, de
Flandre, Braban, & autres Prouinces adiacentes, sont bien plus gros, que non pas
les meridionaux, où l'air auec sa grande chaleur dissipe celle de l'estomach, d'où
vient qu'en mangeant & beuuant peu, il ont peu de sang ; mais fort subtilisé, & ainsi sont extenués du corps auec beaucoup de gētillesse, mais de force de peu de durée. Les autres qui naissent aux regions plus temperées, sont encor plus temperez, quant à la forme & complexion plus ou moins, selon qu'ils approchēt du vray

temperament : Comme les Cheuaux d'Espagne, d'Italie, de Grece & de tout ce
costé, où naissent presentement les vrays Cheuaux Turcs, dautant que tous ces
lieux là sont également distants de l'Equinoxe & du Septemtrion, où les Cheuaux qui y sont produits, sont agiles & dispos de tous leurs membres, & par consequent plus disciplinables que ceux qui sont Septentrionaux, qui pechent par le

peu, & les Meridionaux par le trop : D'icy l'on peut cognoistre combien il est necessaire de remarquer le lieu de la naissance du Cheual pour pouuoir iuger de sa
bonté, & à quoy il peut reüssir, desquels ie pretends parler briefuement, selon que
plusieurs ont remarqué dedans leurs voyages, & que diuers autheurs ont escrit :
Entre lesquels il n'y a point de doute, que ce ne soit la Grece, d'où sont sortis des

Cheuaux fameux & celebrez par tous les Poëtes. Assirte dit que les Cheuaux de
Grece sont vistes, courageux, de bon pied, de grand corps, de belle teste, hauts
sur le deuant, & du tout beaux à voir, que la croupe seule ne correspond pas aux
autres parties. Et entre toutes ces Prouinces, la Thessalie tient le premier rang
pour la bonté, & le courage. On raconte que Cesar dictateur, fit faire vn com-
bat des Cheuaux de Thessalie auec des Taureaux furieux, qui furent à la fin tuez
par les Cheuaux. Aristote dit que les Caualles de Pharsalie Prouince de Mace-

doine, comme aussi de Thessalie font tousiours les Poulains semblables au pere ;
& Camerarius pour cette cause les appelle iustes & legitimes.
  Les Cheuaux qui sortent de Pelie d'où a pris naissance Alexandre le Grand,
sont en grande estime, comme Gratius Poëte fait mention. Il y en a vne autre en
Sorie

Sorie de mesme nom edifiée par les Macedoniens, ou par le Roy Philippe son pe-
te, où on a tenu trente mille Cauales, & trois cents estallons, comme Strabo fait
foy. Marcus Varro dit, qu'entre tous les lieux propres pour tenir des races,
la Thessalie est la meilleure, & la plus propre, comme aussi le Peloponese, que
nous appellons Morée, au milieu de laquelle est l'Arcadie abondante en pastis,
propres pour les Cheuaux & Asnes, qui s'y retrouuent forts & gaillards, pour engendrer des Mulets. En Albanie autrefois confinante à la Macedoine, se retroü-
uent des races non moins genereuses, car elle est presque soubs le mesme climat. Assirte dit que les Cheuaux d'Epire, sont mordaces & malins. Et Vegetius
dit, que ceux d'Epire & de Dalmace, sont de mauuaises bouches: à present il s'y
trouue des races encore dedans quelques Isles de Grece; mais elles ne sont de la
valeur de ceux de terre ferme, comme au Zante, en Cephalonie, en Candie,
neantmoins Rhode & Cypre, en produisent d'assez agreables ; mais ils sont petits. On pourroit demander si toutes les Prouinces de la Grece, desquelles nous
auons fait, & ferons cy-apres mention, sont auiourd'huy aussi abondantes, & propres à produire des Cheuaux, qu'aux siecles passés : A quoy ie respond que tous
les lieux qui ont esté fertiles, ont tousiours perseueré en fertilité ; mais qu'en beaucoup de lieux ils ont changé de forme, de couleur, en bien & en mal, mais plustost en mal, puisque nous voyons que toutes les choses vont perissant de iour en
autre. Outre qu'il s'y trouue fort peu des gens qui ayent le soin conuenable, qui
se requiert pour la melioration, & conseruation des races : & que les guerres ont
fait changer les habitans des Prouinces, lesquels, comme nouueaux characteres
& nouuelles coustumes, ont produit nouuelles especes de Cheuaux. C'est pourquoy il ne se faut estonner, si de la Grece il en sort vne nouuelle espece, que les
Turcs ont renouuellée, par l'abondance d'vne infinité de Cheuaux fort robustes,
agiles, d'où sont prouenuës des races nombreuses, tres-excellentes, côme aussi en
l'ancienne Thrace, laquelle à present est appellée de plusieurs, Romanie. Elianus
dit, que le Cheuaux des Getes sont veloces; & que ceux de Vulgaire, de Bossene,
de la Seruie & Ruscie, sont propres à la guerre. Touts les Cheuaux qui viennent
du Leuant, sont ordinairement appellez Turcs. Mais quantité de ceux qui vien-
nent iusqu'à nous, sont bastards d'Esclauonie, de Croatie, d'Albanie, de Vala-
chie, où d'autres pays Septemtrionaux leurs voisins; Il en vient en Italie de mediocre beauté, & forme, qui sortent de la Grece inferieure, des Iuments du pays,
& d'Estalons Turcs, & d'autres grands, beaux, & veloces, qui vrayment viennêt de
Turquie: Et il ne se faut pas estôner, que la pluspart de ces Cheuaux là n'ont point
d'ordinaire de bouche ; quoy que tenus & reputez pour tres-bons, & qu'ils n'éle-
uent pas presque les iambes. Vne des causes est, que de ieunesse ils les accoustumêt
à porter vn petit filet, qui ne sert qu'à leur faire hausser la teste, & à les faire arrester au bout de la carriere, auec fort peu de methode : L'autre qu'ils ne haussent
pas les iambes, est qu'ils sont nez dedans des pays de Planure, car s'ils estoient
nez dedans des pays de Montagne & lieux pierreux, ils hausseroient les iambes;
ioint que les Turcs ne font iamais trotter les Cheuaux , ce qui leur délie les iambes. Le Grand Seigneur tient ordinairement deux cents Cheuaux pour sa personne, & cent Palfreniers pour en auoir soin, quatre mille pour monter les ieunes
hommes du Seraglie, tous auec des garnitures tres-somptueuses : Les Cheuaux
Turcs sont ordinairement blancs, tant peut-estre par naissance, que par la proprieté du climat : Il y a aussi des Allesans & des Bayes, mais fort peu de Moreaux,
& vrayment les Cheuaux Turcs sont tres-bons, dispos, superbes, genereux, forts
de membres & de nerfs, comme ceux de Scythie, laquelle a tousiours esté grande
productrice des bons Cheuaux, quoy que de petite stature, neantmoins sont vistes
& courageux : Elianus dit que les Cheuaux de la Sacie, Prouince de la Scithie,
quand ils ont mis leurs hommes par terre, ils s'arrestent afin qu'ils puissent re-
monter. Nous l'appellons auiourd'huy Tartarie, & toute la partie qui est du Septemtrion, tournée en Orient, est possedée par le Roy de Cataye, qu'ils appellent le
grand Cam en leur langue; il tient deux mille Cauales, du laict desquelles luy & ses
parents sont nourris : Comme Villamont escrit, il y a si grande quantité de races,
que les Marchands les acheptent par troupeaux, comme nous faisons les Moutons.

D

Il y en a de si veloces, & de telle haleine, qu'en vn iour ils font vingt lieuës d'Allemagne. Herodote dit que les Cheuaux supportent fort bien en Scithie la froidure de l'hyuer, & que ny les Asnes ny les Mulets ne la peuuent supporter. Ce
qui est contraire aux autres lieux là où les Cheuaux supportent fort bien l'Esté,
& les Asnes & les Mulets l'Hyuer. Les Cheuaux de Perse ne different pas beaucoup des autres de stature & de forme, mais de marche; car ils vont naturellement la Haquenée, ils sont fiers, en façon que s'ils ne sont trauaillez, ils se rendent difficiles à monter; ils ont le col fait en arc, en façon qu'ils semblent s'appuyer à la poitrine. Le grand Sophi tient des races infinies iusques au mont Taurus; il possede la Medie, qui est remarquée par Herodote pour pepiniere de
tres-beaux Cheuaux, disant que dedans vne armée on en auoit nombré iusques à
quatre-vingts mil. Elianus affirme que les Hommes & les Cheuaux sont tous
gras, gros, & corpulents. Les Roys de Perse, pour leur seruice, faisoient choix des
Cheuaux de Nissée qui estoient les plus beaux de tous les autres, de petite teste,
de crins longs, espais, blonds, d'vn pas agreable, de bonne bouche, disciplinables,
& de grande stature. Solin escrit que la Capadoce produit des Cheuaux excellents. Opianus dit qu'ils sont veloces & de grand cœur; mais que lors qu'ils te-
tent, ils sont foibles, & qu'ils croissent en force, selon qu'ils viennent en aage:
ils sont propres à la guerre & à la chasse, à cause de leur vigueur. Assirte dit que
les Cheuaux de Capadoce tirent leur origine des Parthes, mais qu'ils ont la teste
vn peu plus grosse, & que les Parthes sont de grande stature, courageux, amples, fiers, & qu'ils ont de bons pieds. Ils sont de si grande haleine, qu'ils courent
beaucoup sans boire. La Parthie a esté tousiours abondante en Cheuaux, ce qui
fut cause que Marcus Crassus, & depuis Antonius, furent vaincus par le grand
nombre de Caualiers, qui estoient iusques à cinquante mil tous ensemble. Vn-
chacun fait ses affaires, tant ciuiles que militaires à cheual; & ceux qui vont à pied
sont reputez de condition vile, & ne se seruent de l'or ny de l'argent, que pour em-
bellir les armes & les harnois des Cheuaux qu'ils remplissent de plumes en signe
de velocité, & par gentillesse. Les Cheuaux Parthes sont en mesme estime que
ceux d'Armenie; le Gouuerneur de cette Prouince enuoyoit au Roy de Perse
tous les ans, pendant qu'on celebroit les festes du Soleil, vingt mil Poulains. Vegetius met les Cheuaux d'Armenie en comparaison de ceux de Perse. La Cilicie
en produisoit aussi des accomplis, laquelle, selon Herodote, estoit obligée de
donner à Darius Roy des Persans trois cents soixante-six Cheuaux blancs par année, à sçauoir vn par iour; & cinq cents talents d'argent, desquels quarante se
deuoient dépenser pour la manutention de plusieurs Haras. Maintenant la Cilicie & la Capadoce, Prouinces de la Natolie, sont suiettes du Turc: & ce n'est pas
merueille, comme nous auons dit, si les Cheuaux Turcs sont si excellents. Assirte
dit que les Cheuaux de Sarmatie sont beaux de col, forts de teste, grands, propres
à la course, & aux batailles. Pline dit que les Sarmates voulants faire voyage, ne
donnent point à manger aux Cheuaux vn iour deuant, mais vn peu à boire; & puis
ils courent iusques à cent cinquäte milles d'Italie: Il s'y trouue certains Cheuaux
qui ont vne marque naturelle à l'espaule, appellez Ætogeniens, de quoy ils font
grande estime, & ceux-cy sur tous les autres, sont les plus vistes. Ils s'en seruent
pour faire des courses à la guerre: mais ils ont en mauuais presage ceux qui ont
vn Aigle à la cuisse, les croyants infortunez: C'est pourquoy ils ne s'en seruent
aux batailles. Les Cheuaux de Sorie sont estimez d'Albertus comme ceux de
Capadoce. La Palestine a esté tres-abondante en Cheuaux, auec toutes les Prouinces adiacentes. Salomon tenoit ordinairement quarante mil Cheuaux de
charette, & douze mil Caualiers auprés de sa personne. Et Herodote dit que le
Roy de Babylone tenoit, outre les Cheuaux destinez pour la guerre, seize mil Cauales, & huit cens Estallons. Les Indes produisent les animaux plus gros & grands
que les autres lieux, mais non pas le Cheual. Le mesme Autheur dit qu'ils viennent de Medie. Elianus dit que si vne fois ils commencent à sauter ou à courir à
outrance, qu'aucun ne les peut retenir, qu'il ne soit fort experimenté à monter
à Cheual. Le mesme raconte que chez les Psiliens des Indes (dautant qu'en Afrique il y en a d'autres) il y naist des Cheuaux non plus grands qu'vn mouton. Ceux

d'Afrique, selon Strabon, sont fort peu differents, comme ceux de Getulie, de Numidie, de Mauritanie, de l'Ethiopie, ou de la Lybie, ou en quelque partie que ce soit de l'Afrique; car ils sont tous d'vne petite stature, mais agiles, beaux, & si obeyssants, qu'ils s'accoustument à suiure leurs maistres, ne plus ny moins que nous voyons les chiens barbets. Tunis en produit de fort beaux : Strabon dit que les Roys d'Afrique prennent tel plaisir aux belles races, que tous les ans on fait monstre de cent mil Poulains, & que les Cheuaux d'Afrique ont les ongles plus lŏgs que les autres. Elianus dit que les Cheuaux de Lybie sont plus vistes à la course qu'aucuns autres, & que iamais ils ne se lassent, nonobstant qu'ils paroissent delicats & maigres, ils souffrent le trauail à merueilles, nonobstant la negligence de ceux qui les montent, qui ne leur subministrent aucuns viures que ceux qu'ils trouuent en campagne, sans les estriller ny nettoyer en façon quelconque. Ceux d'Arabie sont aussi fort vistes à la course : Le Prince s'appelle en leur langue Zambeye : les Cauales y sont en grand vsage, elles sont de si bonne haleine, & si promptes, qu'en moins de vingt-quatre heures elles font cent milles d'Italie, qui valent trente-cinq lieuës de France, sans s'incommoder. Le peuple ne se sert pas de selle, mais seulement la Noblesse. Les Afriquains se seruent encor auiourd'huy de beaucoup de Cauales, dautant qu'elles ont meilleure haleine que les Cheuaux, & plus longue vie que les masles; lesquels, outre qu'ils sont subjets à diuerses maladies des testicules, sont fort trauaillez & affoiblis de la fatigue qu'ils reçoiuent en les dressant, & du coït : C'est pourquoy les Scythes se seruoient aussi plustost des Cauales à la guerre, disants pareillement qu'il importoit beaucoup, que sans empescher la course, elles pouuoient vriner, ce que ne peuuent pas faire les Cheuaux; & s'en seruoient dauantage, selon qu'Aristote dit, quand elles auoient chargé, & quand le Poulain commençoit à remuer, afin que plus facilement, & sans danger, elles peussent se décharger. Opianus dit que les Cheuaux Moresques sont tres-excellents pour supporter les grandes courses, & les longs trauaux : Strabon escrit qu'ils sont fauues, & de couleur dorée, & qu'eux seuls sont de courage suffisant pour entendre le rugissement des lyons sans s'épouuanter, ausquels sont semblables ceux de Lybie, qui sont de vistesse durable & si grande, qu'encor que les Dorcades soient de grande vistesse, neantmoins elles sont inferieures à la course du Cheual. Les vns & les autres sont de mesme forme, sinon que ceux de Lybie sont plus grands, & ont le corps plus long, les costes & les flancs plus gros, & la poitrine plus ample. Ils supportent facilement la soif & la chaleur du midy. Les Cheuaux Calambriens d'vne certaine contrée de Lybie sont fort celebrez de Hesichius. Assirte dit que ceux de Cirene sont de belle grandeur, estroits de flancs, & petits, de grande haleine, & de pieds tres-bons. Tous ces Cheuaux d'Afrique sont indifferemment tenus pour Barbes en France, encor qu'ils naissent dedans des pays de plaine, ils ne laissent d'auoir les iambes deliées, & les troussent fort legerement à cause des sables, & de la chaleur; c'est pourquoy les Barbes de leur nature, comme les Cheuaux de Turquie, sont courageux, & il ne faut vser de violence ny auec les vns, ny auec les autres, ains les traitter doucement, autrement ils se mettroient dedans vne fougue desesperée. Venant maintenant aux Prouinces de l'Europe, nous voyons que les coustumes, & les corps d'vn chacun y sont distinguez par de grandes differences; & du costé de l'Aquilon, nous remarquons que peu de Cheuaux reüssissent; s'ils sont de grãde corpulence, ils sont paresseux, lents & tardifs pour la pluspart; s'ils sont petits, ils ne sont pas seurs en cheminant & vicieux, en donnant, pour l'ordinaire, du nez par terre. Cela n'empesche pas pourtant que d'Angleterre il n'en vienne des Haquenées de beau port, qui auparauant venoient d'Espagne, le temps ayant changé la nature du pays, comme il fait de toutes autres choses. Ceux qui viennent d'Irlande, sont semblables, & sont dits Obins. Les Cheuaux de Pologne, pour estre voisins de la Sarmatie, sont extremement loüez par Pline, & autres Autheurs. Les Hongrois (comme Vegece affirme) & comme nous voyons, sont tellement laborieux à la iournée, qu'il ny en a aucuns qui supportent mieux la faim & le froid qu'eux; ils ont la teste crochuë & grande, les yeux en dehors, les naseaux vn peu estroits, les machoires

D ij

Belles races d'Afrique.

De Lybie,

D'Arabie.

Cheuaux Moresques.

Cheuaux Calambriens, & de Cirene.

Cheuaux Septemtrionaux.

Anglois.

Polognois.

Hongrois,

dilatées, le col aspre & robuste, des grands crins, les costes grandes, le fil de l'eſchine courbé, la queuë bien fournie, les iambes renforcées, l'ongle bien dila-
tée, les flancs cauez, & tout le corps fait en angle, & à la croupe, il n'y a point de
raye, la stature est plus longue que haute, le ventre vuide, retiré en dedans, les
os grands, leur maigreur est agreable. Enfin la laideur les fait paroistre beaux le
plus souuent, ils sont moderez & souffrants. Vegece estime en suitte les Hongrois, ceux de Turinge, comme supportant les fatigues de la guerre: Les Turin-
giens confinent auec les Hessiens, & sont appellez selon Volaterranus, Cim-
briens: Du costé de la Mediterranée, auiourd'huy il s'y retrouue quantité de belles races, comme en Bauiere & dedans le Virtemberg, & chez beaucoup de Princes d'Allemagne: & autresfois les Princes Palatins tenoient huit cens Cauales,
auec des Estalons bien choisis, lesquels sans gardes aucunes, sans l'aide ny d'hommes, ny de chiens, se conseruoient des bestes sauuages en leurs hayes. Corneille-
Tacite nous fait bien voir que l'Allemagne a esté tres-abondante en Cheuaux:
Maintenant entre toutes les Prouinces, le Dannemarch, la Saxe, & l'Austriche
sont les plus peuplées, où les habitans s'en seruent à toutes mains. Ceux qui
viennent de Terre-ferme, des pays Venitiens, & lieux finitimes, sont extremement bons, genereux, de taille mediocre, qui facilement se mettent à la raison,
ils sont superbes & de grand seruice: Ceux du costé du Frioule, sont estimez
propres au traüail. Les Ducs de Mantoüe, de Ferrare, de Parme, de Modene, de
la Mirandola, tiennent des Haras de grande valeur, comme aussi plusieurs autres
Seigneurs, tant de leur Estat que du Ferarrois, du territoire de Peruge, & autres
contrées adiacentes. Le grand Duc de Toscane a des soins particuliers pour ce
suiet, & en la Campagne de Rome on y void éleuer des Poulains de grand prix,
tant pour monter, que pour l'atelage. En France il y a fort peu de Haras, outre
celuy du Roy, ses Prouinces en sont fort abondantes, & ceux qui sont nourris dedans les montagnes, sont les meilleurs, comme sont ceux d'Auuergne, de Limo-
sin, de Languedoc, de Dauphiné, Prouence, Bearn, & de Gascogne: Ceux de
Bretagne & de Normandie sont plus propres ordinairement à l'atelage, que
non pas à monter ny à porter somme, comme ceux de Picardie, de Champagne
& de Bourgogne, ausquels ceux de Suisse ont grande ressemblance: des montagnes de Bresse sortent aucunesfois des Cheuaux d'assez belle taille, qui sont pa-
rangonnez en bonté auec ceux d'Auuergne & de Lymosin. La Sauoye en produit aussi qui sont estimez fort propres aux voyages, & d'assez belle taille: En
Lorraine, Luxembourg, & pays de Tresue, on void quantité de Cheuaux desquels
on se sert plus pour labourer la terre, que non pas pour monter, ils sont de petite stature, & s'entretiennent de fort peu de chose. Les Cheuaux d'Ardenne, &
de Campine sont estimez de grand trauail, & sont ordinairement dechargez
d'encolleure. Ceux de Hollande, de Flandre & de Frise, & des autres Prouinces adiacentes fort grossiers, paresseux & lourds, & faut plustost vser de coups
que de menasses en leur endroit, ce qui tesmoigne peu de vigueur & de courage. Les Cheuaux de Sicile sont plus vistes que les Moresques, mais les Moresc-
ques ont bien plus de courage: il s'y retrouue à present quantité de races bien
maintenuës, entre lesquelles sont celles du Duc de Bione, du Duc de Terra-
noua, du Marquis Girani, de Dom Fabio de Bologna, des Moynes de l'Abbaye
de sainct Martin, de l'Escale de sainct Nicolas Larena, & plusieurs autres qui
seroient longs à deduire, lesquels tous produisent des Ianets de grande bonté,
& particulierement la race Royale. Les autres isles de la mer Thirrene, comme
la Corse & la Sardegne, en produisent de fort bons. Volaterranus escrit qu'ils
sont de moyenne taille, courts, hardis, de bons pieds, & supportants le trauail,
mesme que ceux des montagnes sont grands sauteurs: Les Ornanes, Bozzi, Or-
tolo tiennent de tres-beaux Haras, comme vn grand nombre de Noblesse:
ceux de Sardegne sont plus fougueux que ceux de Corse, à cause que le sang
predomine dauantage en eux, & ne les faut rudoyer ny les vns ny les autres, ny
ne faut vser de coups qu'auec regard: ils se dressent facilemẽt par la douceur & ca-
resse, mais ils ne sont point vistes à l'égard des Ciciliens, lesquels ne cedent qu'aux
Parthes & Armeniens. Opianus dit que les Cheuaux d'Espagne auancent en

cours tous les Cheuaux, comme l'Aigle tous les oyseaux en vole. Vegece fait
preceder ceux de Capadoce: il dit en suitte que les Cheuaux Hongrois, Epirotes,
Persans & Ciciliens sont de longue vie, mais que les Espagnols ne viuent pas tant.
Assirte dit que les Cheuaux Espagnols sont de grande & belle teste, auec vne con-
ionction de membres bien suiuie, mais qu'ils ont la croupe estroitte, forts & ro-<sub />   *Cheuaux*
bustes pour voyager, qu'ils n'ont pas le corps delicat, ny ne s'amaigrissent pas fa-   *d'Espagne.*
cilement, mais peu propres à la course, dautant qu'ils sont durs à l'esperon, qu'ils
sont dés les premieres années obeissants, iusques à l'aage competant, & puis qu'ils
deuiennent vicieux. Opianus dit, qu'ils sont aussi gentils & nobles, mais de peu
de force, & de petite corpulence & de peu de cœur, qu'ils ont l'ongle delicat, &
qu'au milieu de la Carriere ordinaire, ils perdent vigueur. Volaterranus dit, qu'ils
sont d'vne legereté incroyable, & d'vne beauté remarquable: Camerarius dit,
que les Cheuaux d'Espagne, sont tenus pour estre d'vne vistesse & addresse extraordinaire: De cette contrarieté d'opinions d'Autheurs anciens, il faut que nous
entendions que plusieurs sortes de Cheuaux naissent en Espagne, bons & mauuais,   *Remarque.*
comme aussi ailleurs, & Albertus dit que les plus grands, sont depuis le troisiéme
climat iusqu'au sixiéme, mais encor plus forts & robustes au septiéme, & qu'ils
supportent dauantage le trauail, que ceux du troisiéme & du quatriéme. En Espagne on voit plus clairement cecy qu'en aucun lieu. Mais vn chacun est d'accord
que les Cheuaux Espagnols sont beaux & agiles; & si legers que de là on vient à
croire que les Cauales d'Espagne conçoiuent de vent: Villanoua & Boëmus disent, que de tous temps l'Espagne a esté tenuë, pour nourrice des Cheuaux vistes,
& de belle taille, que la noblesse cheuauchoit, ayant les iambes recourbées, & se
disoit estre à Cheual à la Ianette. Strabo dit, que les Cheuaux Celtiberiens sont
semblables aux Parthes, qui surmontent tous les autres en course: En Celtiberie
est la ville de Bibbili, lieu de la naissance de Martial, auiourd'huy appellé Cala-
taiud, qu'il appelle nobles d'armes & de Cheuaux, en escriuant à Licianus: il estime fort les Cheuaux de Biscaye, comme de la Galice; mais pour dire la verité,   *Biscaye &*
nous voyons auiourd'huy sortir d'Espagne, des Cheuaux de toutes sortes, beaux,   *Galice.*
grands, parfaits, adroits & faciles à dresser, à cause du meslange qu'ils ont auec les
Afriquains: Il y en a d'autres que les Barbes de plusieurs tailles, qu'on appelle Ia-   *Ianets d'Es-*
nets d'Espagne, lesquels sont graues en marchant, & en toutes leurs actions: Il y   *pagne, & vi-*
en a d'autres de plus grande force, & gros de membres, qui sont appellez vilains   *lains d'Espa-*
d'Espagne, non pas pourtant qu'il soient tenus à moindre prix, mais à cause de la   *gne.*
gentillesse & delicatesse, qui se retrouue à ceux qui viennent des costes de la mer,
qui sont ordinairement blancs Allesans ou Fauues, auec les crins pendants iusqu'à
terre, & aucuns d'iceux sont si superbes, qu'à grande peine on les peut domter,
sans quelque artifice violent: Les vilains se nourrissent dedans des lieux aspres,
comme dedans les montagnes d'Alcaraz & d'Austrie, s'ils ne sont pas si beaux,
neantmoins ils sont tres-bons & excellents, pleins de vigueur & force, en façon
que les Cheuaux de Murcie & Andalousie, sont les meilleurs de tout le Royau-
me: Le territoire de Granate, à cause qu'il est montagneux, produit de forts petits   *De Granate &*
Cheuaux, mais tres-forts & legers, & en petit nombre: Celuy de Cordoüa les pro-   *de Cordoüa.*
duit plus grands & nombreux, en façon qu'ils sont propres à la guerre; Les Mauri-
ques y tiennent deux haras, & il y en a pareillement en suitte, qui en produisent de
beaucoup plus legers & beaux, mais fort delicats, & peu propres à la guerre, qui appartiennent au Marquis de Villanoua, Piere di Piduda, & le Seigneur de l'Algaba.   *Races d'Espa-*
Le territoire de Xerex, en produit aussi quantité de mesme condition, qui appar-   *gne.*
tiennent à Dom Martin d'Auila, Gonzaro Perez, Rui Lopez & autres. Il s'en trouue aussi vne quantité aux territoires d'Ecia, de Bacca, du Beda, de Iahen, ausquelles villes tiennent des races, les maisons de Torres, de Cabra, de Caruagal,
de Mendossa, d'Vrena, les Ducs d'Arcos, de Medina, Sidonia, & les Comtes de
Palne, au pays de leur domaine, en ont aussi les Marquis de Taraffa, les Ducs
d'Alcala, ou sont les plus beaux & excellents Ianets; En Castille Messieurs de
Moxia, Doms Roderigos, & d'Vlloa. A Tolede les Seigneurs de Roses. Il se
trouue aussi quantité de Gentils-hommes qui eleuent & nourrissent d'excellents
Cheuaux, outre celle-là qui est entretenuë par le Roy à Aransuez. Ie ne passeray

D iij

fous filence ceux qui font en Portugal, qui correfpondent à ce que l'antiquité nous raconte; il y a de fortes & belles races de Barbes & de Ianets, entre lefquelles font celles de Saluatiera, de Belle-monte, tenuës par les Ducs d'Auare, de Villa-Vezzofa; appartenante aux Ducs de Braganza, de laquelle viennent tous Grifons, & on dit que cette derniere prend fon origine d'vn Cheual appellé Pied-de-chat qui venoit d'Afrique, à caufe de fon adreffe & legereté. Les Comtes de Caftauera, d'Oliuarés, de Cudiguer. Les Seigneurs Aluarés de Tabora, Tellez, Mafcarenas, Sofa, & autres en ont aufsi chacun à leur particulier. Finalement ces races fe font tellement dilatées au monde nouueau, que où il n'y auoit aucune cognoiffance de Cheuaux, maintenant il y en a fort grand nombre, particulierement au Royaume de Melinde, qui eft entre l'ifle de Monbaza, & Calicut; & nous pouuons nous affeurer que ces races d'Efpagne tiennent le premier rang, dautant qu'au naturel ils ioignent le foin, & ne fouffrent qu'on introduife ny Iuments ny Eftallons qui ne foient de tres-bonnes races, & de tres-parfaite fanté. De là vient qu'ils font parfaits & gentils, & fi on en trouue quelqu'vn qui ait peu de force, ils ont neantmoins tant d'adreffe, qu'elle cache tous les defauts qu'ils pourroient auoir; d'où prouient qu'il faut pluftoft vfer de menaffes que de coups, pour les difcipliner, s'accommodants facilement à tous mords.

Ayant parlé de la nature des bons & mauuais fignes du Cheual, il eft tres à propos de parler des moyens pour le conferuer longuement en vie, & dautant que cecy fe fait par deux voyes, l'vne par la conferuation de la fanté prefente, & l'autre par la guerifon des maladies, efquelles il pourroit eftre tombé, qui font prefque en pareil nombre que celles que l'homme fouffre. Ie vay parler des moyens de le conferuer, & des chofes qui luy peuuent nuire. La negligence feule eft capable de corrompre tous les Cheuaux, & de rendre inutil celuy qui feroit de mediocre bonté: & au contraire le foin continuel peut rendre les moindres Cheuaux à vn eftat confiderable pour le feruice, & les mediocres fouuent dans l'excellence, à qui la nature a bien fceu pouruoir, prefcriuant à chaque efpece fa nourriture familiere, comme Galien nous monftre, qui dit que la Ciguë eft donnée aux Eftourneaux, l'Hellebore aux Cailles, la chair cruë aux Lyons, le pain de froment à l'homme, & au Cheual l'herbe, la paille, le foin, & l'auoine, & cecy fe confirme par Ariftote: On dit qu'en Tartarie les Cheuaux auec le pied cherchent l'herbe fous la neige. Paul de Venife raconte qu'en vne contrée appellée Aden, les Cheuaux, les Bœufs, & les Moutons mangent les poiffons, mais plus volontiers les deffeichez, à caufe de la grande abondance d'iceux, & de la rareté des herbes, & des grains qui n'y peuuent croiftre, à caufe de la chaleur exceffiue qui y eft. Et d'autant plus croyable eft ce qu'Herodote dit que les Pennes, peuples habitants au palus de Prafide, voifin de la Macedoine, donnent des poiffons pour repaiftre les Cheuaux: & les Celtes n'en donnent pas feulement à leurs Cheuaux, mais aufsi aux bœufs: Homere dit qu'Hector donnoit à manger du froment à fes Cheuaux, mais Galien dit qu'il eft dangereux, & Serapius confirme que le froment leur eft nuifible, particulierement l'Efté: C'eft pourquoy fi la neceffité requiert qu'il leur en faille donner, il fera neceffaire de le faire boüillir, ou au moins le faire tremper, pour euiter que le Cheual, apres auoir mangé, ne s'enflaft, comme fouuent cela arriue: & en tout cas n'en faut donner que le tiers ou enuiron de ce qu'on eft accouftumé de donner d'auoine: & fi c'eft de l'orge, on leur en peut donner la moitié d'autant. En hyuer, & en efté, à caufe qu'il échauffe fort, & qu'il eft fort fubftantiel, la tierce partie fuffira. Xenophon dit que les Anciens faifoient repaiftre deux fois le iour les Cheuaux: mais Camerarius dit que le matin, auparauant que de leur donner du foin, il leur faut donner de l'auoine, & puis vn peu apres du foin, & de là à vn interualle raifonnable, les faire boire: à midy on leur doit faire le mefme, & le foir leur faut donner du foin plus largement, particulierement l'hyuer: & auparauant que de leur donner l'auoine, faut leur prefenter à boire: & cét ordre eft tres-bon, quand le temps permet qu'on le puiffe faire, & qu'il ne faille hafter le repas du Cheual, il dit que dedans les voyages il ne faut donner beaucoup d'auoine à difner, mais tant plus de bon foin, & le foir il luy en faut donner le pluftoft que faire fe peut,

afin qu'il commēce à repofer. Le mefme Autheur dit, qu'on ne peut biē prefcrire la
quātité d'auoine que chaque cheual doit auoir aux vns plus, aux autres moins, mais
que cōmunément on en doit dōner fix fois autāt que les deux mains enfemble en
peuuent contenir, que cōmunément nous appellons iointées; mais il faut prendre
garde que ceux qui font en repos, & ne trauaillēt pas, n'ont pas befoin de nourriture fi large que ceux qui font dans le trauail, & quand on leur cōmence à diminuër
l'auoine, il la faut mefler auec de la paille coupée; il faut auffi prendre garde que la
nourriture doit eftre differente des vieux aux ieunes Cheuaux, par ce qu'aux vns
leur nourriture naturelle eft le foin, la paille, & l'auoine, & aux Poulains l'herbe &
le foin qui les humecte, & leur fait le ventre bon, & mefme ne leur cōuient pas mal
vn peu d'auoine, il faut auoir égard pourtant que ceux qui tiennēt du vent, que le
foin leur eft nuifible. C'eft pourquoy la paille leur eft propre : comme auffi à tous
ceux qui font en aage parfait, qui veulent auoir de la nourriture feiche & moderée, qui n'engraiffe pas outre mefure ; mais maintienne le Cheual à vn eftat com-
petent, & par confequent plus robufte, dautant que la nourriture qui a quelque
confiftence, eft bien plus permanente, & plus propre pour le trauail que celle qui
eft tendre, & qui fe refoud auffi-toft, & maintient le Cheual en vne iufte medio-
crité de graiffe, qui a toufiours efté approuuée de tous. En certaines contrées, &
particulierement en quelques lieux d'Angleterre, ils font du pain de legumes, de
pois, de febues pour les Cheuaux, il eft vray que les febues cuittes engraiffent
extremement, & particulierement quand il y a quelque graiffe de chair ou d'huile meflée; les pois chiches auffi font tres-excellents, mais pour les eftalons ils
font plus propres. D'autres donnent du pain auec du fel, mais quand il eft trempé dedans du vin, il eft bien meilleur, à caufe que le vin eft pour rendre le Cheual
genereux. Encor qu'aucuns blâment de moüiller l'auoine, à caufe que cela les
rend delicats à manger, neantmoins ce n'eft fans caufe, car c'eft pour temperer la
grande fechereffe qu'elle a, dequoy il faudra vfer felon la faifon, & la cōplexion,
il fe retrouue des Cheuaux qui apres qu'ils ont mangé leur auoine, fe mettēt à ronger la littiere, qu'aucuns difent n'eftre pas nuifible, d'autres aider, & d'autres eftre
tres-dangereux pour la pouffe, allegāts des raifons de toutes parts, que pour eftre
de grande haleine, ie diray feulement qu'on ne doit fouffrir que le Cheual mange
chofe fordide, pour à quoy obuier, faut lier le Cheual en lieu qu'il n'y puiffe toucher de la bouche : Ioint que felon Xenophon, tant plus que le boire, & le manger
du Cheual eft net, tāt vaut mieux : C'eft pourquoy il faut bien nettoyer la caffette
où l'on met l'auoine, apres l'auoir bien criuelée & ofté toutes les fuperfluitez, prenant garde qu'elle ne fente la mouffe, qu'elle ne foit rongée de fourris, ou autres
animaux. Le foin & la paille femblablemēt doiuent eftre bien choifis & ne doiuēt
eftre mis deuant le Cheual, qu'auparauant il n'ait efté delié, pour en ietter le pourry & le corrompu, & puis le faut fecoüer pour en faire fortir l'ordure & la poudre, qui ordinairement eft caufe des rouffes, & qui deffeiche les interieures, ce
qui eft incurable ; & Vegece remarque, qu'vn peu de mauuais foin, fait le mefme effet que le venin, & ne fe faut eftonner, fi aucunefois la maladie fe met entre
les Cheuaux, fans en cognoiftre la caufe, comme on s'apperçoit au mefme inftant
qu'ils fe font repus de ces mauuais aliments, comme i'ay veu en quelques maifons
de mes amis ces années precedentes : C'eft pourquoy auffi-toft qu'on les void
chanceler, & les yeux égarez & reluifants, il leur faut faire tirer du fang, & leur
donner des potions de bon vin, ou des figues feiches qui feront cuittes, fans leur
donner ny foin ny auoine, ou bien donner vne chopine de bon vin mefure de Paris, quatre onces de miel, vne once de poudre d'encens, fix drachmes de poivre
bien pillé : Ce qui fe pourroit faire auffi pour ceux qui pourroient auoir mangé
chofe qui ne fut bonne, & qui les ait degoufté, comme des mauuaifes herbes en
paiffant, à quoy ceux qui font dedans les armées, font fort fuiets : Les eaux que
doiuent boire les Cheuaux, doiuent eftre en hyuer vn peu falées, & vn peu trou-
bles & vn peu courantes, dautant que ces eaux-là font groffieres, & nourriffent
dauantage ; mais celles qui font froides & rapides beaucoup moins. Neantmoins
Ruffius dit, que pendant les grandes chaleurs, elles font vtiles, à caufe qu'eftant
douces, elles les temperent & les reprimēt, mais fur tout il faut auoir égard au lieu

où l'animal a esté éleué, afin que peu à peu changeant d'habitude, on le puisse accoustumer à la contrée où il se retrouue ; & ce qui les années passées causa la grande perte des Cheuaux en Allemagne, fut le subit changement d'eau, & de pasture aux Cheuaux qui venoient de France ; & pour asseurance de cecy, vn chacun m'aduoüera qu'il n'est resté que ceux qui auoient fait quelques campa-gnes, & les Cheuaux Crauates & Hongrois qui y estoient habituez. Enfin la na-ture ne peut souffrir les changemens subits ; ie veux bien que le grand trauail y ait cooperé, mais non pas en façon que la mortalité y eust esté si grande de la di-xiéme partie : & i'ay remarqué depuis vingt ans, tant en Allemagne, qu'en Italie, & en Flandre, que les Cheuaux, particulierement les ieunes, ont souffert beau-coup, à cause des extremitez ausquelles ils tomboient en vn instant : & ie puis as-seurer qu'à moins que ceux qui en ont eu des soins particuliers, d'en auoir veu fort peu reüssir, la pluspart estans peris pendant la campagne, ou quelque temps apres. Et cecy peut plustost prouenir des eaux, que de toute autre cause ; mesme en passant des ruisseaux, i'ay veu que de cent Cheuaux qui beuuoient, il y en auoit au mesme instant dix & douze qui auoiët les auiues, qui est vne douleur de

Auiues.

ventre, d'où s'ensuit retention d'vrine, indice que les eaux ont des qualitez à quoy ne sont accoustumez les Cheuaux, & sont capables d'alterer les corps en vn in-stant : Mais pour retourner à nostre propos, ie diray qu'en hyuer il faut faire boi-re le Cheual apres auoir mangé l'auoine ; & l'Esté deuant, pendant laquelle sai-son on luy en doit donner à midy : & dautant que le Cheual ne peut estre en bon estat, & en chair, comme on a accoustumé de dire, s'il ne boit bien, il sera vtile de luy lauer la bouche auec du vin & du sel, & la frotter bien par dedans, afin qu'auec plus d'auidité il boiue & mange : Mais ie ne veux obmettre ce qu'Assirte dit, qu'il faut prendre garde lors que l'on fait boire le Cheual sur le bord des ruis-seaux, aux sangsuës, de crainte qu'en beuuant auec auidité, il n'en aualle quel-ques-vnes : car estant au dedans de l'estomach, elle s'attacheroit facilement, &

Sangsuës aualées.

viendroit à sucçer peu à peu le sang ; ce qui sans doute apporteroit vne incommo-dité extreme au Cheual : s'il y en auoit plusieurs, en ce cas il ordonne que l'on donne à boire de l'huile aussi-tost en bonne quantité. Pelagonius dit que quand elles sont attachées à la gorge, que se remplissants de sang, elles interceptent le passage à la pasture : c'est pourquoy il ordonne qu'on fasse aualler de l'huile & du vin auec le cornet. Mais sur tout il faut prendre garde, qu'aussi tost qu'il a man-gé, on ne le fasse trauailler à outrance, dautant qu'il seroit en danger de suffo-quer, comme i'ay veu en diuers lieux, & principalement aux Cheuaux de trop en-bon-poinct, ce qu'arriuant, Assirte veut qu'on luy iette vn peu de salpetre, vn peu de cumin, vn peu de galbanum meslé auec bon vin par dedans les naseaux, en luy frottant tout le corps auec de l'huile vieille, & en luy donnant à boire de l'eau chaude, & ne point le laisser entrer dedans l'eau froide. Il faut semblablement prendre garde qu'on ne fasse boire le Cheual estant en sueur, ny aussi moins manger, dautant que le trauail ayant dissipé toute la chaleur naturelle aux parties externes, & y en restant fort peu au dedans, il s'ensuit beaucoup de foiblesse, en façon que la pasture produiroit obstruction, & facilement se corromproit, & la boisson luy seroit presque vn venin, qui penetreroit iusques aux iambes, d'où la mort subite peut arriuer : C'est pourquoy Eumele, Assirte & Hierocles, tous d'vn

En quelle fa-çon faut nour-rir le Cheual fatigué.

accord disent, qu'au Cheual qui est lassé, il ne luy faut point donner de grain, dautant que pendant ce temps-là qu'il mange, vne humeur cruë aussi-tost l'assail-le par tout le corps, qui luy empesche la force de pouuoir demeurer sur ses pieds, ny mesme se tourner ; & estant couché, il est grandement trauaillé de sueur, ne pouuant pisser ; cette maladie est appellée des Grecs Crithiasis, & des Latins Hordeatio. Aucuns disent qu'on cognoist cette maladie, lors que le palais fait

Hordeation, ses marques, & sa cure.

mal au Cheual, & qu'il respire plus fermement qu'à l'accoustumée. Mais encor qu'ils disent qu'il n'y a aucun remede, si la nature d'elle-mesme ne le secourt, on pourra hardiment luy tirer du sang des iambes de deuant, au dessous des genoüils, dedans ou dehors, & en tirer suffisamment, puis serrer les veines auec des bandes, en luy faisant des bains auec de l'eau temperée & du vinaigre, de laquelle auec vne esponge on arrousera le lieu où les espaules finissent, afin que l'humeur ne

se iette

se iette sur les iambes; le iour suiuant on en fera autant aux iambes de derriere,
sans luy donner aucun grain, iusques au quatorziéme iour, luy donnant seulement
de l'herbe, & le promenant au Soleil toũs les iours, & cependant le faudra frotter
d'huile auec du vinaigre, par la teste, estant lié haut par le licol, le frottãt aussi fort
selon le poil au bas des iambes, dautant que par ces parties inferieures, on croid
que l'impetuosité de cette maladie s'euapore; c'est pourquoy il y en a à qui les
ongles tombent: puis quand on verra qu'il commencera à se bien porter, on le
pourra mener à l'eau, pour le lauer peu à peu, & l'inciter à courir doucement, &
auec grande circonspection; ce qu'il ne faut pas faire dedans le commencement
de la maladie, de peur qu'on ne resserre tout à fait les conduits par où les mouue-
ments se communiquent. Cecy arriue aussi aux Cheuaux pour boire trop estants
en voyage, ou pour trop grande fatigue; mais ils sont plus faciles à guerir, & les ongles ne leur tombent pas: & de l'autre, quoy qu'il leur arriue, ils ne sont iamais propres à trauailler comme auparauant. Il y en a quelques-vns, à qui aussi-tost
qu'ils sont tombez dans cette maladie, leur donnent à boire du vinaigre, auec
vne poignée de sel. D'autres qui leur donnent de l'eau auec du salpetre; d'autres
ne luy en donnent en aucune façon, & le curẽt auec des clisteres faits auec du son,
& d'huile & d'eau, auec la huictiéme partie de salpetre, le faisant promener, &
mesme courir en montant. Les Cheuaux, quand ils sont nourris auec trop d'oisiueté, ont peine à digerer, ou bien quand ils ont mangé du grain nouueau, ou pour
l'auoir mangé, estants en sueur: on le recognoist lors qu'ils suent, & qu'en marchant, ils semblent auoir l'espaule liée, & tournants çà & là, ne sçauent où ils
vont, à quoy il faut pouruoir en leur tirant du sang du col, & auec ce sang, & de
l'huile, & du vinaigre meslez ensemble, en frotter bien le corps, le faisant cheminer legerement; & mesme pendant trois iours, sera tres-bon leur donner jus de
feüilles de choux, auec vne once de poudre de myrrhe, & vn peu de beurre ou

graisse, sans leur donner aucune sorte de grain. Assirte dit qu'il faut tirer du sang
des plis des genoüils de deuant: les autres disent du dessous du genoüil; parce
que quand la nature chaude de cét animal se vient à s'enflammer par la crudité de
la pasture, la fiévre le peut facilement assaillir, & difficilement il en peut guerir.
Et ailleurs il dit qu'on le cognoist quand ils ont les levres enflées, la langue, la
teste plus grosse qu'à l'ordinaire, & qu'il y arriue par fois des pustules par le corps.
Theonestus dit que la crudité & repletion est vn mal assez subit qui arriue aux
Cheuaux qui mangent des grains nouueaux, & qui ne sont pas meurs, ausquels
ils prennent tellement goust, qu'ils s'emplissent le ventre, se gonflants en façon
qu'ils semblent creuer, auec des douleurs insupportables, qu'ils se iettent par
terre auec des cris extraordinaires: c'est pourquoy il ne faut pas souffrir qu'ils
mangent de semblables grains, qu'auparauant ils n'ayent esté trempez long-
temps; & s'il arriuoit qu'ils en eussent mangé outre mesure, il leur faut promptement tirer du sang des iambes de deuant, comme nous auons dit, dautant que ce
sont les premieres parties qui sont lesées, en leur donnant quantité de clisteres
pour les faire euacuer; & des herbes pour aliment. Africanus dit qu'il leur faut
donner à boire trois chopines d'eau chaude, & vn peu apres leur donner deux
poignées de choux bien tendres, vn peu cuits en façon de sallade, dissous en bon
vinaigre. Aucuns font boüillir les extremitez des choux auec de l'huile, les font
piller, & leur donnent par la bouche auec le cornet, les font courir sans leur donner pendant vn iour, quoy que ce soit à manger. Mais sur toutes sortes de remedes, il y en a qui estiment que serrant la queüe auec vne petite bande le plus prés
que l'on peut de la croupe, en tirent du sang en suffisance. D'autres donnent de-

dans trois chopines de vin, de l'ail pillé: Autres du salpetre, d'autres des oignons;
d'autres veulent qu'on ne tire point du sang du col, à cause de la communication
des veines iugulaires, mais bien de la poitrine & des iambes. Les Cheuaux ont
vne maladie qui leur vient pour auoir trop auidement mangé du grain sans le

mâcher, & pour auoir beu auparauant que de l'auoir digeré: & cecy arriue apres
vn grand trauail, ou auoir souffert vne grande faim, d'où vient que quantité
d'humeurs leur tombent sur les iambes auec grand prurit, & quelquesfois entre cuir & chair. Cecy se cognoist lors qu'ils ne marchent qu'en chancelant, ayãt
les membres tous retirez, voulants tousiours estre couchez, & ne se pouuants ay-

E

der des parties posterieures. Crescence dit qu'il s'engendre aussi abondance de sang du trop de trauail, d'où prouient aussi la perte des ongles, si on n'y donne ordre. C'est pourquoy quand on void qu'il est gros & gras, de bon aage, quand on s'apperçoit qu'il boitte, & qu'il a difficulté à se tourner, il luy faut donner à boire à sa volonté, tirer du sang des deux tempes, & des iambes, des veines ordinaires, puis le faut mettre dedans l'eau courante iusques au ventre, & qu'il y demeure sans manger iusques à tant qu'il soit guery, mais s'il est maigre, il le faut tenir à l'air hors du Soleil, & lier la teste bien haute, afin qu'il estende le col & la teste, & faut luy mettre quantité de pierres rondes sous les pieds, les couurants d'vne toile moüillée, afin qu'en se remuant il puisse retourner au premier estat. Colombe dit que cette maladie est vne chaleur de sang qui descend entre cuir & chair, & aux ongles, & dit qu'elle prouient de quatre causes; c'est pourquoy il rend les cures differentes. Si c'est d'indigestion pour auoir mangé du grain, il faut tenir le Cheual douze heures durant sans boire ny manger, puis luy faut faire boire vne chopine d'eau où soit cuitte des mauues, auec vne liure d'huile, & tous les iours luy faut donner des clisteres faits de decoction d'Althée, & de blettes: faut aussi luy tirer du sang des quatre pasturons, deux iours suiuants, vn costé par iour, en luy donnant en suitte vne poignée de sel, auec vne chopine d'eau & de vinaigre à boire, & si l'eau coulante manquoit au lieu où l'on seroit pour le mettre huict ou dix heures dedans, il luy faut emplastrer les iambes de croye & de vinaigre. Si elle procede d'humeur cholerique ou sanguine, pour estre en trop grand repos, il luy faut donner deux liures d'eau, où pendant vne nuit ait esté en infusion racine de concombre sauuage; le second iour luy faut tirer du sang du col, des pieds, & mettre sur l'eschine vne toile moüillée, & enuelopper les iambes de linge, qu'on moüillera de vinaigre & d'eau de temps en temps: si c'est par trauail, particulierement l'esté ou l'hyuer, & qu'il n'ait esté essuyé ny promené, mais mis dans l'estable pleine de fumier, il ne luy faut tirer du sang iusques à ce que l'animal soit bien reposé, puis faut prendre deux onces d'encens, quatre drachmes de saffran, vne liure de feüilles de figues, trente grains de poivre, le tout pillé ensemble soit diuisé en trois parties, pour faire prendre en trois iours, auec huile & vin : en esté froid, & en hyuer tiede. Si elle procede d'auoir beu, ayant trop chaud, il dit que selon la doctrine d'Hippocrate, il luy faut tirer du sang de la poitrine, poureu que ce soit au commencement de la maladie : mais si elle est en son milieu, qu'il luy en faut tirer des iambes; & si c'est sur la fin, qu'il en faut tirer des pasturons, oignant tout l'animal d'huile, & auec du vin le frottant fort par tout : cela fait, faut vser de potions & de clisteres, comme nous auons dit cy-dessus, iusques au recouurement entier de la santé. Il faut noter qu'il faut qu'il s'abstienne de boire eau froide, mais par interualle luy faire prendre vn peu d'eau d'orge; son manger sera du pain trempé dedans du vinaigre, gramigrelance, & autres semblables. Les Modernes l'appellent Fourbu, quand pour le trauail, ou pour auoir trop mangé de grains, l'humeur descend dessus les iambes, en façon qu'à peine ils peuuent ioindre l'autre, ayant les oreilles froides, le flanc battant, & les iambes roides. I'ay veu arriuer cette maladie à plusieurs Cheuaux apres le trauail, pour auoir esté exposez à la froidure & iniure du temps. Afin que le Cheual puisse estre exempt de beaucoup de maladies, il est necessaire de le purger vne fois l'an; c'est pourquoy ceux qui ont quantité de melons, le pourront faire, en leur en donnant suffisamment : ils purgent fort le sang, & puis facilemēt ils s'engraissent: d'autres en leur faisant manger des figues: d'autres leur donnent des extremitez de vigne : d'autres font boüillir du seigle sans qu'il creue, puis en donnent à l'animal au lieu d'auoine pour certain temps, mesme est propre à chasser les vers : & le meilleur est de leur faire prendre le verd, iusques à la septiéme année, dautant qu'il chasse la melancholie, purifie le sang, embellit le poil, & obuie à vne infinité de maladies : c'est pourquoy il faut faire élection de la meilleure, & auoir esgard qu'ils ne manquent de choux sauuages, ce qui les rend si foibles, que iusques à sa digestion finie, ils ne peuuent se soustenir; en cas que cela arriue, il faut piller des feüilles des domestiques, les mesler auec du laict & vin, leur en faire aualler deux fois le iour, iusques à tant qu'ils l'ayent rendu, & s'ils mangent de l'aconite, ils tomberont par terre la teste abaissée, sans la

Fourbu,

Cheuaux doiuent estre purgez vne fojs l'année.

Cheuaux qui ont mangé des choux sauuages, aconite, cyguë ou iusquiame.

pouuoir hauffer, le corps eftant tout à fait refoud & immobile, il le faut faigner
auffi-toft des tempes, en donnant par la bouche du vin & du perfil fauuage, &
de la ruë pilée. S'il mangeoit de la cyguë, il s'appuyeroit de la tefte contre le mur,
en façon qu'il ne la pourroit fouftenir, il luy faut tirer en pareil cas du fang du
col, en luy donnant à boire du bon & genereux vin vieil. Quand il mange du iuf-
quiame, il deuient maniaque, dort auec les yeux ouuerts, fouffre des vertigo. En
cette occurrence il faut prendre vne once de femence de Nafturtum fauuage,
infufé dedans du vin doux, & cinq onces de poivre, clouds de girofles, & myrrhe
chacun trois onces diffouds en vin : Et de toutes les herbes pour les Cheuaux, la
vefce eft la meilleure, laquelle a grande proprieté pour engraiffer les Cheuaux. Vefce en heibe propre à engraiffer.
Pelagonius l'appelle herbe medicinale, & il la louë extremement pour la vertu
qu'elle a d'engraiffer : Auparauant que de luy en faire manger, il le faut purger
auec vne medecine ny grande ny petite, & auffi luy tirer du fang du palais, de la
poitrine, & luy frotter la bouche auec du fel, pour obuier à certaines puftules qui
arriuent, afin qu'il puiffe mieux fe purger par la voye des herbes. Hierocles dit
qu'on le peut faire auec des racines de concombre fauuage reduites en poudre, &
falpetre, & pour les Poulains mettre vn peu de fel: il n'en faut donner aux Cauales
pleines, mais aux lactantes. Lors que les Cheuaux mangent l'herbe nouuelle, il
leur vient vn mal à la bouche, qui quelquesfois eft iufques dans la gorge, qu'on
appelle Alcola, & eft de deux efpeces, vn qui eft fans vlcere, & l'autre auec vl- Alcola, mal de bouche.
cere, faifant fortir de l'efcume puante, & quelquesfois des eaux fanguinolentes,
à quoy il faut remedier, en tirant la langue de la bouche, & frottant auec miel
toutes les parties enflammées, le plus bas que faire fe pourra, & on le laiffera demeurer vne demie-heure comme cela, afin qu'apres il vienne à lecher la fuperficie de l'vlcere, & puis il la faudra retirer, & auoir de la poudre d'efcorce de pomme de grenade, & le lier vne demy-heure la tefte en haut, en continuant pendant
neuf iours; mais il faut prendre garde de ne pas mettre les Cheuaux qui font fub-
jets aux maux de iointiere, à la campagne, dautant qu'en fe baiffant, ils prouoquét
l'humeur à couler fur les parties plus foibles: C'eft pourquoy il eft neceffaire leur
faire manger le verd dans l'eftable : On void pareillement venir aux Cheuaux, à
qui on donne l'herbe, des ebullitions de fang par deffus l'efchine, qui eft vn figne Ebu'lition de fang fur l'ef- chine.
que la nature iette en dehors les humeurs fuperfluës, il ne faut point faigner, felon
Affirte, pour crainte de tirer de la circonference au centre, qui cauferoit vne lepre, mais laiffer agir la nature, les couurant de quelque chofe à caufe du froid pendant la nuit, qui pourroit refferrer les pores durant ledit temps: Il eft auffi neceffaire de donner vne potion compofée d'vne once de miel, vne de poivre, douze œufs, autant d'huile que de vin en quantité fuffifante. Selon les regions on fait
prendre le verd ou plus toft ou plus tard: Hierocles dit qu'il ne faut, pendant ce
temps là, donner que la cinquiéme partie de grain de l'ordinaire, bien écarté auec
vn peu de fel, & qu'on luy fouffle dedans le nez du poivre ou autre chofe, pour faire décharger la tefte, afin qu'ils marchét bien. Aucuns veulent qu'vn mois de téps
foit fuffifant pour faire prendre le verd, & d'autres fix femaines, ou vn peu plus ou
moins, felon les occurrences, quãd on a finy de luy donner l'herbe, il faut peu à peu
le faire retourner à manger fon ordinaire, paffant de degré en degré, luy donnant
de la paille coupée, auec du fon moüillé. Dedans les armées, où il eft neceffaire
que les Cheuaux paiffent, & pendant les grandes froidures, il faut pour empef-
cher les maladies qui prouiennent de ces mauuaifes diuerfités de paftures, & fe- Con. bien de temps les Che- uaux font aux herbes.
lon Eumelius leur donner de temps en temps la potion fuiuante, afin d'obuier
aux maladies qui ordinairement leur arriuent, & d'où prouient qu'vne infinité
en meure. Vne once de poivre, de baques de laurier autant, fix de ruë verde, fix
de miel, trois de cerfüeil, trois de fenoüil, & trois de tragaglanthe, vne demy-
douzaine d'œufs, ou vne douzaine, du bon vin en quantité fuffifante. Il arriue
auffi des refroidiffements aux Cheuaux, tant dehors que dedans l'eftable; Vege- Refroidiffe- ment.
ce ordonne des baques de laurier, falpetre, & galbanum, foufre vif, de chacun
vn once, gomme de pin, & therebenthine, chacun vne liure, & vne liure d'axonge
de porc, pour faire onction, & pareillement pour échauffer au dedans il ne faut
obmettre les potions fuiuantes: myrrhe, draganthe, & cumin chacun trois on-

E ij

ces, auec du vin tiede, ou gentiane, poivre noir, poivre blanc, siseli chacun vne once, absynthe deux onces, trois de lupins ameres, auec vin en suffisance, ou bien faire bouillir sphica nardi, myrrhe aña, vne once costum, & casse aña, deux onces hysope, absynthe aña six onces, auec douze de ciprez. Cette decoction prise pendant trois iours consecutifs est efficace, non pas pour échauffer seulement, mais aussi pour faire vriner, & éueiller les vertus de tout le corps, & est tres conuenable pour les morsures des bestes venimeuses. Au quatrième iour, il luy faut donner de l'huile à boire, afin que tout demeure bien nettoié. Aux iours Caniculaires on doit tenir les Cheuaux frais, en les faisant baigner dedans des riuieres, ou dedans l'eau salée, & si la necessité contraint de les secourir auec des medecines, il faut prendre deux onces d'huile d'oliue, quatre scrupules de safran, auec le suc de pourpier, ou du petit laict de chévre en quantité suffisante; il faut prendre garde qu'en faisant prendre ces potions auec le cornet, au lieu de leur faire aualler par le conduit de l'estomach, qu'il ne prenné l'epiglotte, qui pourroit estoufferle Cheual, comme il pourroit arriuer, si on luy donnoit pendant qu'il tousse; Si cela arriuoit, il le faudroit délier & le faire promener, iusques à ce que cela fut passé, l'alegeant auec d'autres potions propres à addoucir l'offence de ces passages là, qui seront huile rosat meslée & agitée auec de l'eau tiede; qui est vn remede tres-present pour la tous. Or pour obuier à vne infinité de maladies courantes, comme ces années passées est arriué à aucuns qui se voyans auec trente & quarante Cheuaux dedans leurs Escuries, à moins d'vn mois les ont veu perir deuant leurs yeux, sans pouuoir en sauuer pas vn, pour chose qu'ils ayent pû faire: Il est necessaire que de temps en temps on leur donne dequoy à aider la premiere coction; car elles ne peuuent prendre leur source que des mauuais foins, & des mauuais aliments, mesme des eaux qui sont alterées par accident, comme celles qui ne coulent pas, où on laue des linges sales, des femmes qui ont eu leur purgation, ou que des pourceaux ou autres animaux s'y sont veautrés, ou ont esté frequentées par d'autres bestes venimeuses, & en ce cas Pelagonius nous donne vn antidote, qui ne sera pas moins propre que pour le temps de la peste, approuué par Vegece, composé de myrrhe, gentiane, aristoloche, baques de laurier, & de raclures d'yuoire, portions egales reduits en poudre, la dose est vne cuillerée donnée dedans bon vin, & continuez par quelques iours. Cette composition est tres-excellente en toutes infirmitez, pourueu qu'elle soit donnée au commencement, c'est pourquoy il est necessaire d'en tenir tousiours prest. Colombre donne la mesme force à l'antidote suiuant, myrrhe, aristoloche, baques de laurier, de chacun trois onces, reduits en poudre, & mis en electuaire, auec vne liure de bon miel; la dose est demy once auec bon vin, & est specifique pour le cerueau. Assirte au premier signe de la maladie, alloit au deuant par cette voye. Hierocles veut qu'aux Cheuaux maigres, pour causes incognuës, on donne à boire myrrhe, auec de l'huile vieille, auec vingt grains de poivre blanc pilé, auec decoction de sauge ou de rüe, & en la maigreur qui prouient du trauail, il ordonne qu'on prenne quantité d'orobe blanc, vn peu concassé, qu'on le mette en infusion dans du vin blanc, & que par l'espace de trente iours on luy en fasse manger. Il est à propos aussi de luy oindre toute la peau d'huile, & de bon vin meslé, & les froter fort à contre poil, afin que les nerfs se viennent à mollifier, & le cuir s'estendre, & se détacher. Assirte dit qu'en Cappadoce pour restaurer les Cheuaux maigres, ils mesloient de l'orge, des febues, & qu'vn iour auparauant, ils le mettoient tremper dedans du vin. Vegece suiuant Pelagonius, prend du froment, des febues, & des fasolles, & du fenu-grec, les fait bouillir vn iour dedans de l'eau nette, le laisse essuier, & en donne trente iours durant, si la maigreur est grande, mais si elle n'est excessiue pendant vingt iours; d'autres font cuire des petits cochons auec de la farine d'orge, & auec la corne en font boire pendant trois iours; d'autres prennent vne poignée de rüe, vingt baques de laurier, deux onces de myrrhe, trois de cumin, & demi liure d'huile d'oliue, font bouillir auec vin noir, & pendant trois iours en dônent auec le cornet au cheual; d'autres font mãger pendant vingt iours du froment torrefié, meslé auec du miel: d'autres donnent tous les iours des pois cuits: d'autres font cuire des chastaignes dedans vn four,

& eftant mifes en groffe farine, la font manger: D'autres leur donnent du vin, de
l'huile, & du miel meflez enfemble, particulierement quand la caufe de leur maigreur n'eft pas cogneuë. Eumelius efcrit que le Cheual maigre fans langueur, fe
remet en eftat auec du froment torrefié & de l'orge, mais qu'il luy faut faire boire du vin, & mefler du fon parmy l'auoine. Il eft tres-conftant que le fon imbibé
d'huile eft tres-capable pendant la froidure de corroborer les Cheuaux, & pour
les engraiffer & fortifier, les beuerons d'orge font tres-excellents auec eau boüillie, & aux languiffants: Il en faut donner des chauds, & y mefler miel & reglife en
poudre, quand ils fouffrent des maux de tefte, ou de poulmon, & mefme à ceux
qui font en fanté. On tient que le faigle eft tres-propre pour engraiffer eftant
cuit, & qu'il tuë les vers au dedans du corps. On tient auffi que le boüillon où les
tortuës, particulierement les terreftres, font cuittes, meflé auec du fon, engraiffe
fort, mais cette graiffe n'eft pas bonne. Crefcence dit qu'aucunesfois les interieurs font tellement échauffez, que la fiente eft d'vne puanteur infupportable,
qui ordinairemét engendre des vers, d'où il deuient maigre à l'extremité, & mefme eft tourmenté quelquesfois de la fiévre, ce qui prouient de faim, de trauail,
qui ont échauffé le foye outre mefure. En pareil accident il faut humecter les
inteftins auec clifteres rafraichiffants, faits de decoction de mauues, de parietaire, de blettes, feüilles de violiers, auec fon miel, & beurre, puis luy faut faire manger quelques fortes de grains cuits auec fel, & vn peu de lard qui foit reffuyé au
Soleil, afin qu'il boiue en quantité, pour pouuoir bien s'humecter. Ruffius dit
que cette maladie eft incurable, lors que le poil tombe: c'eft pourquoy il le faut,
felon fon confeil, promptement fecourir, en luy tirant du fang du col, & luy donnant de l'herbe où la rofée foit encor toute fraifche, eftant en lieu où la chaleur
ne predomine point. On void communément que cette maladie eft fuiuie d'vne
extreme maigreur, que les Latins appellent Coriago, dautant que le cuir fe vient
tellement à attacher aux os, qu'à grande peine on peut l'arracher: Et Vegece dit
qu'elle n'arriue iamais fans fiévre, & qu'aucunesfois il y arriuera de enleueures
par le corps, qu'il faut frotter auec fel & thim pilez enfemble, & vin rouge, de la
poix, du falpetre, de l'encens & cire, auec huile vieille faire diffoudre, en façon
qu'on le puiffe frotter par tout: & dautant que les medicaments exterieurs font
de peu d'aide, fi on a egard à la caufe de la maladie, il faudra luy donner par la
bouche vne demy-liure d'huile vierge, vne chopine de bon vin vieil, demy-once
de myrrhe, trente grains de poivre blanc meflez enfemble, ou bien mettre dedans de l'huile & du vin, en quantité fuffifante, vne poignée de ruë pilée, & vn
peu d'opoponace. Aucuns donnent à boire du fang d'vn petit cochon auec du
vin: D'autres auec plus de raifons, donnent tous les iours vne chopine de vin
auec oignons, & de la femence de ruë bien pilée. Crefcence dit que les Cheuaux eftants en fueur, fi on n'y prend garde les nerfs fe retirent, & que le cuir fe
rend tellement adherent, qu'à peine on le peut tirer auec les doigts, & mefme
qu'aucunesfois les yeux leur pleurent. Cecy arriuant, il faut qu'on les mette
promptement en lieux chauds, & deffous leur ventre en terre qu'il y ait des pierres chaudes, & qu'eftants bien couuerts de couuertures de laine forte, afin de
retenir la vapeur qui prouiendra de l'eau qu'on iettera fur lefdites pierres chaudes, ils fuent bien, & dedans la fueur on les liera auec la couuerture, & il faudra qu'ils y demeurent quelque temps. Puis il veut en fuitte, qu'on luy frotte les
iambes auec beurre, dialthée, ou huile, & qu'on luy moüille apres auec lexiue
où on ait fait boüillir des mauues & des ails, & que iufques à fa guerifon fon aliment foit chaud. C'eft pourquoy pour obuier à ces inconueniens, il ne faut iamais que d'vn grand trauail, on tombe dedans vn grand repos, mais peu à peu
reprendre haleine. Affirte dit que quand vn Cheual eft bien trauaillé en voyage, qu'il bat le flanc, qu'il refpire difficilement, & qu'il ne veut manger, qu'il le
faut laiffer vne heure fans luy prefenter chofe quelconque, puis luy faut mettre
à la bouche des feüilles de rofeaux, ou du fenu-grec verd, ou des laictuës trepées
dedans du vinaigre, & luy en ietter auec de l'eau dedans les nafeaux. Les fignes
pour voir quand le Cheual eft trauaillé, font, quand il fe tient auec difficulté
fur fes iambes, qu'il a les yeux enfoncez, le col rude, & qu'il tient la tefte baif-

E iij

fée, & qu'il n e la leue que fort peu, estant aiguillonné; C'est pourquoy il est necessaire de l'a rouser de vin, & huile tiede, & apres auoir esté bien frotté, il le faut
lauer auec eau chaude, & le bien essuyer, puis le faut bien couurir, & luy faire des
pastons de farine, auec de tres-bon vin, luy en faire aualer par internalle, & quelquefois aussi mettre tremper vn peu de safran dedans de l'eau, pour luy en jetter
dedans les narines; Les Armeniens selon Theoneste, vsoient du remede suiuant,
à toutes sortes de maladies, qui n'en sçauoient pas la cause, qui estoient aussi ordinaires, pour celles qui prouenoient de lassitude, & particulierement quand le
flanc leur battoit, & que le poulmon estoit offencé, & qu'ils deuenoient maigres
à veuë d'œil, qui est deux onces de safran, trois de poivre, quatre de miel, six d'i-
ris bien puluerisée, & tamisée, quinze de raisins de Corinthe bien nettoyez, & autant de pignons mis en masse, en prendre deux drachmes, les dissoudre dedans
deux onces d'huile, quatre de vin, & leur jetter dedans les narines. Et si le Cheual par fatigue estoit rempli de vent, il luy faut donner à boire du vin auec de l'eau
egallement pendant cinq ou six iours, & si les flancs luy battent, il se faut garder
du vin, prenant seulement vne drachme de safran dissoud dedans six onces d'eau,
& luy mettre dedans la sinistre narine. Eumelius dit que la principale chose aux
maladies qui suruiennent de trauail, est le repos, aduertissant de faire boire souuent aux Cheuaux de l'huile & des choses grasses, auec du vin, & qu'auec huile &
graisse on luy frotte les reins, & les lombes; car pour la grande fatigue, il vient vn
nombre infini de maladies, de mesme aussi en arriue il pour la trop grãde oisiueté;
c'est pourquoy il faut faire faire des exercices moderez aux Cheuaux, ayant égard
aux saisons, qui sont sujettes à produire des refroidissements, comme est l'Hyuer,
& les temps froids & pluuieux; & que d'abord apres le deub trauail, on luy donne
en temps & lieu, son boire & manger, auec poids & mesure, comme nous auons
ja dit: Et dautant que pour conseruer le Cheual en estat, il ne faut pas seulement
auoir l'œil à la mangeaille, mais aussi à le faire penser, nettoyer, & estriller, & qu'il
soit en lieu sec, eloigné des estables de pourceaux, & poules, à cause de leurs
fientes, & plumes, qui sont nuisibles, tant au ventre qu'à la vessie; faut aussi prendre garde que dedans le foin il n'y ayt de Bupreste, qui est vn animal, qui d'ordi-

Lors que le Cheual a mãgé quelque Bupreste, qui est vn animal comme vne araignée fort petite, autrement phalange.

naire se nourrit parmy, que quand le Cheual vient à aualler, il est tourmenté à
l'infiny auec des contorsions demesurées, douleurs de ventre, auec des chaleurs
estranges, & s'enfle comme vn balon, & s'estend en dejetant sa fiente. Hippocrate dit qu'il faut le saigner des veines qui viennent sur les narines, afin que le
sang sorte par la bouche, & luy donner des choux cuits auec saumure: Et Gellius
raconte qu'vn Gentil-homme estant fort gras, & ayant son Cheual extremement
attenüé, fut interrogé pourquoy son Cheual estoit si maigre, il respondit qu'il
auoit soin de soy-mesme, mais que son valet le prenoit de son Cheual, & d'autres
estants interrogez quelle chose engraissoit plus le Cheual, respondirent, que c'e-

Oeil du Maistre engraisse le Cheual.

stoit l'œil du Maistre: ce qui nous fait voir, que le soin est requis pour la manutention du Cheual en bonté, & beauté. Et Assirte pour rendre le poil qui est rude
& herisé, dit qu'il faut pendant trente iours, mesler des pois chiches, ou des
febues parmy son auoine: Et Hierocles dit que quand on luy tire du sang on l'en
frotte par tout le corps; le mesme appelle vn vice qui vient à la queuë, Histri-

Histrichides ses signes, & sa curation.

chide, qui est quand le poil est comme celuy des Herissons, alors le Cheual se va
frotant la queuë à la muraille iusques à tant qu'il soit deuenu tout vlceré, c'est
pourquoy il leur faut faire couper le poil, ou le raser, & le frotter auec sel, vin
& salpetre, & apres prendre de l'opium, le dissoudre dedans du vinaigre, & le
mettre dessus. Mais il est beaucoup plus difforme quand tous les poils tombent à poignées, & qu'enfin la queuë en est denuée tout à fait. Assirte ordonne
qu'on laue la queuë diligemment auec lexiue, & puis auec huile & vin, & ayant
fait cecy par quatre ou cinq iours, il faut l'en graisser auec graisse de chien & de
renard, ou de pourceaux. Vegece dit que quand le poil tombe au Cheual sans
occasion manifeste, il faut qu'on fasse onction auec medicaments chauds. Rus-

Vlceres à la queuë, sa cu-ré.

sius dit qu'il vient encor à la queuë vn certain vlcere, qui ne fait pas seulement
tomber le poil, mais aussi les nœuds des os l'vn apres l'autre; c'est pourquoy il
faut faire vne lexiue auec cendre de chesne, tres-forte, & y moüiller des estou-

pes, & les lier sur le mal, & toutes les fois que l'estoupe sera seiche, retourner à la retremper iusques à quatre ou cinq iours; puis selon l'ordinaire faudra curer la playe, & la faire incarner. Il y vient aussi fort souuent vn certain prurit & demangeaison au tronc de la queuë, ou au col, & pour estre continuellement frottez, produisent des ampoulles & vlceres, d'où prouient vne depilation, & cela prouient ou d'ordures croupies, ou bien d'abondance de sang, ou mesme pour n'auoir pas de nourriture suffisante, ces parties ne receuans pas çe qui leur est necessaire, estants nourris de mauuaises humeurs mordicantes qui rongent la racine du poil : ordinairement cela arriue à la queuë, à cause des humeurs salées & choleriques descendantes par la veine, qui se traine par le long de l'espine, & se vient terminer à la queuë, comme lieu éloigné : en façon que la nature voulant purifier le sang, fait sortir des croutes qui s'y forment ; il est à propos qu'on les laue auec lexiue forte & sauon, puis qu'on prenne souphre & argent vif, huile, & jus d'oignons chacun quatre onces, & vne liure de saumure, & de bon vinaigre, & puis qu'on mesle le tout pour faire onction. Aucunesfois le Cheual se gratte la queuë aussi pour auoir des vers dedans le siege. En cas pareil, il faut auoir du jus d'absynthe & de menthe, tremper dedans vne piece de toile, & la mettre dedans, & quand il se voudra vuider, il la iettera quant & quant. On peut pareillement luy donner de ce jus par la bouche. Vegece prend deux onces d'oponace, delayé dedans du vin, & fait ietter dedans la narine sinistre, ou des ails, & des vers terrestres secs, & meslez dedans vne chopine de vinaigre. Colombe dit que pour cognoistre la cause du prurit, qui cause cette demangeaison, il faut voir auec la main où il se sent plus volontiers chatoüiller; s'il se trouue que ce soit des ordures dedans le fourreau de la verge, il la faut lauer auec lexiue; ou bien pour auoir esté mordu de grosses mouches entre les cuisses, ou dessous la queuë, il faudra auec huile chaude l'oindre, ou auec de l'onguent fait auec cantarides. Si cela procedoit des vers qui paroissent ordinairement à la sommité du fondement, on les pourra auec la main arracher; ou bien de quelque humeur bilieuse qui se feroit iettée sur la partie, on la lauera premierement auec lexiue, puis estant essuyé, on l'oindra auec onguent de litharge, ou de ceruse par deux fois le iour; & on tiendra l'ordre que nous prescrirons cy-apres pour la galle. Crescence confirmant cecy, dit en suitte, que quand le Cheual va à l'eau, il le faut conduire à son pas, & ne luy faut faire passer l'eau le genoüil, & qu'on le peut laisser trois heures dedans, afin que l'eau douce par sa froideur resserre les humeurs qui pourroient tomber sur les iambes. Elle ne doit toucher le ventre l'hyuer, de peur qu'elle n'empesche la digestion par sa froidure, & faut qu'auparauant que d'entrer dedans l'escurie, les iambes soient bien essuyées; dautant que la vapeur chaude de l'escurie pourroit alterer l'eau qui demeureroit, & la conuertir en galle, ou en quelques autres mauuaises humeurs. Aucuns ont pour maxime de faire bien baigner le Cheual gras & replet, afin qu'il ne s'engraisse outre mesure, & le defendent expressément aux maigres, afin que la chaleur du ventre ne soit diminuée pour faire la coction. Elianus dit que pour conseruer les iambes des Cheuaux, il les faut engraisser souuent de choses onctueuses, & aussi qu'on les peut par fois lauer auec vin, & sa fece. D'autres les lauent auec eau de trippes, & laueures d'escuelles : d'autres approuuent que l'esté les Cheuaux demeurent trois heures du iour dedans de l'eau douce & coulante, & l'hyuer dedans l'eau salée : d'autres au printemps les font lauer pendant quelques iours auec eau fraische, & à l'automne auec vin tiede, où on a fait boüillir feüilles de laurier, romarin, absynthe, & autres herbes semblables. Et ce n'est pas de merueille si les soings sont particuliers pour la conseruation des iambes & des ongles, puis que ce sont les pilotis de toute la machine du Cheual. Il faut leur passer la main souuët sur les nerfs, & leur frotter les iointures, & mesme nettoyer souuent l'ongle auec du fer, non seulement la bouë, mais aussi la poudre, & la moindre ordure, afin que les vapeurs se puissent mieux euaporer, & se rafraischir, & se fortifier. Aucuns veulent qu'on les enueloppe auec fiente de bœuf, de iour à autre : d'autres qu'on les engraisse auec suif, & d'axonge ou de populeum. Assirte estime la fiente de

Demangeaison ou prurit au col, sa cause & sa cure.

Vers au siege.

Quand il faut baigner les Cheuaux.

Ce qui est requis pour tenir la iambe nette.

Ce qu'il faut faire pour la conseruation des ongles.

bœufs boüillie auec origan & vinaigre; & quand le Cheual fent des demangeai-
fons aux pieds, on y met continuellement l'emplaftre faite auec fiente de chien,
& vinaigre tres-fort. Theoneftus, pour faire croiftre les ongles, ordonne que l'ail
& l'axonge fe meflent auec du bitume, fouphre vif & huile, & que telle onction
fe mette à l'entour de la coronne pour les faire endurcir: Il ordonne auffi qu'on
prène vn bafton de pin, & qu'on le caue au milieu pour y mettre axonge, & qu'en
le brûlant on le faffe diftiler fur les parties folides de l'ongle, ou de celles qui doiuent eftre endurcies, & qu'on continuë pendant trois iours, & ayant laiffé paffer vne fepmaine entiere, on reitere la mefme chofe, ou bien apres auoir bien nettoyé l'ongle, on rempliffe la cauité, & tout autour on mette de la femence de lierre pilé; puis luy faut mettre vn foulier qui foit remply de poix liquide, & d'a-
xonge, qu'il ne faudra ofter que de trois iours en trois iours, ou bien qu'on mette fur l'ongle vne partie d'alum de roche, & deux de femence de lierre pilé;
puis faut diffoudre de l'ail & du bitume fur vne poëfle rougie, & par trois iours
le faire fondre deffus, & dautant que pendant l'hyuer les glaces bleffent les cor-

Des tumeurs qui arriuent aux talons par la glace.

nés & les talons, en façon qu'ils s'enflamment auec tumeur, il commande qu'on
les laue premierement auec huile & eau chaude; puis eftant effuyé auec vn linge
afpre, il veut qu'on bande les tumeurs, & fi elles font grandes, qu'on les ouure,
& qu'on les emplaftre auec farine d'orge boüillie dedans du vinaigre tres-fort.
Auguftin Colombe dit que voulant rendre l'ongle dur, & deffeicher la trop
grande humidité, qu'vne fois le iour on doit faire onction au Soleil fur la coronne du pied rafée, auec le meflange de galle, du fouphre vif de poids egal, pilée auec vn peu de fel, & puis dedans du vinaigre, & du fuif de mouton boüilly,
iufques à la confomption du vinaigre: & au contraire quand l'ongle a befoin d'eftre humecté & nourry: ce qui fort fouuent vient par l'ignorance de ceux qui les
ferrent, lefquels fans cognoiffance enleuent plus qu'ils ne doiuent des quarts, &
fubtilifent tellement l'ongle, qu'ils le font refferrer & deffeicher. D'où vient
que le Cheual a non feulement le pied difforme, mais encor douloureux, auec
des cercles, feces & iauards, & autres maladies, il faut vfer de l'onguent qui fuit
fort approuué. Oliban, cire neufue ana vne once, dialthée, therebenthine ana
trois onces, quatre de beurre, fix d'huile vieille, auec fuif de mouton, & jus de
plantain vne liure, faites boüillir iufques à la confommation dudit jus, puis le

Moyens pour cognoiftre les ongles des Cheuaux.

mettez en œuure; dautant qu'il eft tres-neceffaire pour pouuoir bien faire ferrer vn Cheual, d'auoir cognoiffance de la diuerfité des ongles; ie tafcheray, en
paffant, de dire ce que les Practiciens nous ont laiffé fous noftre cognoiffance,
ne deuant pas tant auoir égard aux couleurs; car de toutes les fortes il s'en retrouue des bons. Quand donc le pied eft folide, & de bon temperament auec
l'ongle vny & proportionné, auec le feton bon, & les talons larges & mediocres entre le haut & le bas, il fera fort aifé à le ferrer. Il eft vray que les ongles
qui font forts, fouffrent pendant la chaleur, dautant qu'ils fe deffeichent tellement, qu'à grande peine le Cheual fe peut porter: c'eft pourquoy il les faut humecter continuellement, & les ferrer au large. Mais dautant que tels ongles,
particulierement quand on leur laiffe faire vne pointe, fe retirent en dedans,

Incaftella-ture.

ce qui caufe l'incaftellature, laquelle n'eft autre que quand le talon fe refferre,
& que dedans le iaret on fent vne chaleur extraordinaire. Et fi on bat la corne,
elle refonne comme vne calebaffe, ce qui arriue au pied pour n'auoir la nourriture neceffaire, les chemins eftants interceptes par où elle doit eftre portée à

Ce qui arriue aux ongles durs.

caufe de l'eftroifteffe. Il y a des ongles qui font durs, mais fe mettent en pieces,
& fe deferrent à la moindre occafion: en façon que fe mettant le pied dedans
quelque trou, le fer, & vne partie de l'ongle y demeure fouuent; il faut perpe-
tuellement les humecter auec bons onguents, comme dialthée & populeum.
Par le peu de cognoiffance de l'anatomie du pied du Cheual, qu'ont les Marefchaux ferrants, & par leur peu d'addreffe & negligence, on void que d'ordinaire ils les encloüent. A quoy s'ils font tant foit peu de bonne volonté, ils pour-

Encloüeures, de trois for-tes.

ront obuier par la demonftration qui en eft faite, & il s'en rencontre de trois
fortes differentes; la premiere, felon Rufe, quand le petit pied eft profondé-
ment

ment bleffé du cloud, & celle-cy eft la plus dangereufe, dautant que ce petit
pied eft vn os tendre en forme de cartilage, d'où prouient la nourriture de l'ongle, & à quoy aboutiffent toutes fes racines: le meilleur de tous les remedes,
eft de diffoler: fi elle n'eft profonde, il faudra effayer de découurir la fole, en façon que le mal fe voye tout à l'entour, afin que l'ongle ne le preffe en façon
quelconque, & la fubtilifer toute. Cela eftant fait, il faut prendre de l'eftoupe trempée en blanc-d'œufs, & en emplir le trou, puis en fuiuant, faut le medicamenter auec fel bien pilé, tres-bon vinaigre, ou poudre de galle & de mir-
te, ou de lentifque, apres l'auoir bien laué auec excellent vinaigre. Aucuns
veulent dire qu'il faut laiffer accumuler la matiere de l'encloüeure iufques au
quatriefme iour, auant que de l'ouurir; mais il ne faut pas paffer le quatriefme,
car tout l'ongle fe corromproit. La feconde eft moins dangereufe, quand le
cloud touche vn peu le petit pied : C'eft pourquoy ayant découuert le mal,
fans que rien le touche, il le faut lauer auec vinaigre tiede, & y ietter du fel
bien fubtilifé, & par deffus y mettre vn linge trempé audit vinaigre, le changer matin & foir, faifant tenir le pied bien enueloppé. La troifiefme efpece
eft quand le cloud paffe entre le tuelle & l'ongle, eft facile à guerir; car eftant
découuerte, afin qu'il n'y demeure point d'ordure, il n'y faut que ietter dedans
cire ou therebenthine, huile, ou quelque chofe d'onctueux bien chaud, ou fel,
ou tartre pilez enfemble. Le meilleur remede pour toutes fortes d'encloüeures, eft, que le mal eftant découuert, on faffe ce qui s'enfuit : prenez du fel vne
once boüilly dedans vn peu d'eau, eftant ofté du feu, faut incorporer quatre
fois autant de therebenthine, puis ietter dedans le trou de l'encloüeure le plus
chaud qu'il peut eftre, & eftant refroidy, faut mettre poudre & fouphre vif par
deffus, puis l'enuelopper auec eftoupes: & s'il le falloit monter, il faut y mettre par deffus du coton trempé dedans du fuif, & quand quelque cloud ou pierre, ou bois eft entré dedans le pied, il faut découurir le mal, puis y faut mettre
huile boüillante, & cette huile eftant refroidie, il y faut mettre auffi therebenthine la plus chaude qui fe peut, & emplir le trou, tenant toufiours le pied haut,
& eftant refroidie il y faut mettre du fouphre puluerifé, & y ayant auffi mis des
eftoupes, il le faut referrer, & s'il eft neceffaire, on le pourra monter : neantmoins le repos fert de beaucoup; & comme il arriue fouuent que par l'ignorance des Marefchaux, la matiere gagne au deffus du pied, pour n'auoir trouué
l'encloüeure, ou pour ne l'auoir medicamenté à propos, il le faudra curer, comme nous auons dit aux bleffeures des pieds cy-deffus, & par deffous découurir
l'encloüeure, en fuiuant la methode prefcrite. Aucuns aux encloüeures nouuelles, fans matiere & fang, prennent du fucre candy, & le mettent dedans le
trou, & auec vne verge de fer rouge le font fondre, puis auec fuif bouchent le
trou, & referrent de nouueau. Aucunesfois il arriue des douleurs aux pieds prouenantes d'auoir efté ferrés eftroitement ou confus; à quoy pour remedier, le   Foulures.
Ferrare faifoit boüillir du fon, de l'axonge, & les eftuuoit, puis les enuelop-
poit, eftant emplaftrez du refte du fon pour addoucir en ouurant les pores,
afin de faire exhaler l'humeur qui auroit pris fon cours; il auoit auffi de couftume de fe feruir du remede fuiuant auec grande vtilité, non feulement aux con-
tufions, vieilles encloüeures, mais à tous autres maux de pieds, pour grande
ponction qu'il aye eu, comme iauards, creuaffes, & autres humeurs. En outre
toutes les bleffeures prouenantes de la felle, & en toutes morfures. Il prenoit
miel vne liure, vinaigre tres-fort deux onces, huile & fuif de mouton vne once,
faifoit boüillir à lent feu dedans vn pot de terre en remuant, le tout eftant rougy, prenoit verd d'airain & vitriol bien pilé demy-once de chacun, iettoit dedans toufiours en agitant, cuifoit iufques à confiftence, ce qui fe cognoift lors
qu'en faifant tomber quelque goutte fur vne pierre, elle fe congele, & lors qu'il
s'en feruoit pour les bleffeures, morfures, & foulures de felle; il les lauoit premierement auec vin blanc, où auoit boüilly romarin, puis l'ayant effuyé, il en
oignoit deux fois le iour les creuaffes, & les humeurs auec eau chaude nette, puis
auec vn linge net il les effuyoit, & faifoit faire onction auec la main, fans autre

F

chofe aux encloüeures, & foles pourries, bleffeures de fer ou de bois, ou d'os
que le Cheual euft dedans le pied, il les lauoit auec fel & vinaigre chaud, & élar-
giffoit le lieu, afin que le medicament penetraft : il faifoit rompre premierement
les iauards, les emplaftrant de fterc humain frais, puis pour faire pourrir & tirer
les racines, y mettoit verd d'airain, & la playe eftant élargie, il y mettoit de l'e-
ftoupe trempée de cét onguent, felon que l'occurrence le requeroit, & auparauant que d'y mettre l'eftoupe imbibée d'onguent, il lauoit les playes auec fuc de
calidoine, & en cette façon il curoit ces maux qui font fort dangereux de fe reduire en fiftules.

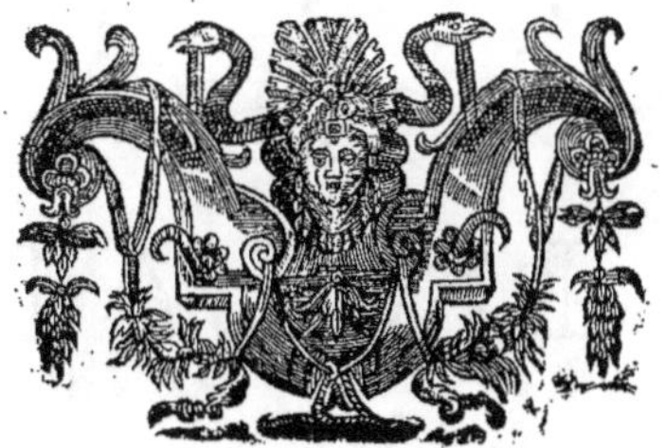

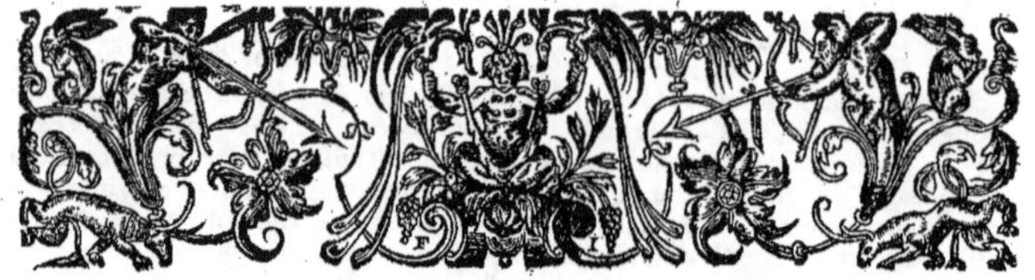

DE LA VRAYE
COGNOISSANCE
DV CHEVAL,

LIVRE SECOND,
DES MALADIES.

ET EN PREMIER LIEV DE LA FIEVRE,
selon diuers Autheurs Grecs, Latins, Italiens,
Espagnols, & autres qui ont escrit
sur ce sujet.

YANT parlé de tout ce qui nous peut faire cognoistre le Cheual, reste de parler de ses maladies, suiuant ce qui nous a esté laissé, tant des Anciens que des Modernes, commençant par celle qui leur est plus commune, sçauoir la Fievre, laquelle n'est autre qu'vne chaleur contre nature allumée au cœur, qui, par le moyen des arteres & des veines, est communiqué à toutes les parties du corps.

Apsirte dit que quand le Cheual a la fievre, il a la teste pesante & immobile, que ses yeux sont tumefiez, & qu'à grande peine il les ouure; qu'aucunesfois ils sont remplis d'eau, que ses levres & tout le corps sont mols, que ses testicules sont pendillantes, que son haleine & tout le corps sont brûlants, qu'il estend les iambes, qu'il est insensible aux coups, & qu'en marchant, il semble qu'à tout moment il doiue tomber. Selon le mesme, la lassitude, comme les violentes courses, la peuuent produire, comme la chaleur, la froidure, & l'indigestion, particulierement celle qui prouient d'auoir trop mangé d'herbes nouuelles au printemps.

La curation se doit faire en tirant au Cheual du sang des tempes ou de la teste, le faisant ieusner le premier iour, & ne luy donnant que peu à boire, & l'exerçant moderément. En hyuer il faut le couurir & le tenir dedans vne escurie chaude, quand il commencera à se mieux porter, faudra, si le temps le permer, le laisser

Definition de la fievre.

Moyen pour cognoistre la fievre au Cheual.

Cure de la fievre selon Assute.

aller paiftre, ou arroufer le foin fec auec de l'eau fraifche, luy augmentant fon manger peu à peu: on peut auffi luy donner vn peu d'eau d'orge dans le commen-cement. Il n'eft pas toufiours certain que le Cheual ait la fievre, lors qu'il a la tefte baiffée, & qu'il eftend les iambes, & qu'il tremble, mais pour la bien cognoiftre, faut prefenter de l'auoine ou de l'orge au Cheual malade, s'il en mange, on iu-gera qu'il eft feulement fatigué, dautant que le Cheual qui a la fievre, abhorre l'a-liment, eft trifte, ne veut que boire, fe iette par terre, & ne fe peut releuer. Faut prendre garde à luy tirer du fang des veines qui font éloignées des nerfs, dautant que facilement il fouffre des diftentions. Si la maladie s'augmente, & que le Cheual ne mange pas, il meurt, & ne peut fupporter fon impetuofité que trois iours. L'on ne doit pas croire ceux qui difent que l'on peut cognoiftre la fievre par l'attouchement des oreilles, ou bien mettant la main fur le reply de l'efpaule, car de cét attouchement on ne peut tirer aucune coniecture. On ne doit faigner le Cheual fatigué, dautant que par l'affoibliffement des forces on le mettroit en danger, mais bien lors que la tefte eft furchargée, & que la maladie le requiert.

Hierocles dit que fi le Cheual a la fievre, qu'il tombe par terre tout appe-fanti, en façon qu'il ne peut fe releuer, que fes yeux font tumefiez & larmoyants, qu'il ouure difficilement les paupieres, que fes levres font palles, les tefticules pendantes, & que tout le corps, à caufe de fa grande chaleur, fe confomme & s'affoiblit : fon haleine fent mauuais, & luy fort par les nazeaux auec violence; qu'il fe debat auec fes iambes, qu'il ne veut auancer, quoy qu'on le preffe auec l'efperon, qu'il ne peut demeurer fur fes pieds, & qu'il chancelle en marchant: Le Cheual fouffre cette maladie quand on l'a fait courir outre mefure, ou lors qu'il a fouffert trop grand froid, ou trop grande chaleur : quelquesfois cette ma-ladie prouient de crudité, & principalement quand il a mangé du grain nouuel-lement moiffonné, qui difficilement fe dépoüille de fa paille.

Faut luy tirer du fang des tempes ou des enuirons, & ne luy donner aucuns aliments le premier iour, mais feulement à boire, le faire promener peu à peu, eftant couuert legerement: l'eftable où il fera, doit eftre chaude. Quand il com-mencera à fe mieux porter, on le laiffera aller paiftre, fi le temps le permet, finon on luy donnera du foin peu à peu : dans le commencement on luy donnera de l'orge ou auoine bien nettoyée, mais moderément. Pour fecourir le Cheual fe-bricitant, faut mettre dans trois onces & demy de miel des baques de laurier bien puluerifées, auec autant d'eau que vin & de miel, puis luy faire prendre auec le cornet; ou bien prendre de la femence de perfil pilée, & l'arroufer auec vn verre de vin, puis en apres y en ioindre trois autres, & luy faire aualler. S'il eft preffé de fommeil ou affoupy, faut le faire cheminer enuiron vne demy-lieuë, & quand il eft de retour, il faut le réjoüir par diuerfité de pafture, & luy donner de l'orgeade des extremitéz de choux, & des tendrons de laurier, s'il s'en trouue.

Les fignes de fievre, & fa curation felon le mefme.

Au Cheual qui a la fievre, les larmes luy tombent des yeux, & font remplis de nuages, la chaleur exhale de tous coftez, il panche la tefte, il friffonne par tout le corps, il tremouffe, fes dents craquettent, les coüillons font pendants, la bour-ce eft pleine d'vlceres, les fillons fuperieurs du palais font mols, chauds, & relaxés, les yeux tumefiez, & les levres abaiffées: Quand la fievre commence à le tra-uailler, faut le couurir & le tenir chaudement, luy donner de la farine d'orge à boire dedans de l'eau chaudelette, ayant l'eftomach vuide: s'il a le ventre referré, faut luy donner des meures nouuelles; s'il eft trop lafche, faut prendre de la racine pilée, & la mefler auec vne liure de miel & trois d'eau boüillie, & luy ietter dans les nazeaux: en fuitte le faire baigner dedans des bains chauds, & le frotter d'huile & de vin, le bien couurir quand il commencera à repofer: faudra luy don-ner de l'aliment peu à peu, luy tirer du fang des tempes iufques à trois liures, le iour fuiuant des veines qui font au deffus du genoüil, iufques à fix liures, & le bien nourrir.

Anatolius dit que le Cheual febricitant rend fes excrements durs & deffeichez, il faut le medicamenter en esté, aux bains chauds, & en hyuer auec estuues, afin qu'il aye moins de frisson : faut le nourrir mediocrement auec farine de vesce ou de bled, luy faut donner de l'eau froide, luy lascher le ventre auec des medicaments, luy tirer du sang du col, ou des veines qui sont aux enuirons de la poitrine, ou de la gorge, luy essuyer les genoüils auec vinaigre chaud, & quand il sera hors du parocisme, on le pourra lauer d'eau chaude. Si la lassitude a produit la fievre, & que le Cheual soit langoureux, on luy fera prendre durant trois iours vne liure de laict de Chevre, quatre œufs cruds, vn peu d'amidon, auec suc de pourpier meslé ensemble : ce que l'on pourra reïterer iusques à ce que le Cheual soit guery. Sila fievre est causée par quelque inflamation des amygdales ou des vlceres de la bouche, ou de quelque distillation du cerueau, il faudra le tenir chaudement, & luy frotter la bouche auec sel, oignon, huile, & poix, luy estuuer les iambes, & le tenir chaudement : les frotter auec lie de vin, où on ait fait boüillir de la morelle. Si la saison le permet, faudra luy faire manger des herbes : si le sang luy coule des nazeaux, faudra y ietter du suc de l'herbe de mile-pertuis :

Eumelius dit : si le Cheual a la fievre, faut luy tirer du sang du col, & luy ietter par les nazeaux pendant trois iours de la casse, myrrhe, encens ana six onces, auec vn peu de sang de tortuë marine, & du vin vieil, puis luy faire prendre la decoction froide pendant trois iours faite de ruë, de persil, de pastenade & de mante.

Agathoticus ordonne pour vn Cheual qui a la fievre, qu'on luy fasse prēdre trois œufs, six onces d'huile rosat, & vne liure de bon vin ; mais il ne faut qu'il soit en lieu resserré ny estroit, ny qu'il mange de l'auoine, mais seulement vn peu de foin, qu'il boiue souuent de l'eau froide, & s'il n'en veut pas, luy en faire aualer auec le cornet, trois iours apres on luy donnera de l'auoine, en l'augmentant peu à peu.

Pelagonius remarque lors que la fievre est suiuie des douleurs des intestins, que l'on guerit le Cheual qui en est trauaillé, le frottant auec tragagante vne once, semence de toute-bonne, de sumach ana deux onces, poivre blanc vne once, deux liures de vin, jus de panais trois onces, semence de persil deux onces & demy, de myrrhe quatre onces, germandrée deux onces, camomille trois onces, encens masle quatre onces, poivre noir deux onces, gentiane demy-once, faut piler ce qui le doit estre, & mesler le tout ensemble, puis en frotter le corps. Vous chasserez la fievre, osterez la douleur des intestins, & restaurerez le Cheual attenué, si vous prenez des mauues deux onces, encens demy-liure, iris demy-once, poivre demy-liure, baques de laurier, semences de persil ana vne once, le tout pilé, faut luy faire prendre auec du vin. D'autres se seruent de cette potion, & luy donnent du laict d'asnesse vne liure, huyle quatre onces, safran vn scrupule, myrrhe deux scrupules, vne cueillerée de semence de persil, le tout bien meslé ensemble : En hyuer on pourra luy donner du froment trempé, & en esté de l'auoine. Pour guerir la fievre, faut prendre laict de chevre demy-liure, amidon en quantité suffisante, quatre œufs, deux onces d'huile, auec du jus d'aparitoire meslé ensemble, qu'il faudra faire aualler. Autrement, faudra oindre tout le corps auec vne liure de roses, huile vieille ana, vinaigre & huile commune ana demy-liure, pourpier & feüilles de noyers ana demy-liure, mente & ruë en quantité suffisante, le tout pilé & meslé ensemble, cuit & reduit en forme d'onguent. Autre potion qu'il faudra donner apres la saignée, gentiane demy-liure ; aristoloche quatre onces, hysope, figues, absynthe ana deux onces, semēce de persil demy-liure, ruë vne poignée, qu'il faut faire boüillir dedans vn vase auec auec de l'eau suffisamment, sa cuisson se cognoistra par sa noirceur, en faut donner vne liure auec le cornet. Il y en a qui donnent du fenu-grec passé par vn linge où la decoction de persil, ruë, melilot & hysoppe, pour oster la lassitude, & guerir la fievre, faut prendre suc de panais vne once, huile laurin, iris, castoreum, & d'hysope ana quatre onces, huyle vierge quatre onces & demy, absynthe demy-liure, faut mesler tout ensemble, & en faire vn onguent, ou se seruir d'vne composition d'aurone, d'escunée, de nitre & de sel, de baques de laurier ana deux onces, le tout ensemble en faut frotter le Cheual infirme.

Didimes dit que les Cheuaux qui portent charge, font voir qu'ils sont trauail-

---

Marginal notes:

Cure de la fievre, auec douleur d'intestin.

Autre remede.

Potion pour la fievre.

Onction pour la lassitude & la fievre.

lez de la fievre par le dégouſt des aliments, la peſanteur de la teſte, par les yeux
qui ſont remplis d'ordures, la bouche baueuſe, & difficulté de reſpirer, auec le
hocquet; aucuns apres vne petite courſe s'arreſtent, & comme s'ils auoient le
vertige, tombent par terre: il ne faut leur donner à manger le premier iour, mais

Regime de viure.

bien leur tirer du ſang le iour ſuiuant de deſſous la queuë, & de là à quelque temps
leur faire mãger à jeun pendant cinq iours, des choux auec de l'huile, & leur donner pour aliment granugne, extremitez de lentiſque & d'oliuier, de vigne, ou de
quelques autres feüilles tendres; & auec vne eſponge pleine d'eau nettoyer les
ordures de la bouche, & celles qui ſe peuuent amaſſer aux oreilles, luy faire boire de l'eau froide trois fois le iour dans l'eſtable, & ne le laiſſer ſortir qu'il ne ſoit

Remede.

guery. Pluſieurs luy donnent le feu deſſous les yeux, & lauent les brûſeures auec
de l'vrine deux fois le iour, iuſques à ce que les crouſtes tombent, & que les vlceres ſoient cicatriſſez: ils ſcarifient meſme les oreilles iuſques à tant que le ſang en
coule: D'autres luy donnent de la farine de froment meſlée auec du vin, à manger: d'autres le lauent auec de la ſaumure, & le couurent chaudement: d'autres
donnent du miel & du vin meſlés enſemble. Si la Mule eſt trauaillée de la fievre,
on luy donne des choux cruds.

D'icy l'on peut inferer que le Cheual ſouffre pluſieurs ſortes de fievre, ſçauoir
la diarie, la tierce, la quarte, la continuë, & la peſtilentielle: la diarie n'eſt qu'vne
inflammation des eſprits qui ſont au ſang, & ſe termine en vingt-quatre heures,
laquelle eſt cauſée par tous les excés, comme trauail, faim, ſoif, coups, apoſte-
mes, cheutes, bleſſures, obſtructions du cuir, des aliments trop chauds, prouenant de trauail, elle ſe gueriſt par le repos, ſi elle prouient de faim, elle ſe guerira
en donnant de l'aliment, ſi de ſoif en donnant des potions, ſi elle prouient de
coups, faut auoir égard à la partie offencée, & la curer, ayant égard aux cauſes qui
la produit, afin de la curer par ſon contraire; la tierce commence par friſſon,
& finit par la ſueur, & au troiſiéme iour elle ſe fait reſſentir, quand elle eſt vraye,
le paroxiſme ne dure que douze heures, quand il paſſe elle eſt appellée baſtarde:
les Cheuaux qui ont du cœur, ſouffrent ſouuent cette fievre. Pour la guerir, faut
tirer du ſang plus abondamment que n'ont ordonné les Autheurs cy-deuant ci-
rés, car l'experience nous fait voir, que la ſaignée eſt fort ſalutaire, tant du col, que
du palais, & d'autres parties: les breuuages rafraichiſſants, y ſont auſſi fort requis
comme les aliments, obſeruant en toutes fievres, meſme en toutes maladies, de
tenir le ventre libre au Cheual par cliſteres qui mollifient, faits auec decoction
de mauue, mercuriale, feuilles de violiers, diaprauum, lenitif, miel & autres ſemblables; pour purger on pourra faire prendre au Cheual dix jaunes d'œufs, graiſſe
de porc ſans ſel, ſix onces caſſe, vne once hiera, piera vne once, & deux verres de
vin. La quarte vient ordinairement aux Cheuaux qui ſont nourris de choſes
groſſieres & difficiles à digerer, elle ſe fait reſſentir au quatriéme iour, faut tenir
le Cheual infirme chaudement, & le nourrir des choſes chaudes ayſées à digerer,
comme pois rouges, foin arrouſé de miel, raues, perſil, fenoüil, & pour le purger,
faudra prendre decoction de ſtecade, de bugloſe, de capillaires auec poüilliot,
caſſe de catholicon.

La fievre continuë prouiẽt des humeurs pourries dedans les vaiſſeaux, de trois
iours en trois iours on découure nouueaux accidens, faut donner des aliments
qui humectent & qui rafraichiſſent, comme ſont dent-de-chien, chicorée & pourpier: les beurons de farine d'orge en cette fievre, comme aux autres, ſont fort
ſalutaires, comme auſſi les cliſteres faits auec la decoction que nous auons deſia
dit, le catolicum, la benedicta laxatiue, le miel violat ou mercurialle reïterez par
pluſieurs fois le iour, auec les ſaignées du col, du palais, de la poitrine, pour purger, les meſmes medicaments de la tierce ſont propres. On void des Cheuaux
gros & gras, & particulierement ceux de Flandre, enuiron l'Automne, ſouffrir la
fievre continuë, & eſtre tres-difficiles à guerir; elle ne peut prouenir que d'abondance de pituite, à cauſe des aliments groſſiers, faut les faire exercer moderément, & les frotter à contre-poil auec huiles chaudes, comme de melilot & de
camomille, & leur donner des cliſteres, en cas que le ventre ne ſoit libre, faits de
decoction de camomille & de mauue, hiera-picra, lenitif & huile de lin: en ſuit-

te faudra purger auec poudre d'aristoloche , gentiane ana vne once, casse trois onces, agaric demy. once meslez auec eau d'orge en quantité suffisante. La nourriture doit estre chaude & seiche, comme persil, foin arrousé d'eau de miel, pastons de son auec miel, poudre de reglisse, baques de laurier, pois chiches.

Aucuns veulent dire qu'ils ont remarqué vne fievre quarte continuë au Cheual, mais qu'elle est fort rare, & que l'on la recognoist par le redoublement qui se fait au quatriéme iour par la siccité de sa peau, & de ses excrements noirs, & qu'elle ne vient qu'en Automne aux Cheuaux de complexion froide, laquelle à la fin produit l'hydropisie. De la pestilentielle , nous dirons en son lieu.

APSIRTE,

De la morue.

Les signes sont quand la matiere fluë par les nazeaux du Cheual, crasse puante & jaune, quand la teste est surchargée, & qu'il respire auec difficulté, il deuient maigre à cause du degoust des aliments, il s'appuye tantost sur vne hanche & tantost sur l'autre, il semble qu'il boitte en marchant, apres s'estre couché sur quelque costé, il y sent vne grande démangeaison, à cause de l'humeur acre qui se iette sur les articles : ce qui arriue au Cheual pour n'auoir point de receptacle au foye qui contient la bile, mais seulement vn nerf par où cette humeur se glisse & se communique par tout le corps, & principalement à la medulle spinale & au cerueau, d'où elle se nourrit ; c'est pourquoy elle infecte la teste & la langue. On le soulage luy tirant du sang de la poictrine, de la teste, & des airs, nourrissant le Cheual d'agreables aliments, & luy iettant dans les nazeaux du vin, où on aura fait boüillir de l'absynthe, peucedanum & centaure : autrement faut prendre de la coloquinte enuiron deux onces pilée , auec vne chopine de vin , & luy ietter par le nazeau droit. Nous nous seruons de coloquinte torrefiée, de la racine de concombre sauuage vne demie liure pilée , & mise en infusion pendant vne nuict dedans deux verres d'eau, auec trois drachmes de salpetre , en donnant la moitié au Cheual pendant sept iours, il ne faut luy tirer du sang qu'au commencement, ny vser de medicament par les nazeaux. La morue estant confirmée il n'y a point de remedes pour la pouuoir guerir, le Cheual succombe facilement & se soulage difficilement, le Mulet est encore plus tourmenté de ce mal, le principal remede est de couper le cuir & les membranes de la poictrine, y insinuër vne demie once d'Ellebore blanc & reserrer la playe , auec des petites cordes que l'on attache au cuir, les y laisser iusqu'à tant qu'elles tombent d'elles-mesmes : il ne faudra laisser aller l'animal à la riuiere, on luy iettera par les nazeaux deux onces de nitre dedans vne demie chopine de vin chaud, faudra saupoudrer de salpetre, son orge & son foin, mesme sa boisson. Les Cheuaux chastrez n'y sont pas beaucoup suiets, mais les Poulains en sont fort trauaillez , estants retirez des haras, lesquels meurent souuent l'hyuer suiuant : on s'apperçoit de cette maladie quand ils commence à tousser, à quoy il faut remedier aussi-tost, comme nous auons dit cy-deuant. Faut prendre en Automne vne chopine de moust de raisins blancs , & y mesler deux petites ceuillerées de pouldre d'Aristoloche, & pendant sept iours luy ietter par les nazeaux.

Le mesme dit qu'il y a quatre sortes de morue , seiche, humide, articulaire, & entre cuir & chair. Les vnes sont difficiles à guerir & les autres assez faciles, bien qu'il semble à quelques-vns que les remedes y soient inutiles. L'humide n'est pas difficile , elle se cognoist par l'humeur qui sort des nazeaux, comme de l'eau : celle qui est entre cuir & chair , & qui cause la gale, se peut aussi guerir, la seiche qui ne paroist par les nazeaux ne souffre point de remede : le Cheual morueux boit & mange sans rien digerer, il est maigre & langoureux, ses nazeaux sont ouuerts, il souffle, il ne se peut mouuoir, les flancs luy battent outre mesure, le dos est remply de chaleur. Eumelius n'admet point de cure, à cause de la rupture du costé droit du poulmon qui est suiuie de la pleuresie, aussi-tost que l'on void tousser le Cheual, faut luy ietter dans le nazeau gauche, encens & mane ana, trois drachmes

Signes de la morue.

A la morue confirmée il n'y a point de remede.

Quatre sortes de morue.

Remedes.

meſlez & diſſoulds, dedans vne demie chopine de vin, les choux hachez mis parmy l'auoine luy ſont bons, les ſuffumiges faits d'origan de montagne ſont tres-
excellens. Si le Poulain nouuellement né eſtoit enrhumé, & que l'on doutaſt de
la morue, faudroit faire en ſorte que la mere boiue de l'eau auec du nitre, & la
nourrir de bons & d'agreables aliments, & luy donner des tendrons de choux. Eſt
à remarquer qu'il faut auſſi-toſt ſeparer les ſains des infirmes, dautant que cette maladie eſt fort contagieuſe, & qu'en peu de temps elle ſe peut communi-
quer.

Theoreſte dit, que la morue eſt vn amas d'humeurs putrides, dont il y en a de
deux ſorte l'vne ſeiche & l'autre humide. La ſeiche ſe gliſſe inſenſiblemēt par tout
le corps, l'humide paroiſt blanche aux nazeaux: que ſi elle eſt ſans mauuaiſe odeur
il n'y a point d'vlcere & ſe peut guerir, mais ſi elle put, on ne la peut que difficilement guerir. Pour l'humide on pourra luy ietter tant par la bouche que par les
nazeaux trois œufs, vne once & demie de ſaumure de poiſſon, deux fois autant
de miel, demie once d'huyle vieille, deux ceüillerées de poivre pilé, pouldre d'Iris
ſix ceüillerées, le tout pilé & meſlé enſemble: faut tenir le Cheual pendant vne
demie heure la teſte haute, puis le faire courir afin de l'émouuoir, en ſuitte le lier
auec le licol en bas, afin qu'auec plus de facilité l'humeur puiſſe s'écouler: cecy fait durant trois iours, s'il n'y ſluë plus de matiere, on pourra donner par la
bouche, gentiane en pouldre vne ceüillerée, ariſtolochie autant meſlée & infuſé
dedans vne chopine d'hydromel, ce que l'on continuëra iuſqu'à gueriſon.

Le meſme dit, que lors que les humeurs corrompuës ont corrodé par leur fluxion, & brulé le lieu où elles ſe ſont iettées, la matiere qui en ſort, eſt de tres-
mauuaiſe odeur, & quoy que cette maladie ſoit rebelle aux remedes, on pourra
neantmoins l'adoucir, faiſant prendre huiĉt onces d'hydromel, auec deux onces
d'huile pendāt trois iours, ſi l'humeur fluë, on pourra vſer d'extremitez de choux,
mauues cuittes paſſez & reduites en maſſe, où trois poreaux cuits en meſme ſorte,
pilez auec vne liure de vieux lard, qu'il faut couper en cinq morceaux, vn peu
longs & faire aualer, auec vne chopine de vin blanc, & que ſi on vſe du remede
ſuiuant, on le ſoulagera beaucoup. Poudre d'ariſtolochie ronde, bdelium,
bacques de laurier, gentianes ana trois ceuillerées, auec vin vieux, & ſi on void
que les vlceres ne ſe gueriſſent, ou qu'ils s'augmentent, faudra vſer de ladite
poudre auec eau mielée.

LE MESME THEORESTE,

De la morue ſeiche.

La morue ſeiche prouient des humeurs corrompuës, aux enuirons des poulmons & du cœur, elle ne prouient ny du ſang ny de la pituite; mais de l'vne & de
l'autre bile: c'eſt pourquoy on l'appelle ſeiche. Elle ſe cognoiſt lors que le Cheual s'amaigrit tout à coup, & que les flancs battent outre meſure, le cuir eſt tellement tendu, que les flancs touchés de la main, rendent du ſon comme vn tambour, il ne veut manger, & ne peut meſme touſſer, quoy qu'il s'efforce: il a des
douleurs interieures aiguës, comme s'il auoit aualé vn os, ſi tous ces ſignes paroiſſent, c'eſt vn ſigne de mort, & tous remedes luy ſont inutiles, & ſi le mal n'eſt encore du tout confirmé, faudra ſe ſeruir de ce remede ſuiuant fort approuué. Deux
verres de mouſt de raiſins blancs, pouldre de peucedanum & d'ariſtolochie ana,
deux onces diſſoulds, & iettez par les nazeaux pendant ſept iours, nourriſſant le
Cheual modiquement.

Sephonte dit que ſi le Cheual ou Mulet eſt trauaillé de la morue articulaire,
qu'il faut tirer du ſang des iambes de derriere, puis appliquer des lames de fer brûlant ſur les articles, iuſqu'à tant que l'humeur aqueuſe en ſorte, puis prendre ſaumure de poiſſon vne liure, la mettre dedans vn pot de terre neufue, auec vne
pinte de bon vin, le faire boüillir iuſqu'à la conſomption de la moitié, y meſlant
de l'huile ſuffiſamment, opoponax trois drachmes, quatre poignées de roquette,
en faire prendre tous les iours quatre onces, en hyuer faut tenir le Cheual à l'air,

& en

Definition de
la morue.

neux ſortes de
morue.

Remedes tr:s-
vtiles.

Diuers reme-
des.

Application
de feu aux
iointures.

& en Esté dans l'eau, en sorte qu'il nage, les croustes estant tombées de dessus les
articles, on y appliquera verd-dairain, misis, calcite ana, huile & cire en suffisance
le reduisant en onguent, & l'appliquant dessus les vlceres.

HIPOCRATE.

Pour guerir la morue, & renforcer les Cheuaux foibles.

Faut prendre bacques de laurier deux onces, escume de nitre cinq onces, autant de souffre vif, myrrhe trois onces, gentiane six onces, iris trois onces, semence de persil, & d'aristolochie ana trois onces, le tout pilé ensemble, iusqu'à
tant qu'il soit amalgamé, puis auec du vin faire de pastilles, & faire prendre auec
du vin blanc selon l'occurrence.

La morue est contagieuse, estant confirmée est incurable, de quelque sorte elle
puisse estre dedans le commencement, faut secourir le Cheual infirme, tant par
saignée, que par medicaments euacuants, & preparants, ce qui indiquera, la tousse & la matiere visqueuse, qui coulera par les nazeaux, blanche, iaune, ou sanguine, quelquefois puante, & quelquefois sans odeur : Faut obseruer que
ces humeurs qui tombent du cerueau, se iettent fort souuent sur la poictrine les
poulmons ou autres parties, & souuent produisent les estranguillons, maux de
gorge, difficultez de respirer, maux de cœur, maux aux yeux, les auiues, sourdi-
tez, inflammation de toutes les parties de la bouche, ou sur les iambes, d'où prouiennent les vessigots, les sures, les courbes, les gouttes, & autres maux, que l'on
void arriuer iournellement, en quelque partie que ce puisse estre. Plusieurs ont remarqué que quand le Cheual a eu le farcin, que facilement il deuient morueux:
c'est pourquoy il le faut purger soigneusement de temps en temps. Pour preparer
les humeurs des Cheuaux, qui sont en doute d'estre morueux, faut pendant quinze iours, faire boire decoction de pas-d'asne mielée, & pendant trois matins, luy
donner de la poudre de myrrhe, gentiane, aristolochie longue, bacques de laurier, & raclures d'yuoire, ana, en dissoudre vne ceuillerée dedans du vin tiede,
& faire aualler au Cheual ; aucuns en donnent au second iour & troisiéme iour
vne ceuillerée, & demie, pour euacuer, les pilules de iera, piera, & cochées,
sont fort propres, comme celles d'agaric, & de coloquinte : aucuns & à propos
quand il s'en rencontre, extirpent les glandes, d'autres y appliquent le feu legerement & vsent d'onction, pour tascher de les faire venir à maturité, aucuns in-
troduisent des plumaceaux où ellebore dans les nazeaux, pour faire décharger
le cerueau : Ce qu'il ne faut faire, qu'apres des exactes purgations, aucuns vsent
de suffumige de soulphre, ou d'origan, d'autres font mascher au Cheual infirme,
racine d'anemone attaché au mord de la bride, ou purite & stafisagria, reduits en
poudre & mis dedans vn petit sac de toile, bien proportioné au mords.

APSIRTE.

De la Lepre.

Quand on découure au Cheual des tumeurs le long du col, & que les veines
sont enflées, & que la teste est pleine de rides, & que les nazeaux sont ouuerts,
que ce qui sort de la bouche est escumeux & sanguinolent, que les flancs sont re- Signe de la
lepre.
tirées en dedans, & qu'il souffle auec bruit, qu'il ne peut ny boire ny manger
que difficilement, quoy qu'il l'appete, bref que tout le corps est en desordre, &
les extremitez vlcerées, & pendantes, qu'il tire la langüe enflamée, & qu'il ne
peut hennir, il est constant qu'il a la lepre, & on n'y peut que difficilement remedier, il ne faut le laisser à l'estable auec les autres, mais l'éloigner & le faire tirer
à la charuë.

Hieron dit que cette maladie se cognoit, lors que les iambes sont tumefiées les
oreilles sont droittes, & le long des reins endurcy par des callositez qui s'y forment, en sorte qu'il ne les peut mesme ployer qu'auec peine ; le col est tout à

G

fait ridé & tendu, auec vn aspect hydeux, faut luy tirer du sang du col, le tenir en lieu chaud, trois iours apres luy en tirer des flancs, & au cinquiéme de la partie interieure des cuisses, afin d'euacuer vne partie des humeurs qui pechent par la mission du sang : faut cependant bien nourrir le Cheual, s'il ne veut point d'auoine, faudra luy donner des pastons, auec son & farine de féves, faudra luy faire boire de l'eau vn peu chaude, luy faire boüillir du vin, du salpetre, du soulphre, & de la semence de ruë, en frotter tout le Cheual, & appliquer le reste sur de la peau de mouton, auec de la laine, pour mettre sur les reins, & les parties voisines.

Pelagonius dit qu'il faut prendre six grands verres de vin, autant d'huile, de l'orge, pois chiches, faisoles, & des pois ordinaires ana deux poignées, les faire boüillir tout ensemble iusques à la consomption de la troisiéme partie ; la decoction coulée, en faut frotter le Cheual par tout ; puis faut faire prendre tous les iours vin vieil huict onces, encens, costum ana deux onces, suif de chevre vne once, piler le tout ensemble, & mesler auec huict onces d'hydromel : au quatriéme iour y faudra adiouster vne once de vin & d'huile, & benjoin. Autrement, prenez salpetre vne once, castoreum, baques de laurier, Rhapontique ana deux onces & demie, le tout pilé separément, & les mesler auec vn grand verre de vin, vne demie-once d'huile, & les faire aüaler au Cheual, ce que l'on continuëra iusques à tant qu'il soit guery. Faut le tenir couuert, afin qu'il suë plus facilement, car c'est le moyen de guerir cette maladie. Autre remede ; prenez concombre seiche, noix de cypres ana quatre liures, mesler tout ensemble, & le dissoudre dedans quelque liqueur, ou donner la potion faite de gentiane, aristolochie longuë, racleure d'yuoire, myrrhe, baques de laurier ana, pilez & reduits en poudre, en donner deux cueillerées auec vin blanc, iusques à ce qu'il soit guery.

La lepre est contagieuse, & vne playe vniuerselle de tout le corps ; aucuns Cheuaux l'ont de naissance : quand elle commence, la peau change de couleur autour des yeux & des nazeaux : Aucuns disent qu'il y en a de trois sortes, selon les trois differentes couleurs, la blanche qui prouient de la pituite, la rouge du sang, & la noire de la melancholie.

PELAGONIVS,

Les remedes contre la peste.

Les Cheuaux sont frappez de cette maladie, à cause du trop grand trauail, excessiue chaleur ou froidure ; & aucunesfois pour auoir souffert la faim, & auoir trop long-temps retenu leur vrine, ou auoir couru apres vn long repos, ou auoir beu en suant. Les remedes sont l'antidote composé de myrrhe, de baques de laurier, de racleure d'yuoire, gentiane, aristolochie ana mis en poudre, & en donner au Cheual auec vne chopine de vin tous les matins, iusques à ce qu'il soit guery. Ou bien racine de concombre sauuage, & salpetre bien pilé, auec dix onces de vin qu'on luy fera prendre durant cinq iours tous les matins : Autrement, vous luy ferez boire de l'eau où on aura fait infuser la racine de concombre. Si vn troupeau estoit infecté, faudra prendre germendrée, aristolochie ana trois onces, sabine six onces, centaure deux onces, le tout reduit en poudre, & tamisée, en faudra donner vne cueillerée, auec vn verre de vin.

Pistenius-Siculus : Prenez racine d'vrtie, d'hieble ana, pilez auec saumure de poisson, coulé auec vn linge, en ietter par les nazeaux du Cheual pendant trois iours, deux bonnes cueillerées.

Pelagonius dit que l'on guerira la peste prenant vne ieune Cygogne auec ses plumes qui soit preste à voler, la faire cuire dans vn pot, iusques à ce qu'elle soit reduite en cendre, en donner vne cueillerée au Cheual auec bon vin, iusques à tant qu'il soit guery, luy iettant de la saumure recente par les naseaux, & afin qu'il puisse reposer, faut faire litiere fresche, prendre des feüilles de coriandre & de concombre sauuage, leur racines, & les piler ensemble auec miel & vin en suffisance, en donner à manger au Cheual, puis on luy iettera dedans la gorge deux

onces de jus de poireaux : on luy fera manger pendant trois iours de la vesce concaffée, meflée auec du vin, ou on le nourrira auec vin & farine de febues, mais il
faut qu'elle ait esté en infufion le iour precedent, & y mefler vn peu de beurre
& de miel ; ou tu prendras racine de concombre fauuage concaffée enuiron fix
onces pilées & mifes en infufion dedans vne pinte d'eau pendant vn iour, apres
l'auoir broüillée, faut retirer la racine, puis prendre du falpetré feize onces bien
pilé, les mefler, & en donner pendant fept iours auec vin chaud. *Maniere de viure.*

Quand les troupeaux entiers font infectez, il leur faut tirer du fang des enuirons des iointures, & les emplaftrer de poix liquide, & apres auoir efté repeus,
les faut faire marcher. La farine d'orge meflée auec poudre de racine de concombre fauuage, eft fort falutaire, & leur tirer du fang, puis appliquer fur les articles farine d'orge trempée dedans de l'eau, ou vrine meflée auec vinaigre, fiente de vache, commin, mouftarde, bouilarmini, en mettre fur touts les articles. La
femence de courge torrefiée & pilée auec falpetre, & du vin ietté par les nazeaux, & pris par la bouche pendant cinq iours, eft remede excellent. Il fera bon
de prendre racines de panais & femence de fenoüil, & auec farine de froment
& eau chaude les arroufer, & en faire aualler aux animaux infirmes, & de faire
potion auec fix onces de vin, de caffe, myrrhe, encens ana, vn peu de fang de tortuë marine, auec vin, & en ietter dans les nazeaux pendant trois iours. *Medicament pour la pefte.*

Eumelius dit qu'il faut tirer du fang des pieds, prendre myrrhe trois onces,
centaure fix onces, fafran quatre fcrupules, fpica nardi vne once, poivre blanc
quatre onces, femence de perfil cinq cueillerées, pauot, cire vierge ana vne once, miel deux onces, falpetre affez bonne quantité, en faire paftilles de la groffeur
d'vne aueline, qu'on donnera auec vn peu d'eau chaude. *Tirer du fang.* *Paftilles.*

Littorius dit qu'il faut tirer du fang de la poitrine, puis des iambes, & s'il eft
befoin des tempes, & faire manger orge, froment & fon, fort peu de foin, & ietter par les nazeaux du vin, où ait boüilly centaure & abfynthe. S'il boitte des
pieds de deuant, qu'il faut tirer du fang des cuiffes de deuant, ou de derriere, s'il
boitte des pieds de derriere. Si les flancs battent, & que les nazeaux foient ouuerts, faudra tirer du fang des tempes, & prendre vn ieune chien qui n'aye pas
encore fept iours, le faire cuire, le mefler auec vrine d'enfant, & vne demy-cho-
pine de vin, & faire prendre auec le cornet. D'autres oignent d'huile de lin &
de vin les Cheuaux qui boittent, & prennent graiffe d'ourfe quatre onces, na-
ueau vne once, ferpolet demy-liure, hyfoppe quatre onces, germandrie, arte-
mife, trefeüille aigre ana vne once, racine de ruë fauuage demy-liure, ver-bai-
ne, bettoine ana quatre onces, le tout cuit en eau mielée, le tout faire manger
au Cheual. *Autre remede.*

L'on void, & particulierement dedans les armées, arriuer des maladies contagieufes aux Cheuaux, les mauuaifes nourritures en font la principale caufe. Dedans les Prouinces on void fouuent des pareils accidents qui prouiennent des
caufes cachées, à ce que plufieurs affirment, ce que ie veux bien croire ; mais le
plus fouuent, & prefque toufiours, ils prouiennent ou des mauuais foins, ou des
mauuaifes eaux, ou du mauuais air, qu'ils refpirent aux lieux où ils font. Il eft
neceffaire de tout examiner, pour cognoiftre les caufes que produifent les maladies, qui par fuccés fe font contagieufes, lefquelles il faut auec foin combatre
par medicaments qui refiftent au venin, comme eft la poudre de gentiane, de baques de laurier, de racleure d'yuoire, & d'ariftoloche longue, en donnant
tous les matins vne cueillerée, auec vn verre de vin tiede, & dedans le commencement, fi le Cheual eft fanguin, faut tirer du fang du col, & vfer de clifteres qui
attirent les feces. Les fignes des maladies contagieufes font femblables à ceux
de la fievre, la bouche eftant vn peu plus feiche, aride & noire, & les hoquets
plus frequents.

HIEROCLES,
Du Poulmon.

Quand le poulmon du Cheual reffent quelque douleur, tout le corps s'affoi- *Signes.*

blit. Il a vne tous faſcheuſe, iette vne pituite morueuſe, il reſpire auec peine, il mange & boit plus qu'à l'ordinaire. Il le faut curer auec ſafran, myrrhe, caſſe, canelle pillée & meſlée auec miel. Si les poulmons eſtoient apoſtumez, il n'y a point de remede.

Tiberius dit qu'il luy faut faire aualer pendant trois iours miel, poiure auec vin, où ayent boüilly noix de pin pleines de reſine.

Eumelius dit que l'on recognoit quand le Cheual eſt mal du poulmon, lors que les iambes & les veines ſont enflées, que les teſticules ſont pendátes, qu'il palpite & que la fieure l'affoiblit. Alors qu'il faut luy tirer du ſang du col, en eſté oindre tout le corps auec vinaigre & huyle, en hyuer auec vin, & luy donner la potion ſuiuante : ſafran, myrrhe, ſcœnanthum, caſſe, eringe, poiure blanc, ana vne once, le tout reduit en poudre, faut meſler auec farine de veſce & du miel, en quantité ſuffiſante, & en ietter auſſi par le nazeau gauche, faut auparauant luy frotter la bouche auec miel, nitre & vin.

Caſſius. Les marques de la douleur du poulmon ſont, quand le Cheual ſouffle par la bouche & les nazeaux, que les flancs battent, faut ietter par les nazeaux bacques de laurier ſeiches, therebentine de la groſſeur de deux febues, vn peu de miel, poil delayé auec vinaigre, ce qui fera ietter vne vrine ſanguinolente & pleine de pus. Lors faut y ioindre vne once d'alun, autant de myrrhe, & d'hydromel, apres quoy faudra vſer d'ydromel ſeule, & nourrir le Cheual de bon foin.

Hipocrate. Lors que le Cheual eſt mal du poulmon, & que des humidités paroiſſent aux nazeaux, dit qu'il faut prendre des fruits aſtringents, faire boüillir dedans vne liure de vin & d'huyle, & faire aualler & donner peu à manger, meſler des veſces auec l'auoine, ou de la ceruelle de pourceau, cuitte dedans vne liure de vin, & autant d'huile, en faire aualler, ou du boüillon fait auec vn cocq & du vin, qu'il faut tirer du ſang & le nourrir auec gramigne & trefueille, & donner à boire de l'eau auec de la farine.

Eumelius. Quelquefois le Cheual eſt bleſſé au poulmõ pour auoir eſté pouſſé en courſe auec trop de viſteſſe ou pour quelque trop grand ou trop continuel trauail, la reſpiration eſt empeſchée, qu'il appette extraordinairement le boire & le manger, quand il a beû, il iette de la matiere par la bouche. Faut prendre caſſe, ſafran, narde, myrrhe, canelle ana, les reduire en poudre auec ſix onces de vin, luy donner par la bouche : Ou bien prenés des veſces pilées auec de l'eau chaude & du vin en quantité ſuffiſante. Autrement vous vous ſeruirez de ſpica nardi, ſafran myrrhe coſtum camœpirteos, caſſe, eringe, poiure blanc ana, vne once, farine de veſce ſuffiſammeñt, le tout pilé & meſlé auec miel, le faudra delayer & luy ietter par le nazeau ſiniſtre, apres luy auoir laué la bouche auec abſinthe, nitre, miel & vin.

Pelagonius. Aux Cheuaux qui ont le poulmon alteré, faut leur donner le ſang de petit cochon delaiét, & leur faire aualer tout chaud, meſme les crouſtes de leuain de froment delayé dedans du vin cuit qu'on leur donnera par pluſieurs iours, & à boire de l'eau auec de la farine ; faut faire paſtilles auec ails pilés & axonge vieil, en meſler auec vin cuit, miel & des œufs, & faire prendre pendant trois iours.

Hemerius ordonne vne demie liure de farine de febues, miſe dedans ſix onces de vin cuit & reduit à la troiſieſme partie, trente grains de poivre pilez, auec vne liure de graiſſe de bouc pour trois doſes, en trois diuers iours.

Theomneſtus dit que la tous produit ordinairement des ruptures aux poulmons, à cauſe des grandes ſecouſſes qu'elle luy donne, comme font les grandes courſes, ſaults & efforts : Quand auſſi le Cheual, apres vne grande ſoif, vient à boire auidement & outre meſure : Faut faire repoſer l'animal, luy tirer du ſang des muſcles, ioignant l'emboëture du coxendix, & comme il deuient maigre, faut luy donner du laiét de chevre auec ptiſane pendant ſept iours. Au defaut de laiét, l'on fera cuire de la chair de pourceau bien graſſe, auec graiſſe de bouc, les reduire en pilules, & luy faire aualer auec le boüillon meſme pendant ſept iours : En hyuer faut donner à boire de l'eau auec farine de froment, & en eſté de la pti-

ſane, ainſi la rupture des poulmons guerira, s'ils ſont apoſtumez, il boira & man-
gera beaucoup plus qu'à l'ordinaire, il aura vne petite tous & frequente, il iettera de la matiere & des petites crouſtes prouenantes des vlceres, faut en ce cas
donner pendant trois ou ſept iours ſuc de pourpier auec huyle roſat, & y meſler
parmy tragacantum trempé dedans du laict de cheure. Quand les apoſtumes
ſont grandes, il y ſort par les nazeaux, vne humeur virulente & puante, que l'on
ſoulagera, luy donnant pendant ſept iours, coſtum vne liure caſſe quatre onces,
le tout pilé faudra le paſſer par vn crible, y meſler des raiſains de Corinthe auec
vin, & tenir le Cheual en repos.

    Par la douleur de poulmon, faut entendre tous les vlceres & obſtructions qui
s'y font. A l'inflammation, l'vnique remede eſt la ſaignée, elle vient en vn in-
ſtant auec fievre, tous, difficulté de reſpirer, battement de flanc, & rougeur des
yeux. Le vulgaire appelle tout Cheual pouſſif qui a difficulté de reſpirer,
nonobſtant que les poulmons ſoient ſains & entiers, & que le Cheual ſoit en
embon-point, quoy que le plus ſouuent elle puiſſe prouenir d'eſtroiteſſe de poictrine, ou de l'obſtruction des naſeaux, ou de vieilleſſe, qui eſt cauſe que les flancs
battent plus que l'ordinaire.

APSIRTE,

De la ſaignée.

    On peut tirer du ſang du palais, meſme quand le Cheual eſt en parfaite ſanté,
s'il eſt replet & qu'il ſe frotte ou qu'il ſe gratte auec les dents, qu'il ſe coüe la teſte,
que les oreilles ſoient laſches, qu'il baaille ſouuent, qu'il s'entrefrotte les iambes
de deuant, ſi les yeux ſont remplis de pituite, s'il eſt plus qu'à l'ordinaire oppreſsé
du ſommeil, ſi les excrements ſont teints de ſang, faut le ſaigner au troiſieſme ou
quatrieſme ſeillon du palais, celuy qui eſt aupres de la dent canine, ſe reſſere difficilement lors qu'il eſt picqué, au Cheual febricitant faut tirer du ſang des tempes,
ou des parties adiacentes es veines les plus apparentes, afin de decharger la teſte
de la matiere qui l'oppreſſe. Il n'en faut point tirer à ceux qui ſouffrent des di-
ſtenſions de nerfs, dautant que les nerfs ſe ſeichent par la ſaignée. L'euacuation
eſt incommode à toutes les maladies qui oſtent la nouriture aux membres : Il arriue d'ordinaire que le Cheual à cauſe des grandes courſes ne peut demeurer ſur
ſes pieds, dont il marche ſur les extremités, faut tirer du ſang des veines des talons pour decharger les parties oppreſſées.

    Hierocles dit qu'aux Cheuaux replets qui ſouffrent indigeſtion, qu'il faut tirer
du ſang des iointures des genoüils, dautant que la crudité des aliments, à cauſe
de la chaleur de cet animal produit fort facilement la fieure, & ne faut obmettre de dire qu'Eumelius & Apſirtus n'approuuent pas que l'on tire du ſang aux
Cheuaux qui ſe portent bien : s'ils y ſont accouſtumés, faut leur en tirer du palais,
& cette ſaignée les preſerue de quãtité de maladies, faut prendre garde aux Cheuaux qui ont les veines deliées, dautant qu'en leur tirant du ſang des eſpaules &
des enuirons du genoüil, il y arriue inflammation & claudication, ce qu'arriuant,
on eſtuuera trois ou quatre fois le iour le lieu, auec eau chaude, puis on appliquera de la terre glaiſſe auec vinaigre.

    Apſirte n'approuue pas qu'on ſaigne ſouuent le Cheual parce qu'on excite la
chaleur, & par conſequent des maladies, s'ils y ſont accouſtumés, il dit qu'il en
faut vſer prudemment. Ne faut ſaigner le Cheual aux cuiſſes, dautant qu'eſtant
vuides de ſang, elles communiquent de la douleur aux aynes, & ſi on en tire des
aynes, on tue le Cheual, faut le ſaigner des iarets, des veines tallaires quand la maladie le requiert. N'en faut tirer aux enuirons de la couronne du pied, dautant que
la cicatrice degenereroit en Thophe & calloſité, dont l'ongle eſt leſée.

    Apſirte dit qu'il ne faut ſaigner le Cheual qui eſt laſſé, car la laſſitude n'eſt
pas aux veines, mais aux nerfs qui ſe deſſeichent par la ſaignée, faut frotter les
iambes & les eſpaules auec vin & huile, faire bonne lictiere, & donner peu d'a-
uoine.

G iij

Hierocles dit qu'au troifiefme iour la faignée eft profitable aux Cheuaux laſ-
fées, aufquels on peut donner farine d'orge trempée auec vin. Si les flancs font
tendus, faut donner vn fcrupule de fafran auec vne chopine d'eau. Apfirte remarque qu'il ne faut tirer du fang aux Hongres fi facilement qu'aux autres.

Hipocrate : Faut confiderer en la faignée la façon, l'heure, & le lieu, la nature & l'habitude. D'aucuns font bien conftituez, & font en bonne fanté; d'autres
font maigres & fujets à maladie, aufquels le fang eft different, ceux qui fe portent bien en ont beaucoup, & eft temperé & iaunâtre, & celuy des infirmes &
langoureux, eft efcumeux, & de plufieurs couleurs: le fang de ceux qui ont trop
mangé de grains, que les Latins appellent Hordeation, eft gluant & noir : c'eft
pourquoy il faut rafraichir le Cheual pendant dix iours auec herbes & chofes ra-
fraichiffantes : faut tirer du fang au col à la feconde heure du iour; fi on en tire
des tempes, faut faire la ligature aux enuirons des oreilles.

A P S I R T E,

De l'inflammation qui vient au lieu de la picqueure.

Il arriue fouuent vne inflammation au lieu où l'on a donné le coup de la fla-
mette, principalement aux efpaules, & aux enuirons des iointures; ce qui fait
boitter le Cheual. Faut l'eftuuer trois ou quatre fois le iour auec eau chaude, y
appliquer de la terre graffe auec vinaigre.

Pelagonius dit que pour eftancher le fang, faut appliquer fur la picqueure de
la fiente mefme, ou vn morceau de bois rond; & s'il y arriue inflammation, qu'il
faut prendre de la chaux viue, calcite, miel & ariftolochie ana, & l'ayant eftendu
fur vn linge, l'appliquer deffus.

Les Marefchaux font tellement faciles à tirer du fang aux Cheuaux, qu'ils en
font vne couftume : à moins qu'il ne foit plus que neceffaire, c'eft vne erreur, il
n'y a pas de doute que le remede ne foit tres-prefent en toutes les maladies où le
fang abonde, mais il le faut faire auec les circonftances mentionnées.

A P S I R T E,

De l'albuge, ou toile blanche.

S'il tombe quelque fluxion fur l'œil qui produife quelque maille ou nuage,
faut tirer du fang de la veine de deffous les mafchoires : Aucuns en tirent des tempes, fi la raye eft formée, il eft fuperflu d'en tirer : D'autres affeurent que pour
guerir la fluxion de l'œil, il faut percer l'oreille, & mettre de l'ellebore dedans
le trou, ou bien percer la peau de deffous la mafchoire, & faire le mefme. L'on dit
que la moëlle du pied d'vn cheureüil meflée auec eau-rofe, & mife fur l'oreille,
eft excellente.

Hierocles dit que fi l'œil deuient blanc, il faut prendre os de feiche pilé,
auec myrrhe & miel, en ietter dedans, ou bien fel de terre, auec fafran & miel.
S'il y a vlcere, faut piler fleur de camepiteos, auec myrre & miel, & l'inftiller.
Autrement, prenez myrrhe, fafran, cadmie, ruë ana vne once, fpica-nardi deux
onces & demie, poivre blanc deux onces, miel demy-once, vn peu de racine
d'afperges, efcume de mer cinq onces, vn peu de vin, le tout pilé & meflé, y adioufter fix onces d'eau de pluye ou de riuiere; l'efcume de nitre & myrrhe, auec
miel, eft auffi excellente : Le mefme fait la poudre de fenoüil fubtilifée, ou concombre, galbanon ana fix onces, poivre blanc demy-liure, vn peu d'encens, verd
d'airain vn fcrupule, du miel fuffifamment, cecy guerit l'albugo aux mulets, auec
jus de lierre.

Eumelius dit qu'il faut tirer du fang des tempes, mefler du falpetre auec ius
d'oignon, & l'inftiller dedans l'œil : on fait le mefme auec feues noires brulées,
pilées & meflées auec miel; l'albuge ne croiftra, fi on l'applique fur l'œil, auec
eftoupes, huile rofat meflée auec vn œuf & du miel; il faut auparauant tirer du

sang des veines des yeux, puis prendre vin blanc six verres, saumure vn verre, auec six onces de miel, qu'il faut faire bouillir ensemble pour en nettoyer l'œil. Des testes d'hirondelles brulées & reduites en cendre, meslées auec miel, sont excellentes à ce mal : Quand l'albugo est inueterée, faut faire bruler du leuain d'orge, le piler & mesler auec salpetre & suc de fenoüil, l'appliquer sur l'œil infirme.

Theoreste dit qu'on prenne deux onces d'ammoniac, myrrhe quatre onces, deux drachmes de safran, & baume en quantité suffisante, les mesler ensemble, & appliquer sur l'œil en forme de leniment; ou bien de l'althea & sa graine seiche reduite en poudre, en ietter dedans les yeux, puis les lauer auec eau de pluye, & prendre de la cendre de linge bien net, du sel pilé auec miel, en appliquer sur l'œil. Suc de pain de pourceau meslé auec miel, fait le mesme; ou graisse d'oye auec huile, os de seiche, suc de fenoüil, safran, myrrhe, narde ana, bien puluerisée & meslée ensemble.

Composition tres-excellente, ou collyre pour la Cataracte ou suffusion.

Nitre deux onces, cinq grains de poivre blanc, auec vn peu de safran pilé ensemble, ou miel & huile vieille ana, meslez ensemble, sel ammoniac demy-once, vn peu d'os de seiche, ambre, auec fiente de crocodile, pilez & reduits en masse, le faudra conseruer dans vn verre, pour s'en seruir dans l'occurrence, en couler dedans l'œil, ou du sang de pigeon tout chaud.

Si la chassie prouient de chaleur de sang ou d'abondance d'aliment, l'on tirera du sang des tempes, puis l'on coulera dedans les yeux du laict & du miel pendant trois iours, si la fluxion ne s'arreste, faut prendre miel, aloé, & en couler dedans les yeux, moëlle de cerf pilée auec safran, est salutaire : cendre de roseaux verds, myrrhe trois oboles, spica nardi ana, en faire masse. Le jus de poreau gardé dans vn vaisseau d'airain, est fort bon. S'il y a de l'inflammation aux yeux, faut prendre encens, amidon, moëlle d'agneau ana vne drachme, huile rosat vne once, les mesler ensemble, & les appliquer sur l'œil : s'il ne les peut ouurir, faut renuerser la paupiere, & y donner quelque coup de lancette, & ietter du vin dessus.

Inflammation
des yeux.

E V M E L I V S,

Aux cicatrices des yeux.

Du sel pilé, ietté dedans l'œil, guerit la cicatrice, comme fait aussi l'os de seiche ietté auec camille ou semence de panais sauuage, pilée auec miel & appliquée sur l'œil.

Les playes des yeux se curent auec safran, poivre blanc, sel ammoniac, larme de pauot ana vne once, pilez & meslez auec miel. Il est bon de se seruir au commencement de fiel de renard, meslé auec autant de miel, vn peu de baume, la moitié de poivre pilez ensemble, & gardez dedans vne boëtte d'estaim. Pour les humeurs grossieres qui se congelent par succession de temps & s'endurcissent, leurs racines sont ordinairement rouges; & quand elles sont sur la prunelle, elles empeschent que le Cheual voye, faut l'extirper & le tirer auec vn crochet ou vn fer emoussé, & tenir l'œil, en sorte qu'il ne puisse se mouuoir, tailler tout à l'entour, & auec vne esponge trempée dedans du vin tiede, & l'estuuer; faudra y appliquer au troisiesme iour terre glaisse vne once, ponpholix demy-once, iris deux drachmes, les mesler auec miel en bonne quantité, & y en appliquer iusques à tant qu'il soit guery.

Curation.

Aux yeux rouges & tachetez de sang, & au staphiloma ou dragon.

Faut prendre blanc d'œuf, huile rosat, ceruse meslez ensemble, & estant en

Curation.

consistance, en oindre l'œil : il faut auparauant tirer du sang des tempes, si la fluxion n'est arrestée, il y viendra vne tumeur qu'on appelle graine de raisin, qui fait eleuer la premiere tunique, & souuent la rompt, faut de iour en iour y ietter du vin, & le lauer souuent, & se seruir du medicament susdit; en esté on le pourra mesler auec eau fraische, & en hyuer auec eau miellée, chaude.

PELAGONIVS,

Contre les coups des yeux.

Myrrhe vne once, safran vne obole; pilez auec eau miellée, faut faire boüillir auec trois onces de miel.

Aux yeux troubles, & suffusion.

Curation;

&

Faut prendre vn nid d'hyrondelles, le mettre tremper dedans de l'eau, le bien remuer & donner à boire au Cheual, ou bien luy faire aualer auec le cornet; faut le tenir chaudement, le nourrir seulement de paille & de son, puis prendre farine de froment vne demy-liure, hydromel vne chopine, vn peu d'encens, vne once de resine, auec deux œufs, les faire boüillir auec vin, en emplastrer toute la teste, & l'enuelopper auec vn linge; le matin suiuant le delier & luy donner à manger, faudra mesler du miel au quatriesme iour.

Aux yeux nubileux.

Curation;

Suc d'espine blanche meslée auec vin vieil en egale portion, ou bien de la cendre de ladite espine meslée auec miel & huile. Pour tous les maux des yeux, l'on peut prendre poivre blanc, cendre d'espine blanche, & du miel egalement meslez ensemble, & en oindre l'œil auec vne plume.

Aux yeux larmoyants.

Remede.

Prenés violettes & sel ana, meslez auec vinaigre en suffisance, huyle, poivre long, sabine, encens, myrrhe ana vne once pilé ensemble, & meslez auec demy liure de miel, en iettez dedans l'œil : si le Cheual s'y est blessé, faut prendre huile rosat, & vn blanc d'œuf, auec de l'estoupe, l'appliquer dessus, le iour suiuant faudra l'estuuer auec decoction de fenu-grec, & y appliquer vn plumaceau trempé dedans : quand il commencera à se mieux porter, faudra vser de collyre.

Au carcinome.

Il faut piler la vesce, huile rosat, & vn œuf meslé auec miel, en mettre dessus. Si l'œil est enflammé, faudra l'estuuer auec vne esponge trempée dedãs du vinaigre.

APSIRTE,

Aux contusions des yeux, & leurs defluxions.

Symptomes.

Curation.

Les coups des yeux produisent ordinairement des fluxions, faut prendre moëlle de brebis, & en mettre deux fois le iour dedans l'œil blessé, ou bien de la graisse de poule & d'oye meslez, & quand la fluxion aura cessé, faudra vser d'onguent pour éclaircir l'œil, poix vne obole, myrrhe ana, safran vne drachme, moëlle de brebis demy-once, le tout estant meslé auec miel, les faire cuire, que si l'œil est tombé, faudra tirer du sang des veines de dessous la maschoire & des veines de la teste; le iour suiuant vser de l'onction susditte. Autrement roüille de cuiure le poids d'vne obole, escume de nitre, myrrhe ana deux oboles, pilez & reduits ensemble auec miel. L'on pourra reünir les fentes auec moëlle, ou bien farine

rine de vefce tamifée auec miel & appliquée deffus. Si la fluxion continuë, faudra
appliquer le feu tout autour de l'œil, & prendre garde de ne l'offenfer dauantage; partant faudra appliquer deffus vne efponge moüillée, pour guarantir l'œil de
defluxion, faut le lauer d'efcume d'argent, de fuc d'herbe apollinaire ana, trois
parties de laiçt de pauot, vn peu de roüille d'airain pilés & reduits enfemble auec
vin doux.

HIEROCLES,

Aux fluxions & ongles des yeux procedentes des coups.

Faut prendre moëlle de la cuiffe de brebis pilée, en oindre l'œil, ou bien de la
graiffe d'oye & de poule, quand la playe eft confolidée, faut y appliquer onguent fait auec poix vne obole, myrrhe demie obole, fafran vne drachme, moëlle de brebis vne demy-once, pilés & meflés enfemble auec miel; fi l'œil demeure trouble, faudra tirer du fang des veines de deffous les mafchoires, le iour fuiuant faudra l'oindre comme deffus; aucuns vfent d'erugo, myrrhe, efcume de
falpetre meflée auec miel. Il eft bon auffi-toft que le Cheual eft bleffé à l'œil, luy
ouurir & y ietter du vin; s'il y arriue inflammation, faudra prendre de la farine, en
faire de la boullie auec du vin, & l'appliquer deffus. Quand la fluxion de la pituite ne peut eftre arreftée, faut appliquer le feu.

L'oreille eft la partie qui premierement fe doit confiderer au Cheual fuiet
à quantité de maladie, qui fe contractent par les vapeurs qui y font eleuées, ou
par coup ou autre accident; c'eft pourquoy il faut auoir egard de les diuertir
par tout moyen, tant par faignées que par mafticatoires & medicaments benins
qui purgent, comme font clifteres faits auec catolicon, lenitif, auec decoction
ordinaire, & les pilules d'agaric, de coloquinte & cochées; faudra mefler de la
poudre d'agaric auec paftons de fon, dequoy il fera nourry, comme d'herbes verdes, fi le temps le permet, & fur le tout rafraichir le ventre & le tenir libre.

APSIRTE,

De la cheute de la matrice.

Quand la vulue tombe en dehors, faut faire en forte que la Cauale foit mife fur
fon dos, & qu'elle aye la tefte baiffée, puis lauer toutes les parties genitales auec
quantité d'eau chaude, les picquer auec vne efguille deliée, & prendre decoction d'écorce de grenade auec vin & feces d'huyle ana, la moitié autant de bonne huile & ietter dedans, afin quelle fe remette en fa place, puis infinuer vne veffie, qu'il faudra groffir auec l'haleine, & lier auec vne petite corde que l'on attachera à la queuë, pour l'y laiffer pendant dix iours, puis la faudra picquer & la tirer dehors; en fuitte nourrir la Cauale auec bons aliments.

La matrice tombe par les efforts que fait la Cauale en faifant fa decharge, ou
à caufe de fes ligamens qui font humides & relachés, à laquelle on peut faire
des fuffumiges auec fiente de beuf, la frottant auec feüilles d'orties ou huile de
maftic, la remettant doucement.

APSIRTE,

Des parotides.

A la ionture du col enuiron l'oreille, naiffent des tumeurs qu'on appelle parotides, faut les eftuuer deux fois le iour, auec vne efponge trempée dedans du vinaigre chaud, & la lier deffus, iufques à ce qu'elles viennent en fuppuration, puis
faire incifion à la partie inferieure, afin de faire ecouler la matiere, & mettre
dedans l'ouuerture du fel pilé, & le iour fuiuant eftuuer la tumeur auec eau
chaude, puis mefler de la farine de vefce auec du miel, & l'appliquer deffus,

H

ainſi elle guerira. Il ne faut toucher la playe auec la main, à cauſe qu'elle eſt ſuiette aux inflammations : quand il y a quelque tumeur en la gorge, il la faut guerir de la meſme façon; ſi le Cheual ne veut manger, & que la langue ſoit enflée & tireé en dehors de couleur liuide, & que la bouche ſoit pleine de pituite, & qu'il en ſorte de la matiere; faut prendre du petit vin, & elargir les nazeaux, & en ietter en dedans, & frotter les tumeurs auec vne tente trempée dedans du miel.

Tumeur à la gorge.

EVMELIVS,

Des parotides & eſcrouëlles.

Curation.
Caution.

Si le Cheual a quelque tumeur, & qu'il luy ſorte par la bouche quelque ſanie, faut y mettre deſſus de la farine d'orge auec vinaigre, & ſi cela ne profite pas, couper le cuir, & extirper les glandes; mais ſur tout ne faut le toucher auec la main : ſi elle ne guerit, faudra y mettre le feu, & curer les vlceres. Il ſera bon dans le commencement de cette maladie, lors que l'animal ſent quelque inflammation, luy ſuſpendre vne balle de plomb au col, de façon qu'eſtant attachée, & que remuant la maſchoire, elle vienne à toucher les glandes. La racine de concombre ſauuage pilée auec farine d'orge & vinaigre, meſlez & appliquez deſſus, ſont tres-bons : Faut tirer du ſang de deſſous la langue, puis auec farine d'orge & ſel pilé, en frotter toute la bouche. Faudra ſe ſeruir de medicaments qui meuriſſent, pour ouurir les glandes; & quand elles ſont ouuertes faut vſer de leniment fait auec huile ou vinaigre, iuſques à tant que la matiere ſoit euacuée, puis faut deſſeicher. Autrement, prenez cire quatre onces, therebenthine trois onces, vn peu de miel, galbanum demy once, ammoniac du poids de deux onces : prenez en eſté d'huile huiſt onces, & en hyuer dix. Pour faire meurir les parotides, faut prendre farine de froment, reſine, vinaigre & axonge, les en graiſſer, & quand elles ſont meures, les ouurir auec le fer.

Autre remede.

Les parotides arriuent ordinairement aux glandes qui ſont à la racine de l'oreille; elles prouiennent des humeurs qui viennent de la teſte, faut taſcher à les faire meurir, & adoucir la douleur auec cataplaſmes faits de fenoüil-grec, ſemence de lin, boüillies auec vn peu d'eau, & autres ſemblables; & s'ils ne ſe meuriſſent, les ouurir par le fer, ou boutons de feu, & les curer comme les vlceres.

APSIRTE,

Des vlceres des oreilles.

Curation.

Lors qu'il y a abſcés ou vlceres aux oreilles, faut les couper auec le fer, puis les curer auec miel & alun.

Hierocles dit quand l'abſcez ſera meur, qu'il faut le couper en droite ligne, & le curer auec miel & alun : s'il degenere en vlcere, faut le lauer auec vin & huile, puis ietter dedans l'oreille du ſuc de poireaux, auec huile, & le lauer d'eau chaude : Aucuns mettent dedans du fiel de terre, apres l'auoir laué auec vin.

Pour guerir les douleurs d'oreilles.

Curation.

Faut les bien nettoyer, crainte que le Cheual ne deuienne fol, puis ietter en dedans du miel, du ſalpetre, & de l'eau bien nette, le tout meſlé enſemble, & y mettre vn linge pour attirer l'humidité, continuer iuſques à ſa gueriſon auec eau & ſalpetre.

Pour tirer ce qui peut eſtre dedans les oreilles.

Curation.

Faut mettre dedans de l'huile vieille auec du nitre, autant d'vn que d'autre, y fourrer vn peu de laine; s'il y auoit quelque petit animal, faudroit y introduire vne tente attachée au bout d'vn baſton, & qu'elle ſoit trempée dedans de la reſine gluante, le tourner en dedans pour l'attacher. Si c'eſt autre choſe, faut auec

vn inſtrument ouurir l'oreille, & le tirer auec vn fer : Autrement y ietter de l'eau Autre reme-
de.
auec vne ſiringue, & s'il y auoit playe, faudroit en meſme temps y inſtiller des
medicaments propres à la curer.

Aux vlceres des oreilles pour décharger le cerueau, faut faire maſcher au
Cheual racines d'anemone, ou mettre vn ſachet attaché à la bride qui ſoit plein
de poudre de regliſſe, de racine ſtaphiſagria, & ietter dedans les naſeaux quelque poudre pour faire eſternuer; & comme le cerueau court riſque de s'enflammer, il eſt neceſſaire de tirer du ſang des veines adiacentes aux vlceres, & d'vſer
de cliſteres pour donner liberté au ventre, & le purger auec pilules d'agaric &
d'iera-picra.

HIEROCLES,

Des tumeurs, gourmes, ou eſtranguillon.

Ces tumeurs viennent au Cheual aux enuirons des fauces, qui font que la lan- Signes.
gue eſt toute liuide, & qu'elle ſorte hors de la bouche auec quantité de ſaliue,
en façon que le conduit eſtant ſerré, il ne peut ny boire ny manger. Faut vſer de
meſmes remedes qu'aux Parotides. Si toutesfois la matiere fluë par la bouche, Curation.
la faut lauer de vin ou de vinaigre & eau, en ietter dans les nazeaux, & auec vn
linge trempé dedans du miel, en frotter les tumeurs internes, ſi elles ſont aux racines des oreilles, faut laiſſer tomber deſſus de l'eau chaude, & s'il y a de la matiere, les percer, ſi elles reſiſtent aux medicaments, faut vſer de cauſtiques.

Eumelius dit qu'il les faut eſtuuer auec vinaigre chaud, & oindre auec axonge
vieil : ſi la douleur continuë, faut y mettre le feu, & ſe ſeruir des meſmes remedes
dits cy-deſſus.

Apſirte dit s'il y a dureté aux maſchoires, qu'il faut l'extirper, faire ouuerture
au cuir, & les tirer auec vn fer, prendre garde de n'en pas laiſſer, car elles pouſ-
ſeroient en plus grande quantité.

Les eſtranguillons ou gourmes ſont des enfleures & apoſtumes des glandes
qui ſont proches du goſier, leſquelles prouiennent d'humeurs froides, ſpongieu-
ſes & humides, qui deſcendent du cerueau, & paroiſſent ſous les maſchoires & à
la gorge, ce qui feit eſtendre la teſte au Cheual, & lors qu'il a grande difficulté
de reſpirer, c'eſt vn tres-mauuais preſage : Les Poulains ſont tres-ſuiets à cette
maladie, particulierement au Printemps & à l'Automne, à cauſe que facilement
cette humeur qui eſt au cerueau ſe iette ſur cette partie : Voulant curer cette maladie, faut tenir le Cheual chaudement, & le nourrir auec paſtons & farine d'orge ou de ſon, y meſlant parmy du ſalpetre, & meſme en ietter ſur le foin; & pour
boire faudra donner de l'eau blanchie auec farine, & tiede; la ſaignée ſe fera du
col, ſi le mal preſſe, iettant par les nazeaux ſuc de blettes ou de choux, ou bien du
vin & du nitre : quand elles commencent à paroiſtre aucuns taſchent à les reſſou-
dre, en les frottant auec les doigts, & les maniant auec huiles, iuſques à tant que
l'humeur ſe reſoude, humectant touſiours d'eſponge trempée en eau chaude, &
appliquant deſſus du fiel de chevre boüilly auec du vin, puis l'incorporant auec
miel, ſafran & poivre ana. S'il n'y a plus d'apparence de les reſoudre, faudra
vſer d'emplaſtre & onctions chaudes pour meurir, les oignant deux fois le iour
auec huile laurin ou dialthée, & axonge de porc meſlée enſemble, ou bien appliquer des cataplaſmes faits auec feüilles de guimauues cuittes, & axonge de
porc. Si l'on void que l'apoſteme ne ſe rompe, faut l'ouurir le long du col, & mettre deſſus la playe de l'onguët qui ſe fait auec ſel, vinaigre, fece d'huile ana, boüillis & reduits en onguent : Eſtant bien mondifiée, faudra cicatriſer auec farine d'o-
robe, poudre d'encens, & verd-d'airain ana. Aucuns, auſſi-toſt qu'ils voyent cette
humeur paroiſtre, brulent le poil de deſſus, & meſme la peau, iuſques à ce qu'elle
commence à deuenir iaune, & pour oſter l'inflammation, y mettent des blancs-
d'œufs battus, & puis auec onguent fait de vitriol & dialtée ana trois onces incor-
porés enſemble à feu lent, le font meurir, & en ſuitte la taille, & appliquent ſur la
playe terebenthine lauée, auec du vin meſlé enſemble. D'autres donnent des

H ij

boutons de feu fur les tumeurs, & les oignent auec beurre & dialthée, ou bien
fe feruët de fetons, les oignant auec axonge. On peut aufli, la tumeur eftant dure,
couper le cuir, & en fuitte donner le feu, & faire meurir & mondifier comme cy-
deffus. Apres qu'ils font gueris, faut purger les Cheuaux, particulierement ceux
qui font ieunes, pour en euiter noueaux accidents, auec deux cueillerées de
poudre de concombre fauuage, & vn peu de nitre dans vne chopine de vin : Faut
auoir égard que lors que l'on donne des purgaties aux Cheuaux, qu'ils foient
au moins fix heures auparauant fans manger : les clifteres font tres-bons pour attirer du cerueau, c'eft pourquoy en pareil cas faudra vfer de ceux qui font compofez de coloquinte, fon, centaure, figues & fucre rouge : en cas que la matiere
coule en dedans, faudra en vfer comme ordonne Hierocles.

APSIRTE,

De la fchinancie ou inflammation de gorge.

Signes.

Les indices de ce mal font quand les tempes font abattuës, la langue eft enflée, & pend hors de la bouche, la tefte & les yeux font tumefiez, le Cheual ne

Curation.

peut ny boire ny manger. Faut oindre les tempes, la tefte & la langue auec fiel
de taureau, les arroufer d'eau chaude, luy ietter du vin & de l'huile par les nazeaux : aucuns vfent de la decoction de figues auec falpetre, quand il commence
à fe mieux porter, faut donner de l'herbe à manger, ou ietter du falpetre parmy
le foin. La faignée du palais eft falutaire : apres que le Cheual eft guery, faut le
purger auec concombre fauuage & falpetre.

Il y a deux fortes d'efchinances, l'vne qui ne fe cognoift, & eft tres-dangereu-
fe, à caufe que l'inflammation eft interieure, & ne paroift pas ny dedans ny dehors la bouche : l'autre qui paroift quelquesfois fi grande, que toutes les parties
adiacentes du col font enflées, & la poictrine mefme, elle prouient de matiere
tant chaude que froide, qui fe gliffe par les veines iugulaires. Le Cheual eftant
replet, faut tirer du fang auffi-toft du col, du palais & de la tefte, & mefme de la
queuë & de la levre, & luy donner des clifteres faits auec la decoction de mercuriale, panetaire, mauue, benedicte-laxatiue, miel, catolicon, ou lenitifs : le repaiftre d'herbe verde, paftons de fon, auec falpetre. Aucuns pour attirer, & auec
vtilité, ouurent le cuir de la poictrine en plufieurs endroits, &y infinuent des petits morceaux d'ellebore pour attirer en cette partie-là l'humeur, & quand la
tumeur eft interne, & qu'en façon quelconque elle ne fe peut rompre, ils prennent vn nerf de bœuf ou vn bafton, où eft attaché vne efponge, & par force la
pouffent dedans le conduit, & la trempant dedans du vin où on a fait boüillir
poivre, fel armoniac, galle, piretre, efcorce de pomme, grenade ana : ainfi rompent les veffies & les tumeurs qui font dedans le conduit.

APSIRTE,

Pour rompre les Ecroüelles.

Faut appliquer deffus de la refine meflée auec de la farine, ou les faire boüillir
auec vinaigre iufques à confiftance d'emplaftre & appliquer deffus : quelques-vns
mettent dedans la playe vne figue fauuage pilée ou du tintimal, ou de la racine
de concombre fauuage. Il n'eft pas bon d'vfer de remedes cauftiques, car fi ce
mal ne peut venir à fuppuration pour euacuer toute l'humeur qui y eft contenuë,
l'extirpation eft vn remede tres-prompt : pour ce faire, faut abattre le Cheual,
luy lier les pieds, tenir la tefte ferme, & auec vne tenaille prendre la tumeur, &
couper le cuir en rondeur & l'extirper : faut prendre garde de ne point toucher
les veines. S'il y arriue grande perte de fang, faut mettre de la laine dedans la
playe en forme de plumaceaux, trempée dans du vinaigre & du fel, s'il ne fluë pas
beaucoup n'y faudra mettre que du vinaigre & de l'huile : au troifiefme iour faut
ofter ce medicament, & lauer la playe auec eau chaude, & pendant quatre iours

y mettre des linges trempez auec de l'huile & du vinaigre. Quand il y vient des
tumeurs aux levres de la playe, faut les arroufer auec eau chaude, lors qu'elles
s'abaiſſent faut y appliquer du miel : quand la playe eſt remplie de chair, faut mettre deſſus des diſſecatifs, ne faut luy donner à boire quelque temps auant de faire les inciſions, ny pareillement leur donner à manger le premier iour, ſinon vn
peu de foin, crainte que l'inflammation ne ſe faſſe plus grande. Faut extirper
les écroüelles aux Poulains lors que les premieres dents commencent à pouſſer,
ou bien quand les ſecondes ſe monſtrent : car en ce temps ils ſont ſuiets à auoir
des ſemblables tumeurs. La morue ſe decharge ſur la teſte, d'où vient que ſa
matiere fluë & ſe iette aux grandes veines qui ſont au deſſous des oreilles, où
elle produit des tumeurs dont les nazeaux ſont remplis : Il reſpire auec peine, &
a la langue vitiée, ainſi il meurt ordinairement pour ne pouuoir ny manger ny
boire : Les Cheuaux chaſtrez ne ſont ſuiets aux eſcroüelles. En Pologne, & ſur
les confins de la Sarmatie, ils froiſſent les teſticules aux Poulains, lors qu'ils ſont
fort ieunes, pour les exempter de ce mal. Ils eſtiment cette façon de chaſtrer
excellente, à cauſe que les dents de laict leur tombent facilement, & que les autres pouſſent ſans peine. Il vient des écroüelles aux Poulains auec inflammation ſur le cinquiéme ou ſixiéme mois, ce qui les empeſche de paiſtre & de teter,
il les faut extirper comme nous auons dit cy-deſſus : ſi elles viennent à ſuppura-
tion, faudra nettoyer la playe & la lauer, puis au troiſiéme iour mettre deſſus de
la poix & de l'huile boüillis enſemble, crainte que les vers ne s'y mettent.

    Theoreſte dit que ſi les écroüelles ſont attachées ſous les fauces, qu'il faut vſer
de cataplaſmes pour echauffer la tumeur, & taſcher de la faire venir à ſuppura-
tion, & appliquer deſſus cataplaſmes faits de vieil axonge de pourceau, althée
cuitte, farine d'orge, eſpics d'ails pilez ; ou bien y appliquer quelque cauſtique
qui brûle ſeulement la peau, & mettre deſſus de la compoſition ſuiuante, ſauon
vne liure, vieil axonge deux liures, figues graſſes, & viſque-quercin ana deux
onces, cire & poix en quantité ſuffiſante.

    Hipocrate dit que les écroüelles viennent ſouuent du changement d'eau,
elles pouſſent vne tumeur groſſe comme vne noix, ſur laquelle faut appliquer
vn cauſtique : Si le Cheual touſſe & que ſon haleine puë, faut vſer de medicaments doux, crainte que le mal ne s'irrite. Il eſt bon de luy faire aualer huile de
Cedre, ou en faire onction ; en ſuitte luy faire vne potion auec huile, miel & œufs,
& luy tirer du ſang du col dés le commencement. Pour guerir les écroüelles,
prenez figues vne liure, nitre, galbanum, cire ana demy-liure, poix deux onces :
ſi elles viennent ſous les maſchoires, faut ſe ſeruir deſdits medicaments, puis
prendre figues pilées auec ſalpetre & axonge ou orge-mondée boüillie auec hydromel, & huile, iuſques à ce qu'il ſoit en conſiſtance de cataplaſme, & l'appliquer deſſus. Si les remedes y ſont inutils, faut les couper, & mettre le feu à la
playe : Pour amollir les ecroüelles, prenez iris, huile ana demy. liure, cire vne once, amoniac trois onces, qu'il faut meſler auec la cire fonduë & l'huile irien, puis
l'appliquer deſſus. Pour oſter la laſſitude, prens galbanon, opoponax, cire, la-
ſerpitium, amoniac ana dix onces, reſine vne once, colophone dix onces, meſler
le tout enſemble. La Pourceline de mer reduite en cendre faict le meſme
effet.

    Aux aiſnes & aux parties glanduleuſes naiſſent les ecroüelles, & font des tu-
meurs qui ſont compoſées d'humeurs froides, enueloppées de leur propre membrane, qui eſtants touchées vont çà & là. Faut auoir égard qu'appliquant les remedes deſſus, & qu'auant les extirper, il faut raſer le poil : aucuneſfois il y en a
qui ſont chancreuſes, il les faut medicamenter auec onguent apoſtolorum, meſlé auec l'huile roſat, & autres choſes de ſemblable nature qui ſoient chaudes.

HIEROCLES,
Des Polypes.

    Le Polype eſt vne tumeur qui vient dans les nazeaux, ce qui trauaille grande-
ment le Cheual, dautant qu'il bouche les conduits, & cauſe vne grande mai-

H iij

Remede.

greur à l'animal, il ne peut hannir. Faut extirper le polype auec le fer, & mettre deſſus de la poudre de calcite ſeule, ou meſlée auec huile. La poudre d'ariſtolo-chie meſlée auec feces d'huile, produit le meſme effet. Quand ce mal eſt inte-rieur, à grande peine ſe peut-il guerir: aucuns diſent qu'il faut le frotter auec vne *Autre reme-de.* lame de plomb. Ce mal eſt ordinaire en Sarmatie, on le picque auec trois éguil-les, puis on le frotte auec de l'huile, reïterant tous les iours iuſques à tant qu'il ſoit guery.

Le polype eſt ſpongieux, il procede d'abondance d'humeurs, ou à cauſe de quelque vlcere qui n'a pas eſté bien curé, faute que ſon aliment ſoit modique & deſſeichant, & qu'on meſle de la poudre d'agaric auec l'auoine, & du miel auec l'eau qu'il boira, & luy tirer du ſang des veines de la teſte, & vſer de cliſteres faits auec miel roſat, d'iera-picra, & decoction ordinaire. Aucuns y donnent le feu, au lieu de la picquer auec des éguilles, & curent l'vlcere.

APSIRTE,

De la Tous.

Huict cauſes de la tous.

Quand le Cheual baiſſe la teſte, & qu'il touſſe par interualle, ſa tous prouient des parties interieures; mais quand elle eſt frequente, qu'il eſtend le col, qu'il mange & boit plus qu'à l'ordinaire, & qu'il deuient maigre, elle prouient de re-*Curation.* froidiſſement. Faut purger le Cheual auec concombre ſauuage & ſalpetre, puis prendre quatre groſſes écorces d'oignon marin, & du ſagapenum la groſſeur d'vne febue, les meſler auec vin blanc & huile vieille, & luy faire aualer, ou luy faire odorer la fumée d'oignon, d'ail, ſandarach, & vn peu de bitume miſe ſur des charbons, & continuer pendant trois iours; faudra luy couurir la teſte, afin qu'il retienne la fumée, & luy boucher les yeux, crainte que la chaleur ne les offenſe: en ſuitte faut luy faire aualer graiſſe de cerf & de brebis, & vn peu de cire fonduë dedans vin doux, ou bien marrube pilé auec huile & ſel, meſlez auec vin.

Autre reme-de.

Hierocles dit que la tragacanthe trempée en eau chaude, vin cuit & huile don-née par la bouche, eſt vn ſouuerain remede; ou bien la decoction de febues, auec graiſſe de pourceau, ou de la lexciue diſtilée auec nitre & huile, vn œuf & du miel meſlez enſemble, ou bien vne once de myrrhe diſſous dedans la decoction d'ails, extremitez de choux, & graiſſe de pourceau; ne faut faire boire le Cheual que trois heures aprés.

Poulains ſu-iets à la tous.

Theoreſte dit que les Poulains ſont ſuiets à la tous au cõmencement qu'on leur met les mords, car la poitrine ſe rafraichit plus qu'à l'ordinaire, dautãt que la bou-che eſt touſiours entr'ouuerte: ce qui fait qu'en eſté la poudre penetre iuſques *Cauſes de la tous aux vieils Cheuaux.* au poulmon, qui leur cauſe la tous: Les Cheuaux aagez la contractent pour auoir mangé de la poudre auec l'auoine & le foin, ou pour auoir beu de l'eau boüeuſe, ou pour auoir beaucoup aualé de poudre en marchant. Quelquesfois la tous eſt tellement grande, que le Cheual ſe rompt le palais en touſſant, d'où vient qu'il s'y fait rupture de veines. Quand la tous prouient de refroidiſſement, faut vſer de remedes laxatifs & échauffants; & quand elle prouient d'auoir aualé de la poudre, faut vſer de medicaments qui debouchent & qui attenuent: Pour toute *Remede pour la tous qui vient de pou-dre.* ſorte de tous, prenez raiſin de Corinthe blanc, miel ana vn demy ſeptier, ſam-buc deux onces, vieil axonge ſans eſtre ſalé, quatre liures, neuf teſtes d'ails ſau-uages, faut piler ce qui eſt à piler, & fondre ce qui le doit eſtre, le tout meſlé en-ſemble le partir en trois doſes pour trois iours, en forme de pilules, qu'il faut donner auec miel. La tous qui prouient de chaleur ou de poudre, ſe guerit pre-*Pour celle qui vient de chaud.* nant cinq œufs trempez dedans de bon vinaigre pendant vne nuict, & la cocque eſtant amollie, faudra la faire aualler au Cheual, & reïterer pendant trois iours.

Hipocrate ordonne à la tous tragacanthe hachée en petits morceaux, meſ-lée auec auoine, orge ou veſce, ou vin, qu'il faudra mettre pendant trois iours de-dans vn demy-ſeptier de vin, puis auec huile la faire aualer au Cheual. Deco-ction de racine de ruë donnée en cliſtere, & par la bouche. S'il iette quelque ma-

tiere par la bouche & les nazeaux, faut prendre axonge de pourceau recente qui
aye esté trempée dedans vrine d'enfans, pendant trois iours, puis boüillie dedans
du vin, & huile ana demy-septier, & ainsi le faire prendre par la bouche; ou bacques de laurier cuittes, & pilées auec farine & vieil axonge, les arrouser de vin
doux, & les faire aualer en forme de pilules : La mauue cuitte dedans vin doux
fait le mesme effet, ou marube vne poignée, vin blanc vne chopine, fenu-grec
pilé, figues trois onces, le tout boüilly iusques à consomption du tiers, luy faudra faire aualer, pendant trois iours, comme aussi luy en estuuer le corps. Autre-   Autre reme-
ment, prenez la decoction de son auec huile, comme aussi axonge de pourceau   de.
reduit en morceaux auec farine, & en suitte oindre par dehors de beurre & de
miel, ou de suc de choux, auec tres-bon vin.

    Pelagonius dit qu'il faut prendre poireaux cuits auec apparitoire, les mettre
en morceaux de la grosseur d'vn œuf, en donner au Cheual pendant trois iours,
auec miel rosat & vin cuit : Il sera bon de luy faire prendre du suc d'apparitoire,
auec le reste de la decoction. La tous qui se contracte en voyage par nonchalan-   Autre cause
ce, se guerit auec du benioin trempé & dissous dedans du vin. Si la tous endom-   de tous.
mage le poulmon, ou qu'elle ébranle la pituite, faut vser de costum quatre onces, hysoppe vne poignée, racine de panais trois onces, myrrhe quatre onces,
marrube, opoponax ana vne once, centaure trois onces; faut tout piler & faire
boüillir dedans vne chopine de miel, & le reduire en pilules, & faire prendre au
Cheual qui a la tous. Ceux qui ont quelque chose de rompu au poulmon, faut
prendre ails, apparitoire pilée auec vieil axonge, meslés & reduits en morceaux,
luy en donner pendant trois iours auec miel & beurre. Autrement, prenez d'a-   Autre reme-
ueus vne poignée, hysoppe, benioin cinq onces, vn peu de sabine, dictame trois   de.
onces, castor demy-once, pauot, nasturce, manne, encens, myrrhe ana vne once,
les faut mesler ensemble, & luy faire prendre auec eau mielée. La tous qui pro-   Autre tous.
uiendra de l'aspreté de la gorge, se guerit prenant deux onces de myrrhe, autant
de semence de lin, nasturce demy-once, raisins de Corinthe, pignons ana deux
onces, miel deux liures, le tout bien pilé, faut faire pilules de la grosseur d'vne
noix, & en faire aualer trois pendant cinq ou sept iours. Il est bon de tuer vne   Remede.
poule, & mesler les boyaux tous chauds dedans du miel chaud, qu'on fera aualer
au Cheual. Il faudra aussi reduire en poudre des bacques de cyprez, des feüilles
d'apparitoire, de parietaire & des ails, & les mesler auec axonge, les tremper
pendant quelques iours dedans du vin & huile, les reduire en pastilles, & les faire
prendre auec des œufs : faut auparauant purger le Cheual auec concombre sauuage, salpetre & vin, puis au troisiesme iour prendre les quatre plus grosses ecor-
ces de squile pilée, auec la grosseur d'vne febue de benioin, demy-septier de vin,
& vne liure d'huile vieille, & luy faire aualer. L'on adoucit la tous auec semence de persil, de macedoine, carottes sauuages ana demy-once, myrrhe, spica
nardi, safran, poivre, flambe bastarde, sel ammoniac, casse ana vne once, les reduire en poudre, & faire pilules auec miel & vin cuit, qu'il faut faire prendre
auec vin. La tragacante trempée pendant vn iour dedans hydromel, cumin, spica nardi, myrrhe, poivre ana vne once, semence de toute-bonne vne liure, vin
cuit vne chopine, faire prendre le tout en potion auec le cornet. On peut donner vne cueillerée de suye bien broyée pendant trois iours, auec vin vieil. Pour   Tous inuete-
la vieille tous, prenez stirac iaune trois onces, myrrhe, opoponax, iris, galbanum   rée, & son
ana deux onces, therebentine quatre onces, iusquiame vne once, ius de pauot   remede.
demy-once, le tout pilé & meslé auec vin, faut faire aualer. Faudra aussi luy ietter du jus de lierre blanc dans les nazeaux, meslé auec vin blanc, ou des feüilles
de ruë verdes pilez auec du vin vieil. La semence & racine de concombre sauuage meslée auec l'auoine, est excellente. Autrement, luy ietter par le nazeau
gauche souphre venant de la mine, & de la sabine meslée ensemble, ou bien de
la racine de panais pilée auec demy-septier de vin, & six onces d'huile; ou bien
faire aualer au matin sabine quatre scrupules, safran deux scrupules, myrrhe vn
scupule, pilé & dissous auec demy-septier de vin, & demy-liure d'huile: ou luy
faire mascher & aualer des choux pilez dedans vne chopine de vin, ou bien luy
ietter par les nazeaux le remede cy-dessus. Les racines de poireaux pilez &

meſlez auec farine priſes à ieun, gueriſſent la tous. La veſce ſans écorce auec de l'orge torrefiée, autant de l'vn que de l'autre, faire aualer auec eau chaude, ou bien des lentilles mouluës, luy en donner pendant trois iours, ſont remedes efficaces. Suc de poireaux auec huile, guerit la tous : la cendre d'olme paſſée par vn couloir, miſe dedans l'eau auec autant d'huile, & trois œufs, eſt de grande vigueur. Autrement, prenez ſuc de marrube, vingt-deux figues, miel demy-liure, faire le tout boüillir, iuſques à la conſomption de la moitié, puis y adiouſter myrrhe demy-once, encens maſle vne once, ariſtolochie deux onces, racine de panais vne once, le tout cuit, faut le mettre dans vn vaſe, & en donner au Cheual deux cueillerées à la fois. Vous guerirez la tous inueterée, ſi vous donnez au Cheual, pendant cinq iours, febues torrefiées vne chopine, cuittes & reduittes en bales de la groſſeur d'vn œuf, miſes & delayez dans vn poëllon, auec trois onces de beurre, deux onces de graiſſe de bouc, fonduës à petit feu, & ayant fait boüillir vingt febues, & deux onces de regliſſe en poudre dedans vne pinte d'eau, iuſques à la conſomption du quart, meſler le tout enſemble, & le faire aualer au Cheual auec le cornet.

Il y a deux ſortes de tous, l'vne ſeiche, & l'autre humide ; elle ſe fait lors que les inſtruments de la reſpiration ſe meuuent auec rigueur pour chaſſer ce qui leur nuit : la ſeiche prouient de l'exſiccation du canal de la reſpiration, ou de quelque apoſteme ou dureté de l'eſtomach, du foye ou du diaphragme, ou quand les humeurs, à cauſe qu'elles ſont adherentes, ne peuuent eſtre chaſſées. L'humide prouient du flux des humeurs qui ſe retiennent ſur ces parties-là. Faut remarquer que la tous longue rend les Cheuaux pouſſifs. Pour curer la ſeiche, ſi elle prouient de froidure, il faut que les aliments échauffent & nettoyẽt, comme paſtons de ſon auec miel, pois rouges, & arrouſer le foin auec du miel ; & pour boire, de l'eau tiede, blanchie auec farine, & proceder comme ont dit les Autheurs ſuſdits, faiſant vſer de maſticatoires, comme de regliſſe, racines d'anemone, ou poix liquide, gomme, atragante, afin de faciliter l'euacuation des humeurs, & meſme faire des ſuffumiges auec racine de tuſſilage hachées, miſes dedans vn pot qui boüille, afin que la fumée entrant par les nazeaux, & par la bouche, penetre aux parties interieures.

HIEROCLES,

Aux tumeurs & contuſions du col.

Si le col du Cheual s'enfle, ou qu'il y ſuruienne quelque tumeur, faut piler du tamariſce, & de la ſquille en egale portion, les meſler auec axonge & cire fonduë ana, ſouphre, eſcume d'argent, manne, encens, ceruſe ana, pilez ce qui le peut eſtre, & arrouſez les choſes ſeiches auec huile roſat, ioignez le tout enſemble, & l'appliquez deſſus la contuſion. Autrement, prenez ceruſes, eſcume d'argent ana, pilez & meſlez enſemble dedans huile roſat, iuſques à conſiſtance de ſyrop. Si le col ſe tumefie, faut y appliquer du ſouphre auec vinaigre chaud.

THEORESTE.

Au col demis.

Si le col eſt courbé, faut ietter le Cheual par terre du coſté où eſt la cauité, & s'appuyer ſur les vertebres qui ſont hors de leur lieu, iuſques à tant qu'elles ſoient remiſes en leurs aſſiettes naturelles, puis faire trois eſtelles de tamariſce, & auec vn poinçon percer le cuir du col du coſté qu'il eſt courbé, & les faire paſſer en dedans en trois endroits, les lier auec vne petite corde, & les lauer trois fois le iour auec vinaigre & huile, les fomenter auec eau chaude, & les laiſſer tant qu'elles tombent d'elles-meſmes.

HIEROCLES,

HIEROCLES,

Aux épaules rompuës.

Faut tirer du fang de là poictrine, & en efté l'arroufer d'eau froide, & de chaude en hyuer, faut laiffer le Cheual en repos iufques à tant qu'il foit guery. Aucuns difent qu'il faut l'eftuuer auec decoction de feüilles d'olme.

Theorefte : Si le Cheual a l'épaule rompuë, faut l'oindre auec bitume, gomme, ammoniac, galbanum, fouphre vif, bdellium ana, meflez enfemble; fi elle
s'entr'ouure, faut tirer du fang de celle qui n'eft pas offenfée ; & fi l'vne & l'autre
font lezés, faut en tirer des iambes de derriere.

Apfirte dit que la luxation ne fe peut guerir, car elle fe fait quand le nerf qui
attache l'épaule fe rompt, ou quand l'article gomphoïde eft hors de fa boëtte,
alors il n'y a point de remedes; car encore qu'on les remettent en leurs lieux, ils
n'y demeurent pas. Quand le nerf eft eftendu, ou que l'épaule eft entr'ouuerte,
ce qui fe cognoift quand le Cheual traine l'ongle en marchant, ou qu'il ne peut
fe fouftenir, lors que l'épaule eft entr'ouuerte, on le guerit, remettant l'article
en fon lieu, & infinuant des lattes de tamarifce en trauers de l'extenfion, eftuuant l'épaule auec huile & vinaigre, & le lieu malade d'eau chaude, iufques à tant
que les lattes tombent d'elles-mefmes : Il faut curer la playe auec defficatifs:
lors que l'extenfion eft aux parties pofterieures, il eft tres-difficile de la guerir, dautant qu'elle fe deffeiche ; faut la bien lier pendant quatorze iours, &
quand elle fera rafermie, y donner vn bouton de feu, afin d'attirer la matiere en
dehors, & la curer comme les autres vlceres; faut, auant tout, tirer du fang de la
veine talaire, pour diuertir la fluxion qui fe feroit tres-grande.

Hipocrate : Si les épaules ou les iambes font demifes de quelque Cheual, en
forte que l'os fe dejette du cofté que le Cheual boitte, faut tirer du fang, & auec
huile & vin eftuuer la luxation; puis pendant fept iours le faire baigner, & le huictiefme le frotter auec vrine d'enfans, vin & huile.

Le mefme dit que fi le Cheual a l'épaule hors de fon lieu, faut, apres l'auoir remi-
fe, la tenir ferme auec des petits morceaux de bois de figuier que l'on mettra dedans autant de trous que l'on aura fait au cuir de la poictrine. L'on cognoift
quand l'épaule eft demife, lors que le Cheual ne peut repliquer fon pas, & quand
il retire la iambe, & lors qu'à la defcente, il femble tomber à tous coups, s'em-
pefchant, tant que faire fe peut, de s'appuyer fur la partie offenfée. Les petits
morceaux de bois qui feront dedans la poictrine, fe changeront de temps en
temps, faudra les arroufer auec huile, mettre deffus de la laine trempée dedans,
ou bien de l'ellebore blanc, des cocques d'œufs brûlées, de la courge, des ceri-
fes, concombre fauuage, pilés enfemble, & appliquez en forme de cataplafme.

Tiberius dit qu'apres auoir remis en fon lieu l'épaule demife, il faut appliquer deffus deux liures de poix, vn peu de colophone, refine, therebentine, galbanum ana deux onces.

Difficilement l'os de l'épaule eft chaffé hors de fon lieu tout à fait, à caufe de
fes liens qui font tres-forts. Quand on a remis l'os, faut fufpendre le Cheual,
afin qu'il ne mette le pied à terre, & l'eftuuer, & appliquer les aftringents neceffaires: quelquesfois il arriue que le Cheual eft entr'ouuent, ou épaulé, alors il
fe fait feparation ou dilatation des mufcles où l'humeur concourt, & s'y corompt
facilement, d'où prouient tres-grandes douleurs au Cheual. Cela fe cognoift
lors qu'il chemine, & qu'il iette la iambe en auant, & la tient fouleuée: quand le
Cheual eft échauffé il ne la fent pas; les fetons appliqués fur ces parties-là, font
fort neceffaires, qui paffent de la poictrine à l'épaule, eftuuant auec fomentations faites de decoction de fauge & de thim, faut fufpendre le Cheual & l'entra-
uer, qu'il ne fe puiffe remuër pendant quinze iours, agitans tous les matins les
fetons: Les entr'ouuertures qui fe font par heurtures, coups ou autrement, faut
les curer, en tirant du fang des deux coftés du col, & en appliquant l'aftringent
fait auec ledit fang, vinaigre fort, dix œufs auec les cocques, deux onces de fang

I

de dragon, trois d'amoniaque, & quatre de farine, volatilles, sans y toucher
pendans cinq iours; & s'il ne guerit pas, faudra pendant neuf iours l'estuuer auec
decoction d'absynthe, sauge, romarin, ecorce d'orme, moëlle d'écorce de pin,
& semence de lin; & si ce remede ne produit la guerison, faut lier le pied de deuant qui est sain, en façon qu'il ne touche la terre, & le faire sauter sur celuy qui
est lesé, iusques à tant qu'il soit bien échauffé, puis tirer du sang, afin d'attirer
les humeurs qui sont concentrés : & pour dernier ressort, aucuns font ouuerture
sous la iointure de l'épaule à l'entour, & la décharnent de la largeur de la main,
& y mettent vne roüe de poil qui remplisse l'ouuerture.

HIEROCLES,

Aux douleurs des épaules & de l'espine.

Si les Cheuaux souffrent quelque douleur aux espaules ou à l'espine, pour
avoir porté quelques fardeaux, ou auoir fait quelques courses, & qu'aux descentes ils sentent quelque douleur au col, faut les lauer auec eau chaude, puis appliquer dessus farine d'orge huict liures, vinaigre sufisamment, manne & encens
demy-once, auec deux œufs, le tout meslé & reduit ensemble; si la douleur ne
cesse, faut y appliquer le feu, & mettre du sel & de l'huile sur la bruleure, puis la
lauer pendant sept iours d'vrine.

Causes diuer-
ses.

APSIRTE,

Au feu sacré.

Le feu sacré arriue ordinairement sur le dos aux Cheuaux, c'est vne tumeur
qui parfois est remplie de sanie, & quelquesfois dure sans apparence d'humeur
couuerte d'vne crouste, faut y faire ouuerture, & appliquer dessus de la poudre
astringente d'écorce de grenade, & l'emplaster de farine, le iour suiuant broyer
des bacques de cyprés, & les mesler auec farine & vinaigre, les appliquer apres
auoir nettoyé la playe, ne faut les lauer d'eau, iusques à ce que la playe soit en bon
estat, on poura y appliquer des feüilles de choux, pilés auec farine.

Hierocles dit que ce feu est tres-dangereux aux Cauales, & qu'il faut couper
les tumeurs qui sont dures, & vser de medicaments comme dessus. Aucuns apres
auoir fait l'incision, lauent la playe de vinaigre, puis y mettent de ladite poudre,
& l'emplastrent le iour suiuant auec farine, ou lentisce palustre, trempée dedans du vinaigre.

Par feu sacré, faut entendre le feu sainct-Anthoine, que les Latins appellent pu-
sula, c'est vne espece de charbon.

Feu sacré,
dangereux
aux Cauales.

PELAGONIVS,

Au cuir adherent.

Quelquesfois les Cheuaux ont la peau tellement desseichée, qu'il semble qu'elle soit attachée aux os, mesme le Cheual, pour nourriture qu'il prenne, ne profite aucunement : ce mal prouient d'auoir souffert des grandes chaleurs, faut le
frotter auec huille iusques à ce qu'elle penetre, puis luy faire prendre auec le
cornet la decoction de panais, tragacanthe, ruë sauuage, mentaste ana demy-
once, persil, melilot, absynthe ana, faire boüillir le tout, & en donner vne chopine tous les matins, dequoy nous auons parlé amplement au premier liure.

Theoreste dit que les Cheuaux quelquesfois s'entr'ouurent les espaules, &
que pour les guerir, faut leur tirer du sang, & le recueillir pour le mesler auec
vin cuit, trois œufs, & cinquante petits limaçons pilez auec leurs coquilles, &
des oignons cuits, les appliquer bien chaudement sur l'entr'ouuerture nouuellement arriuée.

Les causes.

Curation.

TIBERIVS,

De la douleur des Lombes.

Si le Cheual souffre quelque douleur de reins, le train de derriere se contourne en marchãt, & glisse souuent: à quoy il faut remedier auec medicaments com-   Signes.
bustifs, les appliquant depuis la iambe iusques aux genoüils, de costé & d'autre;   Curation.
faut mettre le feu auec des lames de fer, en façon que le feu emporte ce qu'il
touche, puis frotter la place vlcerée auec sel, & y appliquer eau, vin & huile
chaude, faire bruler du pain d'orge, le piler, & en mettre sur les bruleures, laisser le Cheual en repos, & le renforcer auec bons aliments. Autrement, prenez   Autre reme-
souphre vif, bitume & oppoponax, & les appliqués dessus. Il est bon de se ser-   de.
uir de choux pilés, auec vne chopine de vin, & de l'eau fraiche; d'aucuns prennẽt
des feüilles de cyprés, auec vne liure de farine & du vinaigre, qu'ils appliquent sur
le mal; d'autres prennent deux onces de resine liquefiée, ou bien farine d'orge, &
graisse de chevre vieille, les meslent & appliquent chaudement sur la partie
lezée.

    Cette douleur de Lombes peut prouenir de trop grande chaleur, ou de trop
grande froidure, ou d'auoir succombé sous quelque grand fardeau, ou de cheute, le train de derierre estant demeuré dedans quelque fosse, la saignée faite en
mesme temps est fort vtile des cuisses, appliquant le sang auec tres-fort vinaigre
sur les Lombes, comme aussi l'vsage des clisteres, pour tenir le ventre libre.

Remede aux douleurs des cuisses.

    Lors que le Cheual a mal aux hanches, il semble auoir les iambes posterieures   Signs.
liées. Faut luy tirer du sang des deux aisnes, & les lauer auec quantité d'eau chaude; faut les frotter auec vin & huile: Si elles ne guerissent, faut les vlcerer en rond   Curation.
auec des fers chauds. S'il sent quelque douleur depuis le col iusques à la cuisse,
faut tenir la queüe estenduë, & auec battement, tumefier ses veines, & en tirer
du sang. Le Cheual trauaillé de ce mal, a la respiration lezée, & ressent douleur   Douleur d'es-
au dos, & à l'espine; faut le saigner és cuisses, & vser de cataplasmes astringents;   pine.
faut tenir le Cheual en l'estable chaude. Pour les Ischiadiques, prenés colophone   Douleur Is-
vne liure, terebentine, huile vieille ana demy liure, oppoponax demy-once, gal-   chiadique.
banon deux-onces: autrement, prenez euphorbe vne once, adarce, escume de
mer ana demy-once, bacques de laurier quatre onces, poivre vne once, huile
deux onces; si la cuisse est rompuë, ou qu'il y ait receu quelque coup, il respire   Signes de
auec peine, il semble pleurer, le ventre est remply de vent, faut mettre la main   cuisse rom-
sous les lombes, toucher le mal, & exulcerer le lieu où est la douleur: pour en fai-   puë.
re sortir l'humeur, faudra mettre sur l'vlcere sel pilé, en arrouser de la poix, & la
mettre sur la bruleure.

Remede au Cheual qui boitte.

    Par le touchement, on recognoist le mal, car le Cheual ne peut souffrir d'estre
touché où il sent de la douleur. Si l'humeur est au dessus de la corne, par les fri-   Cause.
ctions on la peut dissiper, ou par les scarifications: si elle est au dedans de l'ongle,
faut l'ouurir doucement, puis l'estuuer auec vrine vieille, & y saulpoudrer du sel,   Remede.
la nettoyer auec vn linge ou vne esponge, puis y fondre du suif dessus, auec vne
lame de fer ardante, l'enuelopper iusques à tant qu'il puisse se soustenir: si cette
humeur n'est euacuée, elle se conuertira en sanie; pour lors faudra coupper tout
à l'entour, nettoyer la boüe, & appliquer autour les leniments faits d'huile vieille, miel, & farine de vesce, mettre dessus vne grenade, & des figues pilées. Si le
Cheual boitte, à cause de la douleur des nerfs, faut frotter les genoüils, les jarets   Autre cause.
& les iambes d'huile & de sel. Si les genoüils sont enflés, faut les estuuer auec   Remede.
vinaigre blanc, & y appliquer semence de lin pilée, arrousée d'eau mielée, ou

des efponges trempées dedans de l'eau boüillante, & enduitte de miel : S'il y a de la matiere, faut y mettre du leuain ou farine d'orge, meflée auec vin cuit & eau miellée : quand il fera meur, faudra l'ouurir auec vn rafoir, & le curer auec le niment, dequoy fera dit cy-apres plus amplement.

HIEROCLES,

De la douleur du ventre.

A ce mal, faut confiderer les indices : aucuns donnent les mefmes remedes qu'aux difficultés d'vriner. S'il y a quelque chofe de rompu au dedans, il fuë grandement aux flancs & aux tefticules, le ventre eft enflé, il bat du pied, & fe veautre de cofté & d'autre, comme voulât indiquer le lieu de fon mal, parfois tout le corps tremble ; les mefmes fignes fe rencontrent au Cheual qui fouffre difficulté d'vriner. Pour appaifer cette douleur, faut tirer du fang de la poictrine en quâtité, & ayant la main ointe, tirer la fiente du fiege, y ietter vne poignée de fel, & fouuent l'irriter, afin de mettre hors les execrements, puis eftuuer fouuent auec eau chaude les parties pofterieures, & luy ietter par le nazeau gauche la decoction de bette auec vin cuit, ou bien faire boüillir des figues auec vne pinte de vin & du falpetre, luy faire aualer des feüilles de policulle boüillis dedans du vin, en donner la decoction, le faire vn peu trotter, ne faut luy donner à boire de l'eau le premier iour, mais feulement à manger de l'herbe. Ce mal prouient quelquesfois pour auoir efté mis en courfe, puis tout à coup arrefté, ou pour auoir mangé du grain en fuant, ce qu'il ne peut digerer, d'où prouient la douleur de ventre, ou d'auoir mangé quelque araigne femblable au phalange, qui fe trouue ordinairement dedans le foin, ce qui enflamme tellement le Cheual, qu'il fe iette par terre ; ou bien d'auoir aualé quelque plume de poule, pour lors faut luy faire aualer des feüilles de choux pilées auec demy-feptier de bon vin, & neuf onces d'huile, & luy ietter par les nazeaux du vin boüilly, auec abfynthe, luy donner des clifteres faits auec fouphre pilé & huile. Pour nourriture faut luy donner de l'auoine trempée auec des choux hachez : l'on peut faire le mefme quand les vers caufent cette douleur.

Theorefte dit que fi le Cheual ne digere l'alimêt, il eft fuiet aux douleurs de ventre, ce qui fe cognoift par le grain qu'il rend tout entier, & s'enfle dedans le ventre, ce qui eft caufe qu'il boit plus qu'à l'ordinaire, faut vfer des remedes fufdits, comme auffi de clifteres, auec huile & eau, faire paftilles de fcamonée, & en ietter la groffeur d'vn œuf dedans le fiege : Cette douleur prouient fouuent des humeurs glaireufes meflez de fang, ce qui eft appellé diffenterie, alors le Cheual fe mord les flancs ; il prouient auffi du changement des eaux en voyage : fi le mal eft recent, il fuffira de donner quelque potion : Si les vers caufent la douleur, le Cheual fe veautrera, faut luy donner de l'herbe à puces pilée, corne de cerf ana vne once, oppoponax, meflées auec eau miellée, luy donner auec le cornet, & faire boire la decoction de mente, l'alimenter d'extremités de laurier ; s'il y arriue quelque difficulté d'vriner, faut donner de l'huile, auec vne drachme d'oppoponax.

Aux douleurs de ventre, causées par les vers.

Les fignes font quand les Cheuaux fe veautrent fouuent, & qu'ils mettent la tefte fur le ventre, & qu'ils remuent fouuent la queuë ; faut infinuer la main dedans le fondement, & vuider la fiente, y infinuer de l'eau bien falee, ou du fel mefme, puis piler de la racine de cappe, auec demy-feptier de vinaigre, & faire aualer, cecy fait mourir les vers.

Eumelius dit qu'il faut mettre du falpetre dans l'eau qu'on luy donne à boire, mefme en faulpoudrer le foin, & luy ietter du fuc de choux dans les nazeaux, meflé auec vin cuit, ou luy faire aualer du camomille pilé auec vin & huile.

Du Farcin selon diuers Autheurs.

Aucuns difent qu'il y en a de fix fortes, le cordé, le cul de poule, le volant, le chan-creux, le mouchereux & l'interieur. Autres ont dit qu'il y en auoit de huict fortes : Sçauoir le cul de poule, le fanguin, le couillon de cocq, le mouchereux, le ladre, le blanc, le charbonnier, & le volant. Les Allemans difent qu'il n'y en a que de trois fortes, celuy qui vient aux nafeaux, aux iambes, & aux tefticules. Aucuns ayants égard à la partie affectée, difent qu'il y en a de quatre fortes, le volatile à caufe qu'il va çà & là indifferemment, celuy qui naift à la poictrine, qu'aucuns quoy qu'improprement appellent Anceur, le cauin celuy qui vient aux iambes, & le mentage qui vient entre le col & les machoires, où font les glandes. D'autres difent qu'il y en a de trois efpeces, ayant égard aux accidens, la premiere eft appellée talpine, à caufe que l'humeur qui eft amaffée le long de la veine, reprefente la figure d'vne taupe, qui eft celuy qu'ordinairement on appelle cordé : l'autre fourchu, à caufe qu'il fe bifurque : l'autre eft celuy qu'on appelle mouchereux, à caufe qu'il a quelque reffemblance aux mouches. D'autres difent & auec raifon, qu'il y en a quatre efpeces : fçauoir blanc, rouge, iaune, & noir, fuiuant les quatre caufes qui le produifent, le blanc qui prouient de la pituite, ou d'humeur œdemateufe, le rouge qui prouient du fang, le iaune de la bile, & le noir de l'humeur melancholique : Les caufes de cette maladie font les mauuais aliments, le trop grand repos, les trop grandes fatigues, la repletion & la corruption de la maffe du fang. La caufe coniointe eft l'humeur pouffé par la nature à la partie affectée, laquelle tafche de fe décharger. Ordinairement cette maladie paroift d'abord aux parties fpongieufes & glanduleufes du Cheual, comme entre les machoires & le col, ou à la poictrine, ou aux cuiffes proche les tefticules, & quelquesfois auffi quoy que rarement il paroift en mefme inftant par tout : les tumeurs en leur naiffance, par fois ne font pas plus groffes qu'vn pois ou qu'vne aueline, ou qu'vne noix, qui difficillement fe detachent de la chair, elles s'ouurent d'elles-mefmes, à caufe de la grande acrimonie de l'humeur, qui eft amaffé & fait enfler les parties voifines. On cognoiftra le farcin prouenant de pituite des bords de la playe, qui feront blācs & durs, & c'eft celuy qui trauaille moins le Cheual ; Le farcin rouge ou le fanguin fe cognoift par la rougeur de la playe, & par fa fanie teinte de rouge, le iaune par la couleur ianne de la playe & par l'inflāmation grande, & mefme par les excremēts qui font teints de bile. Le farcin noir fe fait auffi cognoiftre par la liuidité & noirceur de la playe, la dureté de fes lévres & fa fanie adufte. Plufieurs fuiuant le Fabre, difent que le mentagre fe cognoift, lors que les puftules font à la circonference des machoires, & que la tefte en eft auffi toute pleine, & lors qu'il iette par les nafeaux quelques humeurs iaunes, rouges, liuides, ou noires felon l'humeur peccante, & alors la tefte, les iointures des iambes, & les flancs f'enflent, & les yeux font larmoyants, & les pieds fe contournent, à caufe que le cerueau qui eft le principe des nerfs, eft affecté. Ils appellent le farcin Anceur, lors que la glande de la poictrine s'enfle, & que le Cheual perd l'appetit, & qu'il baiffe la tefte ne la pouuant fouftenir. Le farcin de Chien eft celuy qui vient en dedans de la cuiffe aux parties glanduleufes, & qui defcend le long de la veine qui va au pied : l'autre eft appellé farcin volant, à caufe qu'il n'a pas de lieu determiné. Ce dernier eft le plus facile à curer, le mentagre eft tres-dangereux, & produit fort fouuent la morue. Si celuy de la poictrine ne fe iette en dehors, il menace de mort l'animal : fi celuy d'entre les cuiffes fe iette fur les iambes, la cure en eft longue & difficile. Pour curer cette maladie, il eft tres-certain qu'il faut commēcer par la faignée felon l'aduis de Sutorius & d'Ametus, du cofté oppofé du lieu, où il y a plus grande quantité de tumeurs, & plus ou moins, felon l'humeur qui peche, & felon la force & vigeur du Cheual, lors qu'il abonde en fang il en faut tirer iufques à tant qu'il s'affoibliffe, en vne ou plufieurs fois obferuans de luy donner pour pafture toutes chofes qui rafraichiffent, & particulierement en Efté, & à boire des beuuerons faits auec farine d'orge : en fuitte faudra le purger auec medicaments propres pour euacuer les humeurs contagieufes, choleriques & flegmatiques. A quoy fera tres-propre ce qui s'enfuit, diuifé en trois dofes, & donné par trois matins fuiuants. Prend racine d'hyeble hachée vne liure, faits bouillir, & cinq liures de vin, exprime fort, puis à cette decoction adioute-y vne once d'aloë, vne once de centaure & autant d'opoponace, re-

I ij

Farcin de plufieurs fortes.

Caufes.

Signes du farcin.

La dureté de fes lévres.

Cure.

Remedes.

düits en pouldre, ou bien on pourra donner vne once d'agaric, & demy-once de rhubar-be en poudre, diſſouds dedans de l'eau ou du vin. Il faut reïterer ces remedes purgatifs de temps en temps, iuſqu'à gueriſon du mal, aucuns donnent par interualle de la reïteration des medicaments ſuſdits, quelque peu de theriaque, ou de metridate le matin, diſſould dedans vn peu de vin, & dedans l'auoine qu'ils mangent, du ſemperuiuum, ou ioubarbe hachée, lors qu'on void que les parties s'enflamment & ſe groſſiſſent, afin que la matiere ſuppure pluſtoſt, on pourra frotter les tumeurs auec axonge de porc, & beurre meſlez enſemble, & y donner quelques boutons de feu, auant meſme ou apres que la tumeur ſera percée, pour ſuffoquer la malignité. Aucuns ne voulans appliquer le feu, ſe contentent de faire inciſion à la tumeur, & y inſinuent dedans la groſſeur d'vn pois chiche, d'arſenic ſublimé, enueloppé dedans vn peu de coton, & le laiſſent le long du iour, puis curent la playe auec medicamens ordinaires: ce que i'ay veu pratiquer en Flandre, à vn vieil Caual-lier Polonois fort ſçauant, qui en moins de ſix ſemaines, qu'il demeura priſonnier de guerre, par les voyes ſuſdites gueriſt plus de deux cents Cheuaux: Il eſt vray que dedans ce nombre, il y en euſt quelqu'vn, qui pour s'auoir frotté les tumeurs où eſtoit cet arſenic, fut fort long-temps à ſe guerir: à quoy il faut diligemment prendre garde. Au far-cin qui vient aux enuirons de la teſte, outre les purgations & euacuations, il ſera ne-ceſſaire de tirer du ſang des veines de la teſte, de l'vn & l'autre coſté, & d'attirer en de-hors les humeurs, frottans les glandes, auec la main ointe de beurre chaud, meſme d'ap-pliquer quelque ſeton ſoubs la gorge, & à la poictrine faire vn petit trou, & y mettre de-dans vn petit morceau d'ellebore, & l'y laiſſer vn iour entier. On pourra auſſi en faire tenir par interualle à la bouche du Cheual, que l'on attachera au mords du fillet ou bri-de, afin d'attirer les humeurs, de crainte qu'il ne ſe iette ſur le cerueau. A celuy de la poictrine, on pourra appliquer vn ſeton entre les iambes, & de temps en temps le re-muer, afin d'attirer, puis appliquer le feu à l'entour de la tumeur. Le mal eſtant aux cuiſſes, faut empeſcher que les humeurs ne tombent ſur les iambes, y appliquant des aſtringeants faits de bolarmeni, terre ſigillée, craye & vinaigre, & autres plus forts ou ſemblables.

Albert dit qu'entre cuir & chair, il s'y engendre vne corruption de ſang, qui paroiſt comme vne fiſtule, & que l'vne eſtant reſerrée, il en reuient vn autre, ce qui fait languir le Cheual, & qu'elle prouient de trop grande repletion, ou de ce que les chairs ſont trop humectées, ou bien de trop grand repos apres vn grand trauail, & de trop grande nourri-ture, n'ayant eſté ſaignée ny purgée, outre qu'ordinairement les pores ſe reſerrent par où les ſueurs, & humiditez ſuperfluës ſe deuroient euaporer, leſquelles eſtants retenuës, ſe iettent ſur les parties les plus foibles, & les plus diſpoſées à les receuoir. Ce mal peut prouenir auſſi de coups qui n'ont point eſté curez, ou bien de contagion. Dedans le commencement on peut tirer du ſang de la veine du col, & rafraiſchir le Cheual par toutes ſortes de paſtures, & quelquesfois le faire ſuer. Vegece ordonne que tous les boutons ſoient brulez iuſqu'au fond, & que les playes ſoient curées auec poix liquide, miel & huile, meſlez enſemble, & que la nourriture ſoit paille ou verdure, luy faiſant aualler dedans du vin, pendant pluſieurs iours, de la poudre de myrrhe, de gentiane, ariſtoloche longue, baques de laurier, & raclure d'yuoire, ana: la doſe eſt vne cueillerée, & en ſuitte potions faites auec decoction, d'vne liure de racine d'hyeble, cinq liures de vin, centaurée, opo-ponace, aloë, ana vne once mis en poudre, & meſlez pour trois diuers matins ſuiuants, le donner vn peu tiede, faut tenir le Cheual en grand air, & meſme le laiſſer pendant l'Eſté à la roſée. Le Ruffe & le Creſcenze dit que quand l'humeur s'eſt iette ſur les iam-bes, qu'il faut fort ſaigner de la veine du col, & qu'en ſuitte il faut appliquer des ſangſuës, ou des ſetons à la poictrine, & entre les cuiſſes, & que ſi ils ne gueriſſent, qu'il faut faire in-ciſion au cuir, & auec les ongles arracher les boutons, ſans y rien laiſſer. Aucuns pour
oſter les humeurs qui ſont reſté aux iambes, y appliquent quantité de ſangſuës. Ruſſius en toute ſorte de farcin, faiſoit tenir dedans la bouche du Cheual, pouldre d'ellebore blanc trempée dedans l'eau, & eſtans par tout le corps, il le curoit auec la ſaignée, & à celuy de la poictrine outre la ſaignée, il faiſoit appliquer vn ſeton entre les iambes, & y faiſoit faire vn cautere tres-profond qu'il rempliſſoit d'etouppes trempées de-dans blancs d'œufs, tenant le Cheual en repos pendant trois iours, puis luy faiſoit faire vn peu d'exercice, le gardant bien du vent à cauſe de la pamoiſon, afin de diſſi-per les humeurs: il deſſeichoit les playes auec ſouffre, nitre, poivre, chaux viue, laict de

tintimalle, & huile meſlez enſemble & reduits en vnguent. Pluſieurs ſe ſont vantés de guerir cette maladie par paroles, ce qu'il faut reietter, cōme choſe qui ne peut eſtre : I'en ay veu d'autres qui mettants dedans l'oreille du liere terreſtre pilé, l'y laiſſant quelque temps, ont produit quelques effets, & meſme d'autres apres les euacuations ordinaires, fendre le cuir au milieu de la teſte, & y inſinuër de la racine d'hyeble en croix, & en ſuitte y appliquer vne emplaſtre de poix de Bourgogne, & ſelon l'abondance de la matiere qui en decouloit, ils le changeoient de temps en temps, ce qui eſt tres-excellent, lors que le cerueau eſt attaqué, & d'autres l'inſ.nuer au col en meſme façon ou quelqu'autre racine de pareille nature & d'autres auſſi & auec vtilité, apres les euacuations ordinaires, ont fait vſer de la pouldre, de la feüille ou de la racine de pataſites, la meſlans dedans l'auoyne, continuant pendant quinze iours & meſme vn mois; & il n'y a point de doute qu'elle eſt tres propre pour purifier le ſang, meſme prouoque la ſueur. Les Allemãds d'abord dõnent le feu à tous les boutons, en quelques lieux qu'ils puiſſent eſtre, prenant pourtant garde de n'offenſer aucunes veines, tendrons, arteres, ny nerfs, & à ceux qui ſont aux enuirons des cuiſſes en ſuitte du feu y applique du verd de gris, à ceux du nez du verd de gris meſlé auec de la cendre d'os de Cheual, & à ceux qui ſont aux enuirons des teſticules, du verd de gris, auec ſouffre, ſemence de iuſquiame meſlez auec axonge de porc. D'autres ſe contentent en ſuitte des boutons de feu, d'y appliquer de la moëlle de cerf. D'autres aſſeurent que mettant auſſi-toſt du ſuc de ciguë, meſlé auec du vin, en dedans, que le farcin ceſſe : D'autres extirpent les tumeurs, & lauent la playe auec ſuc de perſicaria : D'autres font manger des feüilles de chardons au Cheual infirme, & appliquent deſſus les playes de la racine de l'herbe appellée phu pilée : D'autres prennent racine de poligone, charbon de bois de cheſne, abſynte, ſel & orge entiere, reduiſent tout en pouldre, & en mettent vne poignée, ſoir & matin dedans l'auoine. Aſſirte appelle farcin le herpes qui eſt vne Herpes. vlcere qui ſerpente ſous le cuir, & dit qu'il ſe peut guerir auec la racine d'aſphodelus, boüillie auec du vin, & appliquer deſſus les vlceres. Et Hierocles dit qu'il faut faire inciſion tout à l'entour, iuſques aux parties ſaines, & y diſtiller dedans ſuc de pomme grenade; & en ſuitte appliquer deſſus l'emplaſtre, faite de l'iſimachia, & d'orge, ayant laué la playe auec bon vinaigre. Il y en a qui appliquent de l'vnguent ſur les vlceres qui ſont cauſtiques : d'autres y mettent ſeulement vn petit morceau d'ellebore noire, en dedans du bouton, & l'y laiſſent vn iour entier, puis ſur la playe iettent de la chaux viue de temps à autre. Aucuns ont dit auec le Ferare, que cette maladie eſtoit la verolle des Cheuaux, & que pour cet effet, il failloit proceder à la curation, en purifiant le ſang par toutes les voyes, & en appliquant ſur les playes du precipité, du calcantum, alun brulé, reſigalle, & autres medicaments de pareille nature : Aucuns prennent de la chaux viue, & l'eſteignent auec du miel, puis en font vn gaſteau, & le font reduire en charbon à petit feu, & en ſuitte prennent de cette pouldre, & en mettent ſur & dedans les playes, auec de l'eſtouppe hachée : D'autres auant que de mettre le feu, inſinuent dedans les tumeurs vn peu de ſouffre, afin d'en oſter pluſtoſt le venin, & de le mieux faire bruler. Les Cheuaux qui n'ont eſté bien purgez pendant qu'ils ont eu le farcin, demeurent ordinairemẽt morueux : C'eſt vne pure folie que de croire, qu'on puiſſe guerir le Cheual du farcin, ſans auoir purifié la maſſe de ſang qui ſe fait, tant par purgation que par ſaignée, en nourriſſant le Cheual de toutes choſes qui rafraichiſſent, & s'il échoit qu'il ſe gueriſſe, on peut dire que c'eſt la nature, & non le medicament appliqué exterieurement, ny pendu au col, ny à la queuë, & encore moins les paroles : c'eſt pourquoy il ne ſe faut pas eſtonner, s'il reuient de nouueau, ou ſi la morue luy vient.

De la courbature, encordure, foulure & bleſſures, des ligaments, des iointures, Cheuaux pouſifs.

La courbature, fourbure & encordure, ſont ordinairement pris l'vn pour l'autre, & les Cheuaux ſont appellés courbatus, lors que les nerfs & les muſcles, qui s'inſerent aux paſturons des pieds de deuant ſont retirez & racourcis, en façon que la iambe ne peut ſe Signes. plier, ny en dedans, ny en dehors, & qu'elle demeure courbée, & aucunefois les muſcles interieurs ſeuls, & quelquesfois les exterieurs, & ſouuent les vns & les autres ſont retirez.

Aucuns parlants de l'encordure difent, qu'elle fe fait par la congelation d'humeurs aux enuirons des nerfs, & des mufcles fufdits, en forte que le Cheual ne peut auancer, & femble qu'il aye les iambes liées. L'vn & l'autre prouiennent de mefme caufe : Sçauoir de fatigue & trauail demefuré, & d'auoir fouffert froid, en fuitte de la chaleur. En cette occurrence faut vfer des remedes propres pour addoucir les nerfs, ayant égard de commencer à les appliquer à la couronne du pied, & de finir à leur origine. A quoy pourront

Cure.   feruir les huiles de vers terreftres, de laurier, de lin violat tiede, & autres de pareille nature, feuls ou meflez, & reïterer deux fois le iour, iufques à tant qu'ils foient gueris, fera befoin cependant de faire marcher le Cheual peu à peu, apres le troifiéme iour de repos ; afin que les nerfs fe puiffent plus facilement degourdir. La nourriture fera hu-

Nourriture quelle.   mectante, comme font feüilles de vignes, chiendent, & beuuerõs faits auec farine d'orge, en eau vn peu chaudelette. Plufieurs & auec vtilité fe font feruis de l'emplaftre fuiuant, fait auec farine de femence de lin, fenu-grec, racines d'altée cüittes en eau, & pilées auec farine d'orge & huile violat. D'autres pour appaifer la douleur des nerfs & les mollifier, prennent opoponax, therebentine, ana trois onces, galbanum vne once & demie, huile vieille vne liure, faut piler ce qui le doit eftre, & faire cuire à petit feu, iuf-

Nerf foulé des iointures.   ques en confiftence d'onguent, puis l'appliquer auec des linges. Pour bien faire penetrer les medicaments, faut frotter fort auec la main tant les principes que les nerfs, mefme lors que les ligaments font foulez ou lefés, faut vfer des mefmes leniments, & par internalle faire des fomentations auec eau chaude.

Quel eft le Cheual poufif.   L'on ne doit appeller poufif vn Cheual, que le poulain ne foit vlceré, ce qui fe connoiftra lors que la refpiration fera fort lefée, & par le battement des flancs, la tous feiche ou humide, & la maigreur de l'animal qui fe fait en vn inftant, le mal eftant vieil ne peut eftre gueri, & eftant recent il le peut difficillement eftre : pour cet effet, faut fe feruir de medicaments qui ayent vertu de nourrir, & confolider, comme font le laict de chevre d'afneffe, l'orgeade, defquelles le Cheual fera nourri iufques à tant qu'ils foit gueri : quand les vlceres font inueterez, le Cheual eft melancholique, fait bruit en refpirant, & iette par les nafeaux & par la bouche des matieres puantes, & le flanc bat à outrance, & le ventre inferieur : il boit & mange plus que l'ordinaire, les parties qui s'amaigriffent les premieres au Cheual poufif, font la poictrine & le col, & fe couche fort peu, il tache de s'appuyer, & eftant pres de fa fin, il boëtte, & quelques petites tumeurs paroiffent fur le dos, mefme iette les yeux fur la partie offenfée. Pour ce qui eft de la difficulté de refpirer la poudre de fouffre vif, delaiée en vin doux, & reïterée par plufieurs fois, eft tres-excellẽte, ou biẽ meflée parmi l'auoyne, du poids de trois ou quatre drachmes, cõme auffi quantité de remedes, defquels nous auons parlé aux maladies du poulmon, qu'improprement on appelle pouffe, laquelle ne prouient que des humeurs acres, qui fe iettent fur le poulmon : c'eft pourquoy auffi-toft que l'on void que le Cheual iette par les nafeaux, & qu'il touffe, il y faut donner ordre : car en fuitte de la toux, vient la pouffe, & c'eft chofe ridicule de dire qu'on peut guerir la pouffe auec la facilité, dont la plufpart de ceux qui fe meflent de donner des remedes aux Cheuaux, fe vantent, lefquels témoignent bien ne connoiftre pas cette maladie là. Aucuns pour recognoiftre fi le Cheual eft poufif, prennẽt garde s'il y paroift vn cordon aux flancs, & s'il femble que les pointes des faulfes coftes fe releuent en refpirant, & que le ventre s'afaiffe en expirant ; d'autres prennent garde fi en attirant l'air, il comprime deux fois les flancs en deux diuers temps, & s'il la reiette tout d'vn coup auec vigueur, ou bien fi en refpirant ils l'attire tout à vn coup, & en l'expirant s'il hauffe deux fois les flancs. D'autres en expirant laiffent aller tout doucement les flancs en leur lieu, puis en vn inftant auec grand effort le repouffent, en forte que fouuent on void en dehors les pointes des faulfes coftes éleuees, & tout le ventre iufques aux efpaules : quoy que c'en foit, le poulmon fe peut dire eftre bleffé, lors que le Cheual ne refpire pas naturellement, & que les flancs trop ou peu fe hauffent & fe refferrent : Quelqu'vns ont la touffe feiche, d'autres l'ont humide, aucuns l'ont par interualle, d'autres l'ont toufiours, aucuns en touffant tiennent la tefte baiffée, d'autre hauffée, & iettent par les nafeaux des humeurs claires ou groffieres, & par la bouche ils foufflent fort, & font melancoliques, ont les yeux iaunatres ou rouges, mefme le fondement fe iette en dehors fort fouuent, le membre auffi eft pendant hors du foureau.

PELAGONIVS,

*Contre les douleurs de coliqué, & celles qui prouiennent d'auoir
mangé du foin pourry.*

Quand le Cheual a la colique, il tombe, comme s'il estoit trauaillé du mal ca-
duc : par interualle, il prend vn peu de repos, puis il retombe dans les mesmes
douleurs : il se veautre lors qu'il est couché, il tremble quand il boit de l'eau fraiche, il suë & respire difficilement. Celse fait prendre rapontique, poivre, ails, Seur remede.
persil, semence de fenoüil, poivre noir, marrube ana, anet vn scrupule, centaure
vne once, camapiteos demy-once, pollicule, ruë, semence de persil ana vne once, eupatoire, gingembre demy-once, miel deux liures, faut piler les choses seiches, & les passer par vn tamis, & mesler auec miel, en donner la grosseur d'vne
aueline dedans vn demy-septier d'eau chaude, ou bien quatre cueillerées de
miel, poudre d'encens vne once, cinq cueillerées de vinaigre, vin vieil vne chopine, le tout meslé ensemble pour trois potions, en trois iours differents, & promener le Cheual estant bien couuert. Il y en a qui desseichent à la fumée de l'é- Autre reme-
de.
corce de cappe, puis auec poivre & vin, en font aualer au Cheual. S'il a contracté
cette maladie pour auoir mangé du foin mauuais, il respire auec difficulté, & est
tousiours en action, & ne peut se soustenir, faut tirer du sang du ventre & des é-
paules, luy arrouser la bouche de vin cuit, mesme luy en faire aualer : faut le
nourrir d'aliments qui fassent vriner. Aucuns luy frottent le palais de sterc humain, d'autres donnent de la fiente de lieure, auec neuf cueillerées de miel, &
quinze grains de poivre, meslez auec suc de choux.

De quelque occasió que puisse prouenir la douleur du ventre, le principal poinct
est d'euacuer les fesses, ce qui se doit faire par la voye des clisteres, & s'il y auoit
quelque obstacle, faudra vser de pastilles faites auec scamonée, ou couper vne ci-
troüille en croix, l'emplir de sel & d'huile, & l'introduire dans le siege, qui pro-
uoquera aussi à vriner. Aucuns, auec vtilité, font frotter le ventre auec vn baston
bien polly par deux hommes, tirant tousiours en la partie posterieure, ayant oint
le ventre auec huile chaude, & ayant donné vn clistere fait auec decoction de camomille, d'anet, fleurs d'hypericum, melilot, artemise, fenoüil, anis, y adioustant huile de ruë, de lin, auec deux onces de miel rosat, ou vin cuit, auec vn peu
d'eau de vie : ce remede est particulier pour les ventositez.

APSIRTE,

De la douleur du foye.

Si le Cheual ressent quelque douleur au foye, il iette la veuë sur le lieu de son Signes.
mal, il se plaind, il a la bouche seiche, la langue aspre & le gosier, il ne peut se
coucher sur la partie dolente, ny demeurer en vne place, quoy que sa douleur en Curation.
deuienne plus grande : pour le guerir, faut le peu trauailler, luy faire bonne licstie-
re, le frotter auec vin & huile, faut luy donner à boire de l'eau tiede auec du salpetre : La feüille de polieuil cuitte en vin, iettée par les nazeaux, & prise par la
bouche, est tres-excellente. La poudre d'iris meslée auec vin & eau fait le mesme, comme aussi la polemonion pilée auec vin, & l'herbe à pulce, dónée auec vin
& huile : faut tremper l'auoine qu'on luy donne à manger dedans de l'eau chaude.

Hipocrate dit que si le Cheual est lezé au foye, le corps se maigrit, il ne peut Autres signes.
mäger, les veines s'enflent & iettent du sang, ce qui marque quelquesfois qu'il y a
quelque chose de rompu aux poulmons, faut le saigner au col, luy faire prendre
myrrhe & encens le poids de deux scrupules, dedans demy-septier de vin & d'huile, luy donner de l'eau boüillie auec farine, à cause du degoust qu'il a. Si le mal
continuë, faut tirer du sang des deux costez : Cette maladie prouient aucunesfois
de cheute dedans des lieux pierreux, alors faut leur donner quinze drachmes de

I iij

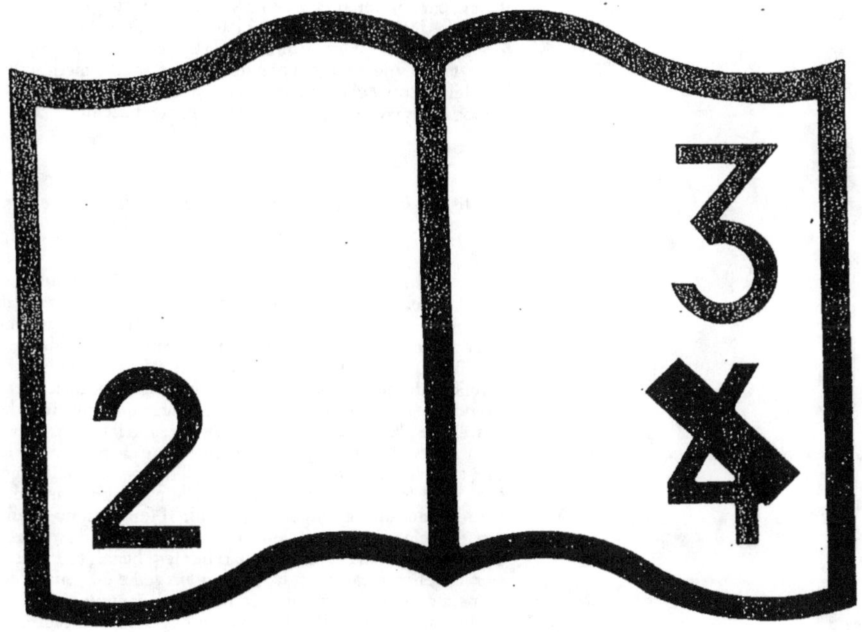

Pagination incorrecte — date incorrecte

NF Z 43-120-12

commin, auec vin & huile, ou miel, nitre, commin, huile & eau, qu'on peut faire iniection par les nazeaux : fi le mal ne s'appaife, faut tirer du fang au deffous des genoüils, des iambes de deuant, & appliquer le feu fur la troifiéme cofte des flancs, par le milieu, auec vne verge de fer rougie au feu, & qu'il y ait quatre doigts de diftance d'vn vlcere à l'autre. La decoction de grenoüille auec vin, eft fort profitable, eftant donnée par la bouche, ou bien vne pomme grenade bien pilée, fafran vne once, vn peu de commin pilé & meflé auec vin : le mefme fait le polemonion, & l'oignon fauuage, auec poivre & vin, ou beurre miellé, opoponax, & myrrhe ana, pilez & iettez par les nazeaux.

A P S I R T E,

De la difficulté d'vriner, douleur de ventre, du ftillicide, & de la fuppreffion de l'vrine.

Signes. Les coftes, les tefticules, & les flancs fuent au Cheual qui fouffre ces douleurs, le ventre s'enfie, il bat du pied, & fe tourne la tefte de cofté, comme s'il vouloit monftrer fon mal; il tremble quelquesfois par tout le corps, il bat la queuë en courant, il fe veautre & fe iette fur les feffes, le membre eft tiré dehors, & diftille goutte à goutte : *Curation.* faut curer le Cheual qui eft trauaillé de ce mal auec infufions de medicaments, faifant cuire des poireaux auec fes feüilles, ou bien prendre le fuc enuiron deux liures, meflées auec vne liure de bon vin & deux onces d'huile, l'infinuer par le nazeau droit, puis faire marcher le Cheual & courrir, pour faire refoudre ce qui empefche l'vrine : le mefme fait la decoction d'abfynthe, auec vne liure de vin, ou vn peu d'opoponax meflé auec autant de vin, ou bien de la femence de raues dix drachmes, donnée auec du vin en pareille mefure, ou autant de femence de perfil. Il fera bon luy donner de l'ache auec du vin, & racine de fenoüil fauuage, & fera à propos de mettre dedans le fiege deux oignons bien aërez, & faire marcher le Cheual, & l'exciter à la courfe, luy lauer les feffes d'eau chaude. *Veffie renuerfée.* Quand la veffie eft renuerfée, ne faut introduire la main dedans le fiege pour la remettre, dautant qu'elle ne fe peut toucher, & qu'elle ne bouge iamais de fon lieu, qui eft fur l'os facré. Le mal de veffie, des inteftins, & la paffion cardiaque, font trois maladies infupportables au Cheual, aufquelles on peut adioufter l'hordeation ou fourbure, la douleur de ventre *Paffion cardiaque.* & l'efchinance. *Douleurs de ventre.* Au Cheual qui eft trauaillé de douleurs de ventre, faut tirer du fang de la poictrine en quantité, & vuider les feffes auec la main, en fuitte *Remede.* y ietter du fel & du miel, arroufer le dos & les feffes auec eau chaude, & luy ietter par les nazeaux la decoction de bette, auec demy-feptier de vin doux, en outre luy donner par la bouche la decoction de figues, dedans vne pinte de vin, & vne once de falpetre, ou la decoction de policulle; il ne faut luy donner du grain pendant trois iours. La difficulté d'vriner prouient fouuent pour ne luy en auoir donné le temps : mefme il eft bon, en voyageant de l'inciter par interualle à ce faire. Les conduits par où paffe l'vrine, s'enflent facilement, ce qui caufe de grandes douleurs : quelquesfois ce mal prouient de ce que le Cheual ne fait point d'exercice, pour lors il tombe des humeurs dedans la veffie, d'où vient qu'elles s'écoulent goutte à goutte. Cette douleur vient auffi de froidure, à quoy l'on remedie, faifant chauffer le Cheual prés d'vn feu : d'autres pour le faire vriner, le conduifent dedans des boües ou des eaux où ayent efté d'autres Cheuaux. Mago de Carthage affeure que quand le Cheual a difficulté d'vriner, qu'il eft guery en limant de l'ongle de deffous le pied, & luy en iettant auec vne chopine de vin dedans les nazeaux

Les Polonnois, pour faire vriner le Cheual, le couurent, & font vn fuffumige au ventre & aux tefticules, auec caftoreum mis fur le brafier, & le font promener. Ils vfent auffi d'vn balanus auec fel & miel, & l'introduifent dedans le fondement, tant pour les douleurs de ventre, que pour la difficulté d'vriner, dont les douleurs font de trois fortes felon les accidents. La premiere eft appellée des Grecs d'iſſurie, qui eſt quand le Cheual ne peut vriner qu'auec peine : la ſeconde eſt di-te ſtrangurie, à cauſe que l'vrine ſe rend goutte à goutte ; & la troiſieſme ſuppreſ-ſion d'vrine, lors qu'elle ne ſe rend point du tout. Les deux premieres ſe gueriſ-ſent, comme il a eſté dit cy-deuant. Pour la ſuppreſſion, elle eſt tres-dange-reuſe & tres-difficile à curer ; les choſes acres cauſent plus grande obſtruction, & augmentent le mal : faut fomenter les lieux auec eſponge trempée dedans eau chaude, & donner à boire du vin cuit auec eau chaude enuiron vne chopine ou de l'hydromel, que l'on peut auſſi ietter par les nazeaux, ou bien la decoction de bette, comme auſſi celle de maulue meſlée auec du vin cuit, faut donner de l'herbe à manger, s'il s'en trouue, ou en tout cas arrouſer le foin auec eau miellée ; quand les Cheuaux paſſent dedans quelque eau profonde en voyageant, faut les prouocquer à vriner auſſi-toſt qu'ils en ſont dehors, parce qu'en ce cas ils ſont fa-cilement tourmentez de cette paſſion.

Hierocles dit que le ſterc du chien donné auec ſel & amoniac, eſt de gran-de vtilité, ou bien deux teſtes d'ails pilés auec vin : en ſuitte faire courrir le Che-ual. Autrement, faut prendre de la racine d'hieble pilée auec vin, en ietter par les nazeaux, comme auſſi la decoction chaude de ſabine, & en eſtuuer les coüil-lons ; ou vne punaiſe viue miſe dedans l'oreille, & vne autre pilée, miſe dedans le conduit de l'vrine. La ſece de l'vrine de Cheual meſlée auec vin, & ietter par les nazeaux, prouoque l'vrine ; faut donner par la bouche racine de percil, auec vin doux & eau miellée. D'autres luy donnent vne areigne pilée auec vin : Pour la ſtrangurie, faut prendre fiente de pourceau quatre onces, auec vne chopine de vin, le tout pilé & meſlé, luy font aualer.

Iſſurie.
Strangurie.

Diſſurie.

Remedes.

Autre reme-de.

THEORESTE,

A l'exſiccation de la peau.

Ce mal prouient de l'excés de trauail, ou de maladie, & langueurs, principale-ment lors que le Cheual a eu froid apres la ſueur, ou apres eſtre dechargé de quelque peſant fardeau, qu'il eſt expoſé à la pluye. Faut faire boüillir du laurier, en frotter la peau, en ſuitte d'huile & de vin meſlés enſemble : aucuns prennent la marc d'huile d'oliue, le meſlent auec vin & graiſſe, & ſe ſeruent en ſuitte de fomentation, comme nous auons dit ailleurs.

Diuerſes cau-ſes.

Curation.

APSIRTE,

Les remedes pour les abſceʒ.

Faut l'ouurir en la partie inferieure, afin que la matiere en puiſſe ſortir plus fa-cilement, & nettoyer l'inciſion, & la lauer auec vrine chaude, y appliquer leni-ments faits de poix liquide & d'huile ; & ſi l'on ne peut lauer cette partie, faut y faire diſtiller du ſuif fondu : aucuns y mettent le feu, puis les lauent auec de l'vrine vieille, en ſuitte y appliquent vieille axonge, & de la poix liquide meſlés enſem-ble.

Curation.

PELAGONIVS,

A la luxation de la vertebre.

Faut premierement la lauer auec ſauon, puis mettre de l'huille dedans de l'eau de pluye, & le blanc d'vn œuf, les agiter enſemble iuſques à l'incorporation, ou prendre des cendres de bois de figuier, auec du vin en ſuffiſance, vn peu d'huile auec le blanc de deux œufs meſlés enſemble. S'il y a quelque choſe de demis au dos, faut prẽdre reſine quatre onces, verd-d'airain deux onces, les faire cuire auec huile, & s'en ſeruir dans l'occurrence. Pour les Mulets bleſſés au chinon du col, faut prendre lard nouueau deux liures, vinaigre quatre liures, les faire boüillir

Curation.

iufques à la confomption du tiers, couler le tout, & en oindre la partie lezée. Si les vertebres reffentent quelque douleur, faut faire tirer du fang, & appliquer deffus des onguents chauds, comme d'axonge vieille, d'huile, nitre, poix liquide, bitume, bacques de laurier, defquelles l'on oint les bleffeures, les meflant auec vin, puis on donne vne potion faite de gingembre, perfil, cumin, jus de pauot, bacques de laurier fuffifamment, auec vin & miel: fi la douleur eft grande, faut appliquer le feu tout à l'entour de la vertebre, puis l'oindre d'axonge, & fept iours apres la lauer auec eau, ý appliquer des onguents chauds, auec laine.

HIEROCLES,

Des vlceres de l'efpine, & des furoncles.

Si l'vlcere eft au cuir, & qu'il foit depilé, faut ietter deffus de la cëdre d'vne tefte de chien, ce remede eft prompt pour faire renaiftre le poil, & cicatrifer: fi c'eft vn furoncle, il faut mettre deffus de la farine de vefce meflée auec miel, & remplir la cauité de coton. La poudre de feüilles de figuier feichée au four, fait le mefme effet, ou le tintimale verd auec fa racine pilée, & vn peu de fel. Pour arrefter les fluxions qui tombent fur les épaules, prenez pomme de pin demy-liure, refine, de la colle-forte trois onces, mane demy-liure, farine deux liures, vin vieil fuffifamment, faut mettre le tout dans vne poëlle, & le faire cuire, puis l'appliquer fur le mal. Pour les vlceres des iointures, prends refine, bitume, poix, cire, verd-d'airain vne liure, amoniac demy-liure, encens quatre onces, galbanon dix onces, oppoponax deux onces, faut liquefier ce qui le doit eftre, le mouuoir auec vne fpatule, & s'en feruir pendant qu'il eft chaud: Si le Cheual eft bleffé fur le dos, faut prendre de la farine auec vin & huile meflée enfemble, & l'appliquer fur la playe: s'il y a inflammation, faut y donner des coups de rafoirs, & y appliquer fterc de Cheual, auec vinaigre, huile & fel meflez enfemble. Si le Cheual fent quelque douleur à l'efpine du dos, faut tirer du fang, & l'oindre auec onguent chaud, ou auec bacques de laurier, fouphre, huile, axonge, nitre, huile rofat & vin meflez enfemble, en frotter le corps eftant au Soleil, puis le tenir chaudement. S'il eft bleffé fur le dos, faut prendre cendre d'ecreuiffe, en mettre fur la playe, apres l'auoir laué de vin tiede, ce qu'il faut obferuer auant que d'appliquer des remedes arides. Il fera bon d'y appliquer vne once de verd-d'airain, comme auffi des galles pilées & meflées auec du miel: Autrement, faites tremper dedans de l'eau chaude des queuës d'oignon, & les appliquez deffus l'inflammation: quand elles font refroidies, faut mettre quelque linge deffus, ou y laiffer la felle pendant la nuict.

Remedes aux fluxions qui tombent fur les épaules.

APSIRTE,

De l'ortopnée, ou difficulté de refpirer.

Les indices font quand le Cheual refpire plus frequemment qu'à l'ordinaire, qu'il ne peut reculer ny monter, que difficilement, ny s'eftendre eftant couché, mais auffi-toft fe veut releuer; faut ietter dedans les nazeaux encens vn fcrupule, fouphre vne drachme pilez enfemble, & meflez auec vin blanc & du miel; faut le laiffer repofer, & ietter du falpetre dedans ce qu'il boira, & fur le foin & auoine qu'on luy donnera; fi le mal ne ceffe, faut le purger.

Hierocles dit que les indices de ce mal, font l'inflammation, & le battement des flancs.

Cleomenes dit qu'il faut nourrir le Cheual trauaillé d'ortopnée, auec aliments chauds, comme vefce trempée, auoine, pois chiches & orge; qu'il faut mefler de la farine auec l'eau qu'il boira, luy faire prendre tragachante, fouphre vif, auec vin doux, ou bien le fang d'vn petit chien tout chaud, qu'on luy donnera pendant neuf iours, auec deux cueillerées de poudre de cumin, arroufée de vin, & poudre d'encens, & fouphre meflé auec vin & miel, ietter par le nazeau gauche:

Remedes par la bouche & par les nazeaux.

che: quand ce mal n'eſt pas extréme, l'œil droit eſt verdaſtre, les nazeaux expi-
rent fermement, les flancs battent, il a des glandes ſous les maſchoires; faut
conſiderer ſa marche, car s'il panche du coſté gauche, il ne peut eſtre ſoulagé
que tres-difficilement. Si la maladie eſt recente, faudra luy tirer du ſang durant
trois iours, & luy faire aualer du vin auec huile de laurier & de lentiſque ana neuf
onces, huile roſat vne liure, ſafran trois drachmes, le tout eſtant mis dedans vn
chauderon, on le ſera boüillir auec vn coëq, iuſques à la conſomption du tiers; &
vous donnerez auſſi par les nazeaux, auec eau miellée, vn œuf pendant ſix iours,
& luy eſtuuerez la teſte & les pieds, ainſi il güerira. Conſidera-
tion de la
marche.

Mage dit qu'il faut tirer du ſang de douze veines du Cheual, pendant trois
iours, puis luy faire prendre ſpica nardi, poivre blanc ana vne once, hydromel
ſix liures, huile vieille douze liures, huile roſat & de lentiſque vne liure, les faire
boüillir dans vn pot nouueau, auec vn ieune chien de huict ou dix iours. Autre reme-
de.

Pelagonius dit que pour guerir l'aſtme, il faut prendre vin cuit deux liures,
poivre, myrrhe, ſafran, encens en poudre, tragachante ana vne once, raiſin de
Corinthe meſlé enſemble, & donner au Cheual: ou bien miel, beurre, axonge,
auec vn peu de ſel bien pilé. Quand il ne peut reſpirer, qu'en eſtendant le col,
il tient les oreilles droites, il a la reſpiration brulante, les flancs retirez en dedans,
les yeux grands & ouuerts. Le remede eſt de tirer du ſang des veines des vertebres du dos, & auec le ſang qui en ſortira, auec huile & vinaigre, en frotter le
Cheual; faut le nourrir écharſement, & tant que faire ſe pourra, de choſes qui é-
chauffent, comme Cleomenes a dit cy-deuant. Si ces remedes ne profitent pas,
faut prendre racine de pomelée, & la fourrer aux racines des oreilles ou des nazeaux, dautant qu'en ces parties-là on peut attirer l'humeur; ou donner des paſtilles compoſez de noix ameres, & de racine de concombre ſauuage, auec miel,
& racine de meurier, deux ſcrupules, pilez auec vin chaud, qu'on luy iettera par
les nazeaux; faut lauer auparauant la teſte auec quatre onces & demy d'huile, &
vne liure de vin. On peut donner au Cheual trauaillé de ce mal, & qui iette de
la ſanie purulente par les nazeaux, vin cuit trois demy-ſeptiers, abrotanum trois
onces, fleur d'hyſſope, caſſe, tragachante, poudre d'encens maſle ana deux onces,
le tout meſlé, faire prendre auec le cornet. Aſtme.

Tirer du ſang
des vertebres.

Tiberius affirme que les Cheuaux qui ont difficulté de reſpirer, ſont triſtes, &
s'amaigriſſent; & qu'il faut leur faire prendre trois œufs trempez dedans du vinaigre le premier iour; le ſecond, cinq; le troiſiéme, ſept.

Les Cheuaux qui reſpirent la teſte leuée, ſont appellez ortopnoïques, & ceux
qui reſpirent faiſant bruit ou ſifflant, ſont appellez aſmatiques ou pouſſifs, &
ſans haleine, ou d'haleine groſſe, ceux qui vn peu plus difficilement que l'ordinaire, reſpirent. Ces trois ſortes de maladies prouiennent des choſes qui ob-
ſtruent les poulmons, le diaphragme, la voye de la reſpiration, & les muſcles qui
meuuent le thorax, elles ſont auſſi produites par les nourritures pleines de pouſ-
ſiere ou pourries, & les eaux boüeuſes, particulierement quand on les fait boire,
ayant chaud, & apres le grand trauail: ce qui arriue ordinairement aux Cheuaux
replets & gras, comme auſſi à ceux qui ont la poictrine eſtroite & les nazeaux:
La grande chaleur du corps ou des poulmons, & la trop grande chaleur ou ſicci-
té, ou la foibleſſe du diaphragme, la pleure apoſtumée, ou le mediaſtin, ou le vent
enclos dedans les inteſtins, comme on void aux Cheuaux qui ont des tranchées,
ou la tumeur du foye, ou de la ratte, qui compriment le diaphragme ou la trachée artere, comprimée par quelque apoſtume, & autres accidents, les peuuent
auſſi cauſer. Aucuns tiennent que le propre ſigne des pouſſifs, eſt quand les
flancs font vn cordon en reſpirant, le long des fauſſes coſtes, ou plus haut, ou
quelquesfois plus bas; ou lors qu'en deux diuers temps les flancs ſe compriment
deux fois, pour expulſer l'air en dehors, & pour la receuoir tout d'vn coup, les
pouſſent en dehors: quoy que c'en ſoit, on peut coniecturer que le Cheual eſt
attaqué au poulmon, lors que la reſpiration eſt lezée. En cette maladie, quoy
qu'elle prouienne de cauſes chaudes, faut pourtant auoir égard de ne rien donner au Cheual qui ſoit actuellement froid, luy tenant la liberté du ventre, & le
nourrir auec paille hachée à la Holandoiſe, auec melon, chicorée, gramigne,

K

& de l'eau d'orgé, auec poudre de reglisse, ou decoction de persil, pour prouoquer l'vrine. Si elle prouient de froidure, faudra l'alimenter auec paſtons de ſon, meſlez auec ſalpetre, de pois chiches rouges, ou fenu-grec, luy donnant à boire de l'eau d'orge auec miel, & en l'vne & l'autre cauſe apres leur paſture, les faire promener doucement.

APSIRTE,

Aux vlceres putrides des maſchoires.

Faut y appliquer calcite calcinée, pilée & meſlée auec du miel.

Hierocles dit que s'il s'y trouue quelque vlcere putride dedans la bouche, qu'il faut y appliquer le feu, prenant garde de ne toucher à aucun tendron : s'il y en a au dos, faut y appliquer des medicaments cauſtiques, apres auoir coupé la peau : que ſi elle eſt ſur les coſtés, faut couper iuſques à ce que l'os ſe découure, puis appliquer deſſus de la farine & des noix de cyprés, pilées & meſlées enſemble : ne faut lauer l'vlcere auant le quatrieſme iour, ſe ſeruir de feüilles de choux pilés auec de la farine, ou des poireaux ſauuages & de iardin, auec farine d'orge; ſi les crouſtes tombent, & qu'il y ait de la chair morte, faut la nettoyer auec medicaments vlceraires, puis mettre deſſus de l'ariſtolochie en pouldre, ou de la calcite, poix, cire, ou de feüilles de verbaſque ou d'apparitoire.

Ce qu'il faut faire aux vlceres putrides.

APSIRTE,

De la paſsion cardiaque.

Le Cheual trauaillé de ce mal, eſt languiſſant, a les flancs retirés en dedans, les yeux triſtes, les teſticules & les genoüils enflés, il vacille en cheminant, le ventre ſuë & les eſpaules, il tremble & ne ſe couche que ſur le ventre, ne s'eſtend point, & ne ſe leue qu'auec tres-grande difficulté; les choſes chaudes luy ſont bonnes, comme poivre, huile, ſquille, bacques de laurier, thim, & autres ſemblables : faut vſer d'aliments ſecs, & ne luy laiſſer manger aucune verdure, faut le frotter auec huile & vin, faut couurir le ventre, & le frotter auec huile & ſouphre pilé, faut parfumer l'eſtable de bonne odeur, comme de laurier & de myrthe; quand il vrine goutte à goutte, il eſt à preſumer que la bile s'eſt iettée dedans les arteres, & qu'en bref il mourra.

Remedes.

De la defluxion qui tombe ſur le cœur.

Theoreſte dit que ſi quelque defluxion tombe ſur le cœur, il en arriue diſtenſion de nerf, les genoüils chancellent, la teſte & tout le corps eſt aggraué. Faut prendre benioin de la groſſeur d'vne febue, miel quatre onces, ſalpetre trois onces, eau trois liures & demy, vinaigre chaud deux liures meſlés enſemble, pour trois doſes & trois iours ſuiuants; faut nourrir le Cheual auec herbages rafraichiſſantes, & s'il n'eſt ſoulagé, faut tirer du ſang des iambes de deuant & de derriere.

Pelagonius dit que les marques de la paſſion cardiaque, ſont quand le Cheual ſe heurte la teſte contre terre, qu'il ſe mord les flancs, & qu'il ſuë par tout le corps; faut prendre mouſtarde & benioin ana la groſſeur d'vne febue, miel vne liure, demy-ſeptier d'eau chaude, trois demy-ſeptiers de vinaigre meſlés enſemble, le donner en breuage; faut faire promener le Cheual & le nourrir de verdure, luy tirer du ſang des cuiſſes, quand il commencera à ſe mieux porter.

Remede.

Signe de la paſſion cardiaque.

Eumelius dit que le mal de cœur ſe cognoiſt lors que l'œil droit larmoye, que les genoüils tremblent. Faut luy ietter par les nazeaux, pendant trois iours, ſemence de fenoüil deux onces, autant d'anis, neuf onces de vin blanc, le tout meſlé enſemble. Si la douleur continuë, faut tirer du ſang des iambes, puis prendre benioin de la groſſeur d'vne febue, autant de ſalpetre, miel vne liure, de l'eau chaude trois liures, auec du vinaigre vne liure meſlé enſemble, & faire pren-

Remede au mal de cœur.

dre auec le cornet : ou bien squille, aristolochie, encens, myrrhe, thim meslez
auec vin, & ietter par les nazeaux : faut bien couurir le Cheual, tenir l'estable net-
re, & luy faire bonne lictiere, & des suffumiges, auec feüilles de laurier & myrrhe,
ne luy point donner d'auoine.

Le cœur, aussi-tost qu'il souffre en sa propre substance, il faut qu'incontinent
l'animal perisse ; c'est pourquoy faut icy entendre des maladies qui arriuent en
quelques parties qui luy sont adherentes, comme de la palpitation, qui est vne
dilatation & distention non naturelle, & la syncope, qui est vne subite cheute,
& priuation de la vertu vitale. La passion cardiaque prouient de fatigues demesurées, d'excez de chaleur, ou de froidure, de faim, de soif, de la fumée d'estable,
qui ressere la chaleur du cœur, & tout ce qui affoiblit sa vertu, comme aussi des
humeurs acres, & vapeurs malignes qui se communiquent, ou par sa frequence,
ou par son retardement, en ouurant auec difficulté les nazeaux.

HIEROCLES,

De la douleur nephretique.

Quand le Cheual est tourmenté de cette douleur, les testicules s'enflent, il ne
peut se tenir sur les pieds de derriere, il rend son vrine noire, meslée de sang &
crasse, à quoy il faut remedier, en oignant les lombes & les fesses auec cerat, &
le couurir chaudement, luy donner à manger les choses qui font vriner, comme
fenoüil & persil, sain-foin en herbe, des pois chiches, auec du vin, puis luy faire
prendre semence de persil deux cuillerées, myrrhe deux scrupules, le tout pilé,
& meslé auec dix onces de vin cuit, & luy faire aualer, & le promener doucement. Faut donner des clisteres auec eau tiede, & faire lictiere molle ; autrement
prendre cendre de racine de boüillon blanc, la detremper auec vin & eau, pour
faire clistere : d'autres luy font manger de la farine de froment, du foin & du
pain en suffisance, & des pois chiches, luy faisant faire exercice moderement.

Tiberius dit que les signes de la douleur nephretique, font quand les nerfs
cremasteres sont enflés, les flancs palpitent, les pieds tressaillent, & semble que
les yeux veulent sortir hors de la teste, les reins sont tendus & empeschent qu'il
ne peut cheminer. Faut tirer du sang des aynes, le tenir en diette, & luy donner
vne potion auec deux onces d'encens en pouldre, farine de febues quatre onces
meslés auec miel, faut aussi en ietter dans les nazeaux, le promener, puis luy donner de la prisane où l'on aura fait boüillir vn petit chien chastré, y mettre du miel
& luy donner iusques à ce qu'il soit guery.

Apsirte dit qu'il faut y appliquer vingt-quatre boutons de feu, au lieu où les
os des fesses se ioignent auec la vessie, douze de chaque costé, le long du dos, à la
distance de trois ou quatre doigts, en faire trois rangées de chacun quatre boutons. On fait le mesme luy donnant vn scrupule de flambe bastarde, semence
de panais deux onces pilées & meslées auec vin doux, luy ietter par les nazeaux,
puis le laisser en lieu humide : la racine a la mesme vertu, ou d'asperges, ou sa
semence pilée auec vin chaud, iettée par les nazeaux, fait vriner, ou bien du suc
de poireaux neuf onces, vinaigre scillitique quatre onces & demy, autant de miel,
ou luy donner pendant cinq iours, cinq liures d'opoponax meslé auec vin & miel,
s'il y a quelque chose dedans la vescie qui cause la suppression, faut y ietter auec
vne siringue du suc de fenoüil, & des œufs meslés auec vin doux, & eau chaude.

La douleur nephretique prouient des obstructions qui se font aux reins, ou
par affluence des humeurs acres, ou des calcules. Ordinairement elle arriue aux
Cheuaux gras qui ont porté quelque grande charge, ou pour auoir passé quelque eau, ou pour auoir souffert de la froidure.

HIEROCLES,

De la Conuulsion.

Les indices sont la distention de col, de la teste, & des oreilles, quand les yeux sont enfoncés, les levres sont sans sentiment, la bouche & la langue sans mouuement, il ne peut ny boire ny manger, l'eschine est estenduë, il ne se peut fléchir, ny aduancer à cause de la roideur des iambes, & ne peut se secoüer qu'à grande peine. Souuent en cette maladie la vessie est lezée, & ne peut décharger l'vrine : cette douleur est difficile à guerir en hyuer, faut le frotter en esté auec graisse de pourceau, terebentine & poivre mis en poudre, meslé auec huile. Aucuns luy lauent la teste auec decoction de vesce.

Hierosme dit qu'il faut prendre resine, cire, souphre & nitre, les liquefier & en frotter le Cheual.

Apsirte approuue qu'on le frotte de graisse de pourceau huict onces, therebentine deux onces, huile commune deux liures, les mesler ensemble, les faire boüillir, puis y adiouster de la farine cuite, auec de l'eau, du salpetre & du sel ana huict onces, les appliquer bien chaudement, mesme insinuer des morceaux de graisse dedans les nazeaux, luy donner par la bouche du miel fondu, ou de l'huile chaude. Quand le medicament a operé, faut ramollir auec bdellium & huile, en frotter tout le corps, principalement la teste, le col & l'espine, faut tenir le Cheual en lieu chaud, le faire promener iusques à tant qu'il suë, & apres l'auoir essuyé & frotté, l'oindre auec le medicament susdit, & le corroborer auec bonne nourriture, comme orge, & pois chiches meslés, afin de luy faire mouuoir les maschoires; pendant l'hyuer, le faut tenir chaudement, le bien couurir, & dans les onctions mettre fort peu de resine, crainte qu'elle ne bouche les pores. Il ne faut point tirer de sang, mais y donner le feu : Cette maladie arriue ordinairement pour auoir fait courrir le Cheual qui est boitteux, ou qui a esté exposé à la froidure, estant en sueur, ou d'auoir souffert la faim, ou d'auoir esté blessé en l'ayne, de là prouient la retraction des nerfs. Aucuns font entrer le Cheual dans des bains au commencement de ce mal, & apres l'auoir fait suër, l'essuyent, & l'oignent auec vinaigre, nitre, vin cuit, œuf & huile reduits en onguent, le couurent, & vsent des remedes dits cy-dessus.

Hipocrate dit qu'il faut luy faire prendre en potion, casse trois drachmes, myrrhe vn scrupule, tragacante vne drachme, luy donner pendant cinq iours, auec vn blanc-d'œuf, ou neuf onces d'huile, vn peu de vin vieil, deux liures de miel : auant le repas, faut luy donner vn peu de vesce torrefiée, ou des febues rompuës. Si le Cheual marche comme vn chien, faut luy tirer du sang des aynes, l'estuuer auec eau chaude, & l'oindre auec huile, vin & bacques de laurier, luy couurir la teste auec vne peau de chevre. Si le Cheual est tetanique, il tremble, & quand il se leue il recule au lieu d'auancer. Faut le faire suër, tirer du sang de la poictrine & des fesses, le lauer auec eau chaude, l'oindre auec cerat, & le tenir en lieu obscur, le laisser reposer. Quand il commence à estre soulagé, luy donner du foin saulpoudré de salpetre, les signes de la conuulsion, sont quand le Cheual a la teste & le col immobiles, que les veines du dos sont estenduës, les oreilles droites, la bouche seiche, & les levres : faut luy donner vn peu de vin chaud, se seruir du medicament podagrique, & en suitte le couurir; ce iour-là ne faut luy donner pour aliment que de la farine & de l'eau mieslée à boire. Les signes des ophistotoniques, sont quand les oreilles sont droites, les yeux renuersez, & qu'il ne peut remuer que difficilement; les vertebres du col sont obstruées, tout le corps est courbé, il ne peut se soustenir sur ses pieds, tout le corps est tendu, & l'ouuerture de la bouche, en sorte qu'il ne peut deserrer les dents; faut appliquer des lignes de feu tout autour des yeux, & trois le long du col, qui descendent iusques aux flancs, trois à l'espine & aux lombes, iusques au siege; faut adoucir les vlceres auec des medicaments doux, les estuuer auec vinaigre,

& le lauer le huictiefme iour auec eau chaude, & appliquer fur les vlceres des plumaceaux de laine, trempées dedans du miel.

La conuulfion eft vne retraction des nerfs vers leur principe, elle fe fait par la retraction en deuant, & eft ditte emproftone, en derriere epiftotone, & quand elle fe fait également, elle eft appellée tetane: les caufes font la repletion ou l'euacuation, faut auoir efgard de tenir le ventre libre auec clifteres, & vfer de mafticatoires & fuffumiges, & fternutatoires, afin de diuertir les humeurs du cerueau, & prouocquer la fueur, tenant le Cheual bien couuert, & le frottant à contrepoil, & en fuitte proceder par onction, & autres remedes cy-deuant alleguées.

HIPOCRATE,

Aux flux de ventre.

Ce mal abbat tellement les forces de l'animal, qu'à peine il fe peut guerir: faut fe feruir d'ofeille trempée dedans du vin, ou bien des feüilles de nerprum, & de tout medicament aftringent pour l'arrefter. La farine meflée auec du vin, & prife en potion, eft fort bonne: Le Cheual trauaillé de ce mal, fiente plus qu'à l'ordinaire, il fuë, il a difficulté de refpirer; faut prendre des bacques de myrthe noires neuf onces bien pilées, ius de pourpier deux liures, du vin cuit deux liures, mefler le tout, & luy faire aualer: Autrement, luy donner de l'amidon, & pour aliment de l'orge torrefiée. Si cela ne le guerit, faut luy donner du fumach deux liures, noix de galle autant, abfynthe, aron-d'hyffope, ruë ana, cire demy-liure, meflez & pilez enfemble, puis on luy fera aualer. Vne demy-once de benioin, auec vin & eau, fait la mefme chofe. Remedes.

Le flux de ventre eft diuers, felon la matiere qui peche, & les caufes qui le produifent: aucunesfois le Cheual rend des matieres blanches, d'autres aqueufes & puantes, qui boüillonnent eftant encore à terre, d'autres vifqueufes & charnuës, d'autres pleines de fang, d'autres qui font femblables à la raclure de boyaux, puante: on ne doit arrefter le flux qu'apres trois iours, fi ce n'eft que l'animal s'affoibliffe, tout flux inueteré eft mortel, & quand la matiere qui eft iettée en dehors, boüillonne, c'eft mauuais prefage, dautant qu'elle vlcere les boyaux.

APSIRTE,

Contre la paßion Iliaque.

Ceux qui introduifent la main dedans le fiege du Cheual, pour remettre l'inteftin, augmentent l'inflammation, & prouocquent des vents, la marche du hacquenet, & la courfe fubite eft falutaire à ce mal: faut laiffer vautrer le Cheual de la façon qu'il voudra, ce qui le guerit quelquesfois. Aucuns luy donnent par la bouche, & par les nazeaux, larmes de Syreine; le Cheual trauaillé de cette maladie, ne peut auancer femble fe courber, & fouuent reiette l'eau, & l'ali par les nazeaux. Faut prendre calamithe perfil ana, vne liure graiffe de taureau, ruë, thim, oignon, benioin ana demy liure, faire boüilir le tout iufques à confomption du tiers, & en donner le plus que fe poura au Cheual. Signes.

Hierocles dit qu'il faut couurir le Cheual, le tenir chaudement, & tirer du fang des cuiffes, luy faire boire de l'eau, où ait boüilli farine de froment, deux onces de falpetre & vne once d'huile; ou faire boüillir du raifin dedans de l'eau, auec vne demy-cuillerée d'huile, & le donner par la bouche.

Tout ce qui obftrue les boyaux, caufe cette dangereufe maladie, comme l'eau froide buë quand le Cheual a eu chaud, & auffi-toft froid, & mangé des aliments mauuais & venteux, ou les tumeurs des vifceres qui compriment les inteftins, l'induration, les feces les boyaux, & les enuelopes de vers, lors que le Cheual vrine goutte à goutte, & que les excrements fe reiettent par les nazeaux, l'animal eft defefperé. Faut en cette maladie vfer de cliftere en quantité, & tenir chaudement l'animal.

APSIRTE,

De l'hydropisie.

Signes de
l'hydropisie.

Ce qu'il faut
faire.

Autres reme-
des.

Ce mal se cognoist quand le ventre, les iambes, & les testicules du Cheual s'enflent, comme les genoüils, l'espine du dos, & les fesses, lors que les flancs & les jarets sont grandement desseichez : les veines ne paroissent plus, il ne peut se coucher sur le ventre, les poils du cuir tombent, & quand l'on fait impression sur la peau en la touchant, faut peu à peu exercer le Cheual, afin de l'échauffer, le couurir de peau de mouton auec la laine, pour le faire suer, luy frotter le corps, & donner pour aliments des choux & du persil, mesme tout ce qui lasche le ventre, & prouoque l'vrine, luy donner de l'herbe, ou saulpoudrer le foin de salpetre : le sain-foin luy est excellent, comme aussi des pois-chiches trempez vn iour dedans l'eau. S'il ne guerit, faut faire ouuerture à quatre doigts du nombril, & y insinuer vne canule, pour en euacuer l'humeur aqueuse, puis curer la playe : quand elle sera cicatrisée, exercer le Cheual pour le faire suer : qu'il boiue peu, crainte que les sinuositez du ventre ne se remplissent.

Hierocles dit qu'on peut donner le feu en rondeur en plusieurs lieux le long du ventre, l'vlcerer & picquer de temps en temps, auec vne éguille deliée, pour euacuer l'eau, ou luy donner en potion semence de moustarde deux onces, dedans six onces de laict, ou cinq onces d'huile : si cela ne profite, faut prendre racines d'asperges, fenoüil, persil ana deux onces, le faire cuire auec dix liures d'huile, iusques à la consomption de la moitié, puis luy faire aualer : autrement, racines de panais demy-liure, pilée. Si l'eau est dedans la matrice, faut donner gramigne cuit, ou de la fiente de bœuf brulée, & semence de panais dissoulte dedans de l'eau : si elle ne guerit, faudra legerement couper la peau au dessus des épaules, ainsi se dissipera l'humeur, puis curer la playe auec poix liquide.

Faut remarquer trois sortes d'hydropisies, l'ascite, & la timpanite, & la nasarique : en l'ascite, le ventre inferieur est remply d'humeurs aqueuses; en la nasarica, toutes les parties du corps sont enflées d'vne matiere plus époisse que l'eau; en la troisiéme qui est la timpanite, tout le ventre est tendu, & resonne, estant frappé, comme vn tambour, à cause des vents qui la produisent auec fort peu d'eau qui se retrouue au ventre. Faut dedans le commencement combattre cette maladie par purgatiues, onctions chaudes, frictions, en prouocquant la sueur, en vsant de toutes choses qui prouocquent l'euacuation des eaux ; donner le moins à boire que faire se peut, & faudra faire vser de salpetre, tant auec l'eau qu'auec les aliments, les pilules d'agaric & cochées, comme celle de coloquinte, sont de grande efficace pour purger.

HIEROCLES,

De la dissenterie.

Ordinairement le boyau culier est relaché & tombe hors du siege, faut scarifier sans toucher la circonference du siege, à cause qu'il ne pourroit plus se remettre, & faire boüillir vne grenade dedans dix liures de vin, & luy faire aualer, ou bien des noix de galles pilées & reduites en pilules, ou luy donner des feüilles de lierre hachées & meslées auec de l'auoine. Cette maladie n'est pas si ordinaire aux Cheuaux qu'aux Mulets, & aux Asnes.

Pastilles aux dissenteries, mal de foye, difficulté d'vriner, & aux morsures de phalange, que l'on appelle bupreste, ou chien-enragé.

Faut prendre safran vne once, myrrhe deux onces, fleurs d'aron quatre onces, persil vne once, ruë de iardin quatre onces, piretre, hyssope ana deux onces,

caſſe vne once, le tout pilé & criblé, faut le reduire en maſſe, diuiſer par ſcrupule, & ſeicher à l'ombre, & en donner au Cheual auec ptiſane, quand il eſt trauaillé de douleurs de foye, auec deux liures d'eau chaude ; & aux morſures de phalange, auec bon vin.

La diſſenterie eſt vn flux de ventre cauſé par eroſion des inteſtins, que font les
humeurs acres & mordaces, d'où prouient le plus ſouuent que l'on void le ſang
tout pur.

APSIRTE,

Aux douleurs de ratte.

L'on cognoiſt ce mal, quand l'on void au Cheual la partie gauche enflée &
dure, & qu'il a la reſpiration plus frequente ; faut le faire courrir & le faire ſuer
pluſieurs fois, prendre du vin où l'on ait trempé des mirabolans bien filletrés, luy
ietter par le nazeau gauche, ou de la graine de bruyere pilée auec vin, en vſer
pendant pluſieurs iours : faut meſler du ſalpetre dans ſon eau ; d'autres y mettent
de l'alun : quelques-vns donnent le feu à la ratte. *Signes de
douleur de
ratte.*

Theoreſte dit qu'il faut luy faire prendre de la poudre de racine de cappe,
boüillie dans huiçt liures d'eau, & luy faire boire, le ſaigner aux épaules, & ne
luy donner point de grain à manger, iuſques à ce qu'il ſoit amaigri. Si le ventre
ne s'abaiſſe, on pourra y appliquer le feu, au lieu où l'on picque le Cheual.

Des vers.

Aucunesfois les vers s'attachent au ſiege, leſquels naiſſent dedans les inteſtins, pour lors le Cheual ſe frotte la queuë contre la muraille ; faut introduire la
main dedans le ſiege, & les arracher : quand il aura rendu la fiente, y mettre des
cendres ordinaires. On remarque qu'il naiſt au ventre des cerfs des vers qu'ils
attirent à la gorge en ruminant, & qu'alors ils ſont forcenez, & que pour s'en
deliurer, ils mangent des couleuures. *Ce qu'il faut
faire.*

Eumelius dit qu'il faut prendre racine de cameleon, faire boüillir dedans l'eau
iuſques à la conſomption de deux tiers, & luy ietter par le nazeau droit, auec
deux onces d'opoponax, & vne liure de vin.

Pelagonius dit qu'il faut prendre axonge, auec trois fois autant d'hyſſope ha-
ché enſemble, & luy faire aualer, ou le ius de marube & de poireau.

Les vers naiſſent de pouriture & de matiere indigeſte, il y en a de pluſieurs
ſortes, de longs, de petits, de rouges & des velus ; les plus dangereux ſont ceux
qui s'attachent à l'eſtomach & aux boyaux, qui les corrodent : ceux qui s'attachent
au ſiege, ſont ſans danger.

PELAGONIVS,

Aux Cheuaux qui rendent le ſang auec l'vrine, par la bouche,
ou par les nazeaux, ou qui ſont foibles pour en
auoir trop vuidé.

Ceux qui abondent en ſang, faut leur en tirer du ventre, & leur donner à boire du laiçt de chevre auec de l'amidon, trois œufs & ſuc d'apparitoire : Pour toute perte de ſang, prenez tragacante trempée dedans du vin demy-once, ius de
pauot demy-drachme, vn peu de ſtorax, douze pignons, faut tout piler & meſler, en donner la groſſeur d'vne noix, auec vne liure de vin pendant ſept iours.
Pour eſtancher le ſang, prenez ſuc de poireau auec eau miellée, & vn œuf, y
meſlez de la myrrhe : pour empeſcher la perte de ſang, faut en tirer du palais,
puis prendre racine d'alphodile diſſoulte dedans deux liures de vin cuit, où l'on *Remedes.*
ait mis de la farine de froment, & ſumach boüilly long-temps dedans l'eau, le
tout meſlé, faire aualer au Cheual, & le laiſſer repoſer, luy arrouſer le ventre

d'eau & nitre, en mefler dedans l'auoine. Si le fang fe perd par les nazeaux, faut l'arrefter auec fuc d'abfynthe & de fpica nardi, en donner à boire iufques à ce qu'il s'arrefte.

Hierocles dit que fi l'on void que le fang s'écoule des veines hemorroïdales, lefquelles purgent le Cheual du mauuais fang, qu'il n'eft à propos de le faigner; mais bien luy donner du verd, & de ne pas referrer les pores, car il y viendroit de la gale.

APSIRTE,

Des Obftructions.

Les indices font quand le Cheual tend la quëue, qu'il a les nazeaux ouuerts, qu'il bat du pied, & qu'il fuë aux flancs, que les épaules tremouffent, & qu'il femble vouloir vriner, & qu'il fe veautre. Cette obftruction vient de ce que les excrements font retenus dedans les inteftins: Faut luy faire prendre du vin, & cinq onces d'huile, le promener, luy donner du verd à manger, & mefler du falpetre dans fa boiffon.

Hierocles dit qu'il faut tirer la fiente auec la main, & tafcher à prouocquer l'vrine, luy donner de l'eau tiede à boire, blanchie auec farine de bled.

APSIRTE,

Des Tranchées.

Le Cheual trauaillé des tranchées, bat des pieds, il fe veautre, quand il eft couché, & fe courbe lors qu'il eft fur fes pieds, il appuye fa tefte fur fon ventre, il fuë, faut luy tirer la fiente du fondement, puis y ietter centaure en pouldre, autant que l'on en peut tenir auec trois doigts, du vin & trois onces d'huile, le tout chaudement, puis le faire courrir. Si cela n'appaife la douleur, faudra prendre oppoponax, myrrhe, ou bien femence de perfil, ou quelque forte de chelidoine, ou de l'vrine d'homme, frotter le Cheual d'huile & vin.

Hierocles dit qu'il faut luy faire analer vn œuf dur, comme auffi de l'axonge.

Hipocrate dit que le Cheual trauaillé des tranchées, fe veautre çà & là, fe met le ventre contre terre, fe tord, & fe plaind, les tefticules fuent, & femble vouloir pleurer, il tend & bat la quëue: Il a difficulté de refpirer, il tient la bouche ferrée, il a la langue feiche, les oreilles font pendantes; il le faut curer auec coctions chaudes, & le tenir bien couuert, afin qu'il fuë, puis prendre cinq drachmes de myrrhe dedans fix liures de vin vieil, donner par la bouche & par les nazeaux, puis le faire courrir, luy donner du perfil à manger, & de l'eau chaude à boire: Quand le ventre fera vuide, faudra le faire courrir pour le faire fuer. La femence de nafturcium, pilée & meflée auec eau, iettée par le nazeau gauche, eft excellente. Le fain-foin a la mefme vertu; les racleures des ongles anterieurs en pouldre, données auec quatre liures d'eau, font falutaires.

THEONESTE,

De la rage des Cauales.

Quelquesfois les Cauales confiderant leur figure dedans l'eau, deuiennent amoureufes d'elles-mefmes, en façon que negligeant le boire & le manger, elles font vagabondes, & regardent toufiours derriere elles, comme fi elles vouloient denoter qu'elles ont befoin de quelque chofe. Cette maladie fe guerit en leur faifant reuoir leur figure dedans la mefme eau.

Il eft conftant que plufieurs Cheuaux deuiennent enragez, tant par le mauuais traittement qu'ils reçoiuent de ceux qui en prennent le foin, que par la melancholie ou bile qui predominent en eux, ou par mauuaifes nourritures, ou coups receus à la tefte. On recognoift cette rage, lors qu'ils ont les yeux luifants,

& qu'ils

& qu'ils ont la teste abbaissée, regardants vn chacun fixement, & lors qu'ils Curation.
grincent les dents, qu'ils abatent les oreilles vers les crins, & qu'à mesme instant ils se iettent sur ceux qui sont auprés : Pour les guerir, faut les humecter
& les nourrir auec herbes rafraichissantes, & leur donner des beuuerons auec
son & salpetre, tenant le corps libre, auec clisteres, & par interualles tirant du
sang du col, des cuisses, des flancs & de la queuë ; & en cas qu'ils ne vueillent
manger, faut leur faire aualer auec le cornet ; & à ceux qui pourroient estre en-
dormis, faudroit leur donner le feu sous le toupet, entre cuir & chair, & y insinuer des plumes ointes d'huile laurin, comme aussi au ventre & aux tempes ; &
le dernier remede est de les chastrer. On void aussi souuent des Cheuaux deuenir enragez, pour auoir esté mordus d'autres animaux enragez, lesquels ont
peur de l'eau ; ce qui se cognoist lors que les veines s'enflent, qu'ils bauent, &
qu'ils s'appuyent la teste à la muraille : Pour les guerir, faut appliquer le feu sur
la morsure, & on tâchera de faire tomber l'escarre le plustost que faire se pourra : ne faudra saigner dedans le commencement ny euacuer. Pour luy oster la
crainte de l'eau, faudra luy en donner en lieu obscur, ou luy en faire aualer auec
le cornet, & trois drachmes de bitume ou theriaque.

ANATOLIVS,

Quand le Cheual a des tranchées, il luy faut lauer le ventre d'eau chaude, & Tranchées.
le bien couurir, puis prendre de la myrrhe le poids de six drachmes, cinq liures
de vin vieil, & deux liures d'huile, le tout coulé ensemble, & luy faire aualer Curation.
pendant trois iours : on peut luy donner des clisteres faits auec de l'eau salée
chaude, apres y auoir fait boüillir des grains de myrte, ou de cyprés, ou des noix
ameres, & du pouliot meslé auec du vin, ou du nitre puluerisé & destrempé dans
du vin. De plus, on aura soin de luy faire aualer quatre œufs. Si les tranchées Remedes aux
tranchées.
le pressent, & que le ventre ne se decharge qu'auec difficulté, alors il serrera la
queuë entre les iambes, & se couchera sur le ventre ; en ce cas, il sera à propos Signes.
de luy donner dans vn demy-septier de vin de la semence de ruë sauuage, ou
bien piler dix oignons auec demy-once de figues seiches, & vn scrupule de nitre, & vne drachme de fiente de pigeons meslez ensemble, pour deux suppositoires. On pourra aussi faire aualer de la myrrhe liquefiée auec vn peu d'huile Autre reme-
de.
& de miel : si la necessité presse, faut auec la main ointe d'huile, tirer la fiente
du siege : Si ces choses n'appaisent les douleurs, on pourra se seruir d'vne cueillerée de cumin pur, la moitié autant de semence de ruë, d'opoponax la grosseur d'vne febue, la moitié autant de benioin, vne liure de bon vin vieil, d'huile
d'oliues ameres, suffisamment, le tout meslé ensemble, & reïterer pendant
trois iours ; ne faudra point donner de grains pendant ce temps-là. Les mar- Marque du
Cheual qui a
des tranchées.
ques du Cheual qui a des tranchées, sont quand il se tourne sans cesse, qu'il a le
ventre enflé de vent, quand il se plaind estant couché, quand il va tantost deçà,
tantost delà, quand les boyaux font bruit & chassent les vents. On se peut seruir aussi des fomentations propres à chasser les vents, en frottant tout le corps
de vin & d'huile, & mettant la main ointe d'huile dans le fondement pour en tirer la fiente, & en maniant doucement la vessie : on peut donner de la vesce à
manger, ou la mesler auec de l'auoine, & pour boire de l'eau tiede.

Les tranchées ou douleurs sont causées pour auoir mangé trop de grain, ou
par ventosités, par retentions des excrements, ou par les humeurs visqueuses,
contenuës dedans les boyaux. Quand elles prouiennent d'auoir mangé trop de
grains, faut auoir égard aussi-tost d'euacuer les gros excrements, introduisant
la main dedans le fondement, ointe d'huile, & mouuant doucement.

APSIRTE,
De l'enflure des flancs.

Lors que le Cheual a mangé des aliments flatueux & hors de saison, le corps Causes des
tensions de
flancs.
& les flancs s'enflent & s'estendent, comme aussi le siege, & alors il a difficulté

L

Curation.

de respirer, & le ventre est resserré. Aucuns ont dit que pour euacuer ces ventositez, il falloit percer auec vn petit terrier l'os du milieu de la poictrine;
d'autres donnent en clistere vne liure de miel, suc de concombre sauuage deux
liures & demie, auec autant de vin, & demy. liure d'huile. Nous nous sommes
seruis des remedes suiuants, & leur auons donné des clisteres auec de la fiente
de pigeons & de poules, autant qu'il en peut tenir dans la main, detrempez dans
du vin, & vn peu de nitre, faisant arrouser l'aliment auec du vin, & mesme donné
à boire : Faut les retirer du trauail, & les promener vn peu, & les frotter de vin
& d'huile. Le sang tiré de dessous la queuë, le soulages; mais il faut prendre garde que du lieu de la saignée, iusques au siege, il y ait distance de quatre doigs. Il
y en a qui sont enflez, & qui ont les nazeaux ouuerts, lesquels respirent auec
difficulté; leurs costes & leurs flancs s'entre-chocquent, la nourriture seiché

Prognostic.

augmente le mal; & si le Cheual souffre la soif, & qu'il mange du foin verd, il
guerira.

<h2 style="text-align:center">APSIRTE,</h2>

<h3 style="text-align:center">De la Poictrine.</h3>

Remede.

Si le Cheual a quelque playe à la poictrine, faut de part en part d'icelle passer
dedans le cuir deux liens faits de laine ou de corde, & l'emplir de laine trempée
dans du vin & de l'huile, en apres la resserrer auec les deux liens, lors qu'ils seront
resouds, il faudra la lauer auec quantité d'eau, ce que l'on continuëra de faire
tous les iours, y appliquant durant quatre iours suiuants, des fomentations, qui
feront tomber les liens; l'on couurira la playe de farine de vesce, & tant en esté
qu'en hyuer, l'on la lauera fort d'eau chaude; lors que la playe sera nettoyée, on
se seruira d'onguent approprié aux playes, iusques à ce qu'elle soit guerie, & fer-
mée. L'on void souuent tout le corps des Cheuaux chargé d'ampoulles : la cause

*Enleueures, &
leurs causes.*

est interieure; c'est pourquoy il faudra couper les enleueures tout à l'entour.
Si les coups penetrent, il n'y a pas moyen de les guerir, & le Cheual ne peut viure long-temps, à cause de la proximité du cœur, de quoy plus au long sera dit au
traitté des playes.

<h2 style="text-align:center">APSIRTE,</h2>

<h3 style="text-align:center">De la cheute du membre.</h3>

Si le membre du Cheual est hors de son lieu, faut le faire courir dans de l'eau
douce ou salée; d'autres le renuersent sur le dos, le frottent d'axonge de porc,
& de cerat, & l'arrousent d'eau chaude, & par ce moyen le remettent en son
lieu. Le Cheual estant sur ses pieds, on luy renuerse la peau qui couure la verge,
& on la découpe auec vn fer delié, en arrousant les playes de vinaigre, & de la

*Remede pour
la cheute du
siege, & de la
matrice.*

sorte il retourne en sa place, les vrties font le mesme effet, si on l'en frotte, au reste
l'on rameine en son lieu le siege sortant dehors, comme aussi le ligament de la verge, & l'embouchure de la matrice, les picquant souuent de la pointe d'vne é-
guille.

<h2 style="text-align:center">APSIRTE,</h2>

<h3 style="text-align:center">De l'inflammation des genitoires, auec tumeur.</h3>

*Causes de
l'inflamma-
tion des ge-
nitoires.*

Apsirte dit que l'inflammation des genitoires prouient ou de la morsure de
serpent, ou de blessure, ou quand les Cheuaux se harcellent, à quoy il faut remedier, faisant cuire la racine d'vne concombre sauuage, & le fomentant auec vne
esponge de cette decoction, & en y appliquant ceruse dissoulte auec vn œuf, de

Remedes.

l'huile & de la graisse de chevre : mais lors que l'inflammation prouient d'vne autre cause, il faut les lauer d'eau chaude deux fois le iour, puis adoucir auec ceruse,
vinaigre & eau salée meslés ensemble, blanc de plomb, ou bien du suc d'absyn-

the, de morelle ou de cicuë; la ceruſe pilée & diſſoulte dans l'eau, ne ſoulage pas moins.

HIEROCLES,

Si les genitoires s'enflent à cauſe de l'inflammation, il les faudra étuuer d'eau chaude, dans laquelle l'on mettra vn peu de nitre, ou de la lie de vinaigre; ſi cela n'adoucit le mal, l'on doit tirer du ſang des cuiſſes, & ſi pour cela le mal n'eſt appaiſé, il faudra auec vn fer chaud, entamer le mal par le milieu, mais l'on doit prendre garde de ne penetrer trop auant.

HIPOCRATE,

Contre les inflammations des teſticules.

Les Inflammations des teſticules doiuent eſtre adoucies auec craye detrempée dedans du vinaigre, ou auec morelle cuitte dedans le meſme vinaigre. Faut tirer du ſang des aynes, ne faut vſer d'aucune eau froide; ſi cela ne les guerit, faut les eſtuuer auec de l'vrine d'enfant, y ayant au deſſous des briques chaudes, afin que par la vapeur, ils puiſſent ſuer. On peut les arrouſer d'eau chaude, & les oindre d'huile : Faut auoir ſoin que le Cheual infirme ſe pourmene. S'il y a tumeur aux teſticules, faut prendre de la craye auec ſterc de bœuf, cumin, eau & vinaigre, & les emplaſtrer iuſques à ce que la douleur ſoit paſſée.

Curation.

Caution.

PELAGONIVS,

A ceux qui ont les genitoires apoſtumez.

Vous ferez cuire vn cocq & vn petit chien dans de l'eau, & mettrez dedans axonge fondu, vne drachme de ſouphre pilé, & ferez prendre ce ius au Cheual durant neuf iours.

Cautions.

APSIRTE,

De la deſcente des boyaux dans les bources.

Si ce mal arriue au Cheual, ce qui eſt ordinaire à ceux qui ſont vieux, il faudra ſerrer la bource, & la lier du coſté où les boyaux tombent, l'arrouſer de vinaigre & de nitre, quand le lien ſera pourry, il faudra lauer l'vlcere, & le traiter comme les autres.

Curation.

On remarquera qu'il y a trois ſortes d'hernies, venteuſe, aqueuſe, & charnuë: La venteuſe ſe guerit auec onctions d'huile laurin, irrin, de ruë, d'euforbe, & autres onctions chaudes, ou auec emplaſtres de pareille nature, ou auec fomentations de lexiue, & de nitre meſlés enſemble. L'aqueuſe ſe guerit en faiſant inciſion à la partie inferieure, ſans toucher la ſubſtance des teſticules, pour faire ſortir l'eau, ſur laquelle faut apliquer l'emplaſtre ſuiuante, bacques de laurier, cumin pulueriſé, fiente de brebis, le tout meſlé & incorporé enſemble: aucuns y appliquent vn ſeton, & peu à peu attirer la matiere, la remuant de temps en temps. Si l'on ne peut reſoudre l'hernie charnuë, on fera le meſme ayant percé la peau auec vn fer chaud.

Trois ſortes de hernies.
Curation venteuſe.

Curation de l'aqueuſe.

Curation de la charnuë.

APSIRTE,

De la fluxion des genoüils.

Si quelque fluxion tombe ſur les genoüils, ne faut y introduire le fer, ny y appliquer le feu, de crainte de la prouoquer dauantage : Aucuns, pour l'arreſter, appliquent deſſus des aſtringents, comme du blanc de plomb, & certaine petite rondeur que les flots de la mer iettent ſur le bord, pilez enſemble, ayant eſté

Caution.

Remede.

Cataplasme.

en infusion pendant cinq iours, les reduisent en forme de cataplasme, & de deux
iours en deux iours le reïterent, ou bien prenant de la cendre meslée auec du
miel, ou de la seule farine d'orge auec de l'eau, ou des figues sauuages pilées:
Lors qu'il y a quelque matiere liquide, ou que la fluxion ne s'arreste pas, on se
pourra seruir des emolliens, iusques à tant qu'on aura attiré en dehors la matie-

Ne point tirer du sang.

re: Lors qu'elle se iette sur les parties inferieures, & que les cuisses sont tumefiées, si on tire du sang, on augmentera le cours des humeurs; alors est à propos
d'exercer le Cheual, & le baigner dedans l'eau froide.

REMEDE D'APSIRTE,

Pour les Cheuaux qui ont mal aux jarets & aux pieds.

Curation.

Quand les fluxions tombent sur les pieds, l'on tire du sang de la veine talaire
en sa partie exterieure, ou interieure, mais il n'en faut point tirer des enuirons
de la corne, ains plutost racler & scarifier doucement la peau, pour en faire sortir l'humeur maligne, puis la nettoyer de vin, & l'adoucir, auec suc d'acace
rouge, meslé dans l'eau, iusques à consistence de miel, ou y apliquer de la graisse de porc pilée auec de la poix liquide: faut promener souuent le Cheual, &

Le temps où arriue & finit ce mal.

qu'il n'entre pas dans l'eau; ce mal arriue ordinairement en hyuer, & se guerit
en esté; les Cheuaux qui ont les esperuains, ne sont pas sujets aux gouttes, ny mesme ceux qui sont hongres, ny mesme aux fluxions. Ces remedes appliqués à
temps, sont fort necessaires, comme sont la farine de vesce, meslée dans du vin
ou du miel; la farine de febues fait le mesme effet: l'on peut aussi enueloper la
partie infirme de fiente de porc mise dans du vin, où soient cuittes & rompuës
des escorces de grenade, la noix de galle pilée sert beaucoup, l'onction de lie,
d'huile & de vin, mise & chauffée ensemble, sera fort salutaire. La racine d'asphodile cuitte dans l'eau, a la mesme vertu & proprieté: l'on frottera les esperueins
de sel, d'huile & de miel. Il y a trois sortes de defluxions qui tombent sur les pieds;

Trois sortes de defluxion.

nous auons desia parlé de la premiere: la seconde est celle qui eleue l'ongle, où
il faut sur tout scarifier vers le haut, crainte qu'elle ne se gaste. La troisiesme est
quand elle se casse, laquelle incommodité arriue aux Cheuaux aagés qui sont sujets aux defluxions; les ieunes en sont incommodés, mais moins souuent que les
vieux, lesquels humectent auec leur saliue le grain qu'ils mangent, en sorte qu'il
semble qu'on leur ait trempé.

Les indices & remedes de la defluxion.

Lors que les genoüils s'enflent, les Cheuaux boittent, & difficilement peuuent monter; quand on leur touche la partie malade, ils se dressent: Si les de-

Curation diuerse, selon la diuersité des parties affli-gées.

fluxions occupent les parties posterieures, il les faut bruler d'vn fer chaud en
cinq endroits, aux plis internes du genoüil. Si la defluxion est aux genoüils de
deuant, on les brulera en façon de rets, & on traittera les bruleures comme les
autres playes.

EVMELIVS,

Aux defluxions des iambes.

Si quelques defluxions tombent sur les iambes, il faut y appliquer le feu auec
vn fer chaud, & les vlceres se gueriront, les estuuant auec vne esponge trempée
dedans du vinaigre, où on aura dissoult vn peu de benioin, & le iour suiuant y
appliquant gomme, ammoniac dissoult dedans du vinaigre qui soit tres-fort, &
qu'on aye laissé au Soleil iusques à ce qu'il se soit époissi. Les fluxions nouuelles

Remedes aux defluxions des iambes.

se pourront arrester sans application de feu, si vous prenez fleur de romarin,
galbanum de chacun demy-liure, de la resine ana, encens huict onces, demy-
liure de nitre, dix-huict onces de sel, que vous pilerez ensemble, lors que vous

y aurez mis le vinaigre, ayez foin de les faire boüillir iufques en confiftance d'emplaftre, que vous appliquerez chaudement durant trois iours ; ou bien pre-nez du fouphre, de la femence de mouftarde de chacun vne liure, où vous ad-ioufterez de l'axonge, dont vous frotterez les iambes. Autrement, vous broye-rez auec du vinaigre la racine de pied-de-corbeau, de la vefce, de la femence de mouftarde, du creffon & des figues, de chacun demy-liure, vne liure & demie de fel, axonge vne liure, pour s'en feruir, comme nous auons dit. Emplaftre.

HIPOCRATE,

Aux inflammations & aux vlceres melicerides, & aux iointures relafchées.

Le fel pilé auec miel, arrefte les fluxions : Si l'inflammation eft recente, il la faut ouurir, & nettoyer la playe legerement auec vn fer chaud ; puis auec vne efponge trempée de vinaigre, pendant quatre iours l'etuuer. Au cinquiéme iour faut y apliquer de la farine d'orge battuë, auec de l'eau, iufques à ce que la playe foit referrée : fi il y a inflammation à quelque tumeur qui iette de la matiere femblable au miel, faudra appliquer deffus vne once de cendre, vn peu de chaux viue meflez auec vn peu de vin ; fi ils n'eftoient pas recents, faudra y appliquer le feu. Si le trauail a caufé ce mal, ou quelque trop grand fardeau, il fera bon d'y appliquer bitume, nitre, axonge, rhododaphne ana trois onces, meflez en-femble ; fi il s'eft fait amas d'humeur, que l'on iuge qu'il y ait de la matiere, il faut ouurir la tumeur, & y appliquer ce remede, qui eft tres-excellent à toutes playes : axonge de taureau, galbanū, bdellium, poivre blanc, amoniac ana trois onces, en-cens en poudre quatre onces, bacques de laurier vne once ; faut tout mefler enſē-ble. On peut auffi fe feruir de la cendre de pain de pourceau, auec farine de vefce, miel & vinaigre, & l'appliquer fur la playe. Que fi elle eft fi profonde, que la for-ce des remedes n'y puiffe penetrer, vous l'emplirez de charpie imbibée de miel, puis vous l'adoucirez auec vn morceau de drap ou vne efponge trempée dans de l'eau & du vinaigre. Il fuffit à plufieurs de leur appliquer des noix de galle pilez auec fuye & fuc de marrubium. Si l'on ne peut introduire le fer à la partie enflam-mée pour faire ouuerture, faut prendre mouftarde, fel ana quatre fcrupules, vi-naigre deux fcrupules, & incorporer le tout auec vne liure & demy d'axonge vieil, eftant eftenduë fur du linge, l'appliquer deffus l'inflammation, & au bout de trois iours l'ofter & netoyer la playe auec vn efponge trempée dedans de l'eau, où on aura diffould vn peu de benioin, & continuer iufques à guerifon : Il y en a Autre reme-de. qui font bruler de la fleur de foin, & l'ayant aroufé d'vn peu d'eau & de vinaigre, l'appliquent fur l'inflammation. Ce remede eft aprouué pour les creuaffes des iointures qui font remplies d'humeurs aqueufes ; faut piler manne, encens & de la poix, & y adioufter de la farine de froment, & le blanc d'vn œuf, ioindre le tout puis l'appliquer fur les creuaffes, & les couurir d'vn papier que vous ofterez apres quelques iours, vous feruant du mefme remede iufques à ce qu'il foit guery. Aux iarets enflammez, ce qu'il faut faire. Si les iarets font enflammez, on delaye de la cire, du bitume, & du fouphre qui n'ait pas fenty le feu ana, lefquels eftant chauds, on les frotte, puis on y applique du fon trempé dans du vinaigre. Si les nerfs font tumefiez aux épaules des Che-uaux, ou que les condiles fe foient endurcis ; il faut abfolument les bruler. Si ils fortent du fiege des iointures, il faudra tirer du fang & les frotter auec, & mettre fur les iointures durant quatre iours de la laine trempée dans de l'huile & du vi-naigre, ce que l'on continuëra tous les iours : par apres il faudra les renforcer auec vn remede chaud, comme de graine de mouftarde trois onces, galbanon ana, moëlle de cerf, vinaigre autant que l'on verra bon eftre. Si la fluxion eft Aux parties pofterieures, ce qu'il faut faire. tombée fur les pieds des Cheuaux, les genoüils s'enflent ; de là ils commencent à boitter : que fi elle eft fur les parties de derriere, il les faudra percer, & bruler auec des ferrements au ply interieur des iarets, & entamer la peau en cinq en-droits, & que les trous foient larges à la fortie : que fi la fluxion eft fur le deuant,

L iij

Aux nerfs enflez.

il faudra appliquer le feu au deffous du genoüil, en façon de rets. L'on guerira les vlceres prouenants du feu, comme à l'accouftumée : Si les nerfs fe groffiffent outre mefure, l'on y appliquera du fenu-grec meflé auec du vin & des figues pilées, que l'on oftera apres trois iours paffez : Si ces inflammations viennent à l'entour des cuiffes ou des genoüils, caufez par vn long trauail, ou trop de chemin : il fera bon d'arroufer ces parties malades d'eau froide, ou de conduire le Cheual dans la riuiere, & le faire marcher contre le courant de l'eau, puis le frotter d'vne efponge trempée dans du vinaigre, où on aura diffoult glu, vin cuit, axonge & benioin.

APSIRTE,

De la Mazole, ou tumeur marbreufe.

Parties où arriue la Mazole.

Caufe de la Mazole.

Remedes.

La Mazole arriue aux pieds des ieunes Cheuaux és enuirons de la courone, ce font de certaines boffettes endurcies, qui rendent les Cheuaux boitteux en hyuer, à caufe de la boüe; & en efté, à caufe de la chaleur, d'où vient qu'ils fe rompent les pieds, les heurtant l'vn contre l'autre : c'eft pourquoy il leur fort continuellement vne chaleur des ongles : Ce mal fe contracte auffi de l'endurciffement des ongles, par le trop grand & rude chemin, & lors que l'humeur s'infinuë le long des nerfs, ce qui arriue aux forts & nerueux, ou à ceux qui s'entretaillent, dautant que les veines, en cét endroit, font de nature chaude, il n'y faut point tirer de fang, veu que le lieu s'enflamme par le coup de lancette, & caufe dureté & inflammation, c'eft pourquoy il fera mieux de fe feruir de l'emplaftre qu'on applique aux membres demis. Le Mulet eft fuiet à ce mal, les Afnes n'en font point tourmentez : Enfin le Cheual n'eft pas fouuent trauaillé de cette maladie, mais bien de la goutte.

Hierocles, pour cecy, fait prendre des figues, de la chaux & de l'axonge de chacun vne liure, de la fleur d'hyffope fix onces, faut les piler iufques à ce qu'ils foient tout en vin, puis faut l'appliquer fur le mal.

APSIRTE,

De la goutte.

Signes de la goutte.

Curation.

Autre remede.

Autre remede.

Quand le Cheual eft trauaillé de la goutte, il ne peut ny marcher ny fe tenir debout, mais il fe couche, comme celuy qui eft fourbu, il ne veut manger, il a la bouche échauffée & feiche, les tefticules font pendantes, & la verge eft en dehors, il cherche la fraicheur auec les pieds dans le fumier, les remuant toufiours, à caufe de la chaleur qu'il y fent; faut l'empefcher de fe coucher, le promener doucement, iufques à ce qu'il fuë; il luy faut frotter le corps; luy tirer du fang du palais, mais fort peu; fept iours paffez en faut tirer du derriere, des iarets & proche les talons, & en petite quantité; le mefme faut faire au deuant : on luy donnera à boire de l'eau chaude auec du nitre, & de la farine de froment : Il eft bon auffi de luy ietter tous les iours dans les nazeaux vne poignée de racine de camomille, & quinze drachmes de manne auec du vin, & de luy donner pendant trois iours l'écorce d'orme lauée dans du vin : Vn bon remede eft de luy faire prendre des blettes, que l'on appelle poirée, cuittes dans l'eau, en exprimer le fuc, & y mettre fix onces d'huile. Il femble tres-expedient de purger le ventre; car lors que le corps fe porte bien, il eft certain que les defluxions font moins de mal, & apres la purgation, il eft expedient de luy ietter par les nazeaux quinze drachmes de racine de camomille mife en poudre dedans demy-feptier de vin doux, & luy donner du foin verd; & fi le temps ne le permet, il faudra mefler du nitre auec le foin fec, mais le verd luy eft meilleur. Si le mal ne ceffe, il faudra luy couper les genitoires, & ainfi il guerira. Ce remede fuiuant guerit la goutte, prenez de la terebenthine, de l'huile de laurier, de la cire, du nitre, de la graiffe de toreau d'ammoniaque, de l'huile de myrthe, d'iris ana, d'huile commune demy-liure trois liures de vin vieil, caftoreum, de l'huile de ftorace, & du poivre ana vne once, de la moëlle de cerf, & du souchet, de chacun trois onces, du serpolet, du persil, de la semence de lin, & de la sauge, de chacun quatre onces, oppoponax, du galbanon, du souphre qui n'ait senty le feu, de la marjolaine, de la manne de chacun quatre onces, de l'huile de cyprés demy-liure, le tout meslé ensemble, vous vous en seruirez quand il sera besoin, en frottant les lieux où est la douleur.

Cette maladie arriue rarement aux Cheuaux chastrez, & l'experience nous le fait voir : les Poulains sortants des haras, y sont fort suiets. Les causes de toutes les douleurs des ioinctures, sont interieures ou exterieures. Les interieures sont les humeurs chaudes, sanguines & choleriques, ou froides, flegmatiques & melancholiques, ou la foiblesse naturelle des membres où est la douleur, ou de leurs parties adiacentes. Les exterieures sont les trop grandes chaleurs & froidures, la trop grande oisiueté, ou l'excés du trauail, & le trop grand coït : Il est vray qu'on void des Cheuaux trauaillez de gouttes, ou de douleurs articulaires, pour estre nées d'Estallons ou de Cauales suiettes à ces douleurs-là. La goutte ou douleur articulaire se fait ressentir en diuers temps, en diuerses parties du Cheual, & quelquesfois auec extension, tumeur & inflammation. Il est constant que lors qu'elle se fait ressentir aux pasturons, aux genoüils & aux enuirons de la courone du pied, qu'elle produit vne plus grande douleur, & particulierement lors que l'humeur est chaude. Il faut dedans le commencement combatre le mal, car estant inueteré, il est incurable : C'est pourquoy l'vsage du nitre, auec l'auoine & le foin que les Cheuaux mangeront, sera fort requis, faisant des frictions legeres sur les ioinctures, & les faisant pourmener doucement, iusques à tant que la douleur soit passée : il ne les faut pas laisser aller à l'eau, dautant qu'elle est contraire aux douleurs des ioinctures : ne faut obmettre de tirer du sang en abondance, tant du col, que de la teste ; & de là à quelques iours, en tirer des deux flancs. Si la douleur est à la iambe de derriere, faudra tirer du sang de la iambe de deuant, du mesme costé, & ainsi par le contraire aux autres, afin de diuertir l'humeur. Faut auoir égard de ne point faire de grandes euacuations qu'au commencement du mal, de crainte d'affoiblir, pour purger les humeurs chaudes, la composition de hiera-picra, l'aloë, la scamonée, l'ellebore, l'electuaire, de sucre-rosarum, & autres semblables, sont fort conuenables : Et pour purger les froides & flegmatiques, comme elles sont d'ordinaire, les pilules qui sont faites auec lard pilé, coloquinte, diagrede, hermodalte, serapinum ana, aloé epatique autár que de tous les autres, & iue de ruë. Les trochisques d'arlhandal donnés, tát par la bouche, qu'en lauemens, euacuent les humeurs tenaces & visqueuses, ou les pilules d'hermodaltes, & les cochées meslez ou separez. Plusieurs, auec grand fruict, appliquent sur les articles où est la douleur, la composition faire d'encens, mastic, sandaux blancs, poudre de roses, bol armenien, sang-de-dragon, blancs-d'œufs, vinaigre, & farine d'orge : Pour dernier remede, on cauterise à l'entour de la douleur, & on les traitte comme les vlceres, taschant pourtant de les faire purger le plus que faire se pourra.

APSIRTE,

De la cheute du poil.

Si le poil de la queuë tombe, il faut lauer diligemment la racine d'vrine, auec alun, le moüiller de vin & d'huile de temps en temps. L'on dit que la graisse de chien ou de renard, est à cela vn excellent remede : il sera bon aussi de cuire la racine de guinaume, & le lauer de ce ius, & de le frotter doucement auec la main. Hipocrate pour faire croistre le crin, ordonne de la lexiue de chaux, où on ait fait boüillir de la ceruse & de l'écume d'argent, puis le lauer à sa racine.

TIBERIVS,

*Pour faire naiſtre des poils ſur les playes des beſtes de meſme couleur,
& pour faire changer le poil naturel, en vne autre couleur.*

Prenez trois liures d'orge pilés, & y meſlez de l'écume de nitre, & vn peu de
ſel, vous en ferez des pains que vous mettrez au four, & les y laiſerez iuſques à ce
qu'ils ſoient reduits en charbons, par apres vous les pilerez, & les meſlerez auec
de l'huile, puis vous en oindrez les cicatrices des vlceres, ce que vous continuërez durant vingt-iours, ainſi le poil reuiendra de meſme couleur és places
pelées. Pour faire coiſtre le poil, l'on frottera la cicatrice de cendre de baſſinets
brulez & meſlez auec du vin : Pour faire naiſtre le poil au lieu des cicatrices, faut
appliquer deſſus du foin brulé. Si tu veux que les poils blancs deuient noirs,
faut prendre du vitriol vn ſcrupule, du bois de rododaphne, la ſixiéme partie
d'vne once de graiſſe de chevre, autant qu'il en faudra pour les ioindre enſemble, & les ayant meſlez & pilez, en faut frotter la playe, & vous changerez le poil
blanc en noir. Si l'on veut faire deuenir du poil blanc, prenez de la racine de
concombre ſauuage demy-ſcrupule, nitre vne drachme, du miel auec de l'huile,
le tout meſlé enſemble, vous en frotterez la partie que vous deſirerez blanchir,
& le poil en ſortira blanc.

Pour faire croiſtre le poil.
Pour le faire changer.

TIBERIVS,

Aux Cheuaux lâches du ventre.

Faut durant trois iours luy faire prendre par la bouche de la lie blanche, & la
delayer dans du vin vieil, & paſſer par vn couloir : Quand les forces diminuent
auec le corps, les genoüils ſont comme liez, il y a danger quand cette incommo-
dité dure. Pour guerir cette maladie, faut laiſſer le Cheual auoir ſoif, & luy donner à boire de l'eau, où vous aurez mis tremper de l'hyſſope : s'il guerit, vous luy
ferez tirer au premier iour du ſang des genoüils ou des cuiſſes : quand vous le
menerez à l'eau, vous le ferez égayer vne demy-heure dans la riuiere, puis ietterez dans ce qu'il boira des feüilles de ronce pilées. On pourra auſſi donner dix-
huiçt onces de vin, leſquels vous meſlerez auec autant d'eau : l'aliment verd nuit
ordinairement, partant il les faut nourrir de foin ſec, de crainte que l'herbe ne
lâche dauantage.

Pour arreſter le flux de ventre.

HIEROCLES,

Du Rayon.

Si le Rayon eſt rompu ou froiſſé, il faut faire cuire dans du vin meſlé auec de
l'eau, la ſemence de fenu-grec & de lin que l'on meſlera doucement auec de la
farine d'orge en pareille meſure, iuſques à ce qu'ils ſe ſoient époiſſis, en ſorte
qu'ils ſe collent entierement, puis arrouſant la place d'eau chaude, l'on y appliquera cette compoſition durant ſept iours, ſi le mal ne cede à ce remede, il le faudra bruler en façon de rets, mais il ne faut pas profonder auec le fer chaud, dautant que ces parties ſont tendres, & ſont coniointes auec les nerfs.

Curation du Rayon caſſé.

HIEROCLES,

Des vlceres.

Si la peau reluit, & que ce lieu ſoit plein d'humeur, l'vlcere ſe gliſſe par deſſous, vous la couperez en rondeur iuſques au vif, & y diſtillerez du ſuc de pomme de grenade, & y appliquerez vn cataplaſme de farine d'orge & de lentille,

Curation.

mais

mais il faut premierement estuuer le lieu de vinaigre. Il y en a qui apres l'auoir coupé auec le fer tout à l'entour, le lauent auec huile squillitique, puis y appliquent la farine de vesce. On peut aussi faire boüillir de l'asphodile auec du vin, & se seruir de cette decoction.

HIEROCLES,

De la rudesse du poil.

Souuent à la queuë du Cheual, le poil se dresse semblable à celuy du porc: quand cela arriue, il frotte sa queuë contre la paroy, & cause vn vlcere. Pour le guerir, faut couper les poils, & mettre dans l'vlcere quelques gouttes de pauot trempez dans du vinaigre, mais faut frotter auparauant le lieu de salpetre.

Signes.

HIEROCLES,

De la bouche vlcerée.

Si la bouche est vlcerée, & que l'vlcere descende iusques au gosier, l'on iettera poudre d'écorce de grenade passée dans vn crible delié, en tenant la langue liée hors de la bouche demy-heure pour la rafraichir, & estant destachée, on la laue de vin pur. Que si ce remede ne soulage, l'on pile des feüilles d'oliuier seiches, les ayant passées par vn crible, on iette sur le mal la poudre, apres auoir premierement lié la langue hors de la bouche, pendant vne demy-heure, par apres on laue la bouche d'eau iusques à guerison.

Curation.

Autre remede.

HIEROCLES,

Des vlceres ou Aphtes.

Lors que la bouche vlcerée est puante, & écumeuse, & en chaleur, alors faut prendre grenades propres à manger, les seicher, & les reduire en pouldre, puis ayant laué la bouche & lié la langue de l'animal, on en arrouse l'vlcere, & en suitte on attache le Cheual en haut l'espace d'vne demy-heure, puis on la relaue: que si vous continués durant sept iours, tres-asseurément vous la guerirez; ce qui se cognoistra lors que la mauuaise odeur cessera: & si l'origine de cette vlceration est cachée, & qu'elle occupe le gosier & l'artere, vous tirerez la langue hors de la bouche, & l'attacherez à vn cordon, puis vous oindrez de miel les parties vlcerées, & les laisserez de la sorte, pendant vne demy-heure, afin que la langue lechant les vlceres tout à l'entour, elle destache & enleue les croustes: vous prendrez derechef la langue, & auec de la pouldre de grenade, & des feüilles d'oliuier pilez bien menus, & meslez ensemble, couurirez les vlceres, puis faisant tenir la bouche en haut, comme a esté dit, vous la lauerez de vin, ce que vous continuërez pendant neuf iours.

Curation.

Signes de guerison.

APSIRTÉ,

A ceux qui sont ou lassez du chemin, ou qui sont hors d'haleine, ou incommodez de trop grande euacuation.

Apsirte ordonne qu'on leur baille de la fleur de farine, meslée auec du vin excellent. S'il se trouue quelque vlcere, il faut dissoudre dedans vne chopine d'eau, vn scrupule de safran, & luy faire aualer. Les signes de la lassitude, sont quand le Cheual ne peut demeurer sur ses pieds sans trembler, ayant la teste baissée, les oreilles penchantes, les yeux enfoncez, & le crin redressé: si vous le picquez, il leue la teste, mais aussi-tost il l'abaisse; partant vous aurez soin qu'il soit cou-

Remede.

Signes de lassitude.

ché sur de la litiere bien douce : puis il sera bon de luy faire aualer du vin vn peu chaud auec de l'huile, puis le frotter & le lauer auec quantité d'eau chaude, & luy repasser la main sur le dos, l'oindre, le frotter & le bien couurir, & le tenir renfermé. Ceux qui sont hors d'haleine en marchant, vous leur osterez ce vice, leur donnant pendant sept iours vne chopine de vin & d'eau ; si les flancs s'estendent, il ne leur faut point donner de vin, mais leur faut ietter dans le nazeau gauche deux liures d'eau, demy-drachme de saffran, apres qu'on l'aura frotté. Souuent le trop grand cours de ventre debilite le corps & les forces du Cheual, bien qu'il ne semble pas malade : de mesme la perte de sang oste vne grande partie des forces : C'est pourquoy il le faut restaurer de quantité de nourriture, & l'exciter à manger par la diuersité d'aliment.

Signes: Pour oster la lassitude.

Pour tous animaux lassez & échauffez.

Aux animaux lassez & échauffez, faut leur faire prendre de la graisse ou du vin par la bouche, & crainte du froid les bien couurir, leur frotter la teste & l'échine de graisse & de vin : il n'importe pas moins de frotter le corps des Cheuaux, que ceux des hommes, pour les delasser : Il est plus à propos de leur passer la main par tout le corps en ce temps-là, que de leur abandonner l'aliment. Il est de tres-grande consequence de conseruer les forces : ce qui se pourra faire assez facillement, si en temps & lieu on les met & retire du trauail, & qu'ils soient bien reglez en leur boire & manger, obseruant de ne les remettre en l'estable, qu'ils n'ayent repris les forces & haleine, & qu'ils ne suent plus : il faut leur donner à manger peu à peu, si le temps le permet ; & pour les prouocquer à boire, de sifler : En suitte leur donner de sa pasture en plus grande abondance. Ceux qui ont les flancs tendus, ou qui souffrent au poulmon, ou bien qui peu à peu s'amaigrissent, il leur faut donner safran vne drachme, poudre d'iris vne once, poivre trois onces, miel vne liure & demie, raisin de Corinthe nettoyez trois liures, quelques pignons pilez & meslez ensemble, la doze est de deux cueillerées, auec vne chopine de vin.

Signes: Regime de viure.

HIEROCLES,

Si la trachée artere est vlcerée, le Cheual iette en toussant ie ne sçay quoy de dur, il ne mange point ; c'est pourquoy il faut luy faire aualer vne pinte d'eau, dans laquelle on ait fait cuire des figues, & y mesler deux œufs, ou bien de la ptisane où l'on ait mis cuire vn œuf ; s'il y a quelque chose de rompu en la trachée artere, le Cheual respire auec difficulté, & sifle auec bruit, la tous le presse, & il luy sort des nazeaux certaines ordures d'apostume, il boitte des pieds de deuant ; les génitoires tressaillent, les flancs sont détendus, les cuisses sont engourdies & tremblent, il ne peut estre couché : c'est pourquoy il faut destremper des vesces pendant deux iours, & quand ils auront assez trempé, les seicher, & moudre, & luy en donner à boire auec du vin, auec cinq fois autant d'eau, ainsi il guerira, & en receura vn grand soulagement, s'il en boit pendant seixante iours.

Signes: Signes de la trachée artere vlcerée. Remede. Signes de la trachée artere rompuë. Remede.

HIEROCLES,

Pour la chaleur causée du chemin.

Si le Cheual est échauffé, à cause du trop grand trauail, faut luy faire aualer du lard pilé & cuit dedans du vin vieil. Si le Cheual a la fievre-chaude, prenez vne liure & demie de laict de chevre, tragacanthe, aron, des pignons ana six onces, d'hyssope vne poignée, marrube pilé deux onces, faites-en tremper vne liure dans de l'huile & du vin, & le donnez au Cheual. Pour adoucir la fievre, faut prendre de la ptisane, graisse de chevre, des iaunes-d'œufs, que vous ferez cuire auec de l'anis & du mil-pertuis, vous meslerez le tout bien pilé dans de la ptisane, & l'ayant passé, luy donnerez à boire durant trois iours. Des testes de choux, des tiges de persil pilez & meslées dans vne chopine de vin, soulageront le Cheual,

Signes: Remedes diuers, selon l'excés de chaleur.

le iettant par le nazeau gauche. D'autres se seruent de semence de persil, de ca-
rotte sauuage, de sesille, de cyprés & de jonc, de chacun pareille quantité, qu'ils
pilent & iettent dans l'hydromel, puis le donnent à boire au Cheual,

APSIRTE,
Pour la bruleure.

Si quelque partie du Cheual est brulée par le feu ou chaux, il faut la lauer en
esté d'eau froide, & de chaude en hyuer, & appliquer en suitte dessus les vlceres de l'onguent dissecatif, ou de la chaux mesme meslée auec axonge & huile, se
gardant de faire entrer le Cheual dans l'eau salée, iusques à tant qu'il soit guery.

Curation.
Caution.

APSIRTE,
De ceux qui ont quelques parties internes rompuës.

Ceux qui ont quelques parties internes rompuës ou renuersées, ils ont les
yeux cauez & cachez plus qu'à l'ordinaire, & tournez en derriere, les flancs retirez, & bien qu'ils mangent & boinent en abondance, neantmoins ils amaigrissent, ils vont doucement en marchant, ils ont les membres de derriere roides. S'il
leur arriue vn flux de ventre, où bien qu'ils vrinent du sang, ils meurent aussi-tost:
Si l'intestin est lezé, ils iettent la mangeaille par les nazeaux, & l'eau sort des intestins, le corps s'amaigrit tout à coup & tombe en ruine. Ce remede suiuant soulage ceux de qui mesme l'on desespere, meslant de l'iris pilé & bien puluerisé vne
demy-liure, trois onces de poivre, vne liure & demie de miel, trois liures de vin
doux, & ayant fait de tous vne composition, vous luy en ferez prendre demy-once, auec vne chopine de vin, & neuf onces d'huile.

Signes.

Remede.

Aux parties interieures rompuës.

Si quelque partie interieure est lezée, ou qu'il y ait quelque chose de rompu,
vous le cognoistrez par la fiente qui sort des nazeaux, & par tout le corps qui est
en sueur. Si la vessie est rompuë, les excrements & l'vrine luy sortent par le fondement. S'il y a quelque chose de rompu au poulmon, il iette le sang par les nazeaux. Si le foye est mal affecté, les genitoires, le ventre & les cuisses s'enflent:
S'il a mal à la ratte, il ne veut manger; si les reins luy font mal, il iette vne vrine
pleine de sang; si le ventre ou l'intestin, ou la vessie sont rompus, il n'y a aucun
remede: si les poulmons sont blessez, il faut prendre douze liures de vesce blanche, quatre onces de sel, mises dans l'eau, & les reduire en masse, lesquelles apres
qu'elles sont seiches, il faut piler, & en ietter dans l'eau qu'il boira: vous ferez
aualer du safran & de la myrrhe, du narde, de la casse, de l'amidon, aristoloche,
pauot, graminge, de l'huile, faut piler toutes les choses seiches, & les mesler
auec les humides: On pourra aussi ietter dedans les nazeaux demy-once de miel,
auec vne chopine de bon vin, ou bien de la ptisane. Si le foye est lezé, vous ietterez en esté dans l'eau qu'il boira de la farine d'orge, & en hyuer de la farine
de froment, & luy donnerez à boire de la decoction faite auec figues seiches. Si
les reins sont blessez, il faut faire reposer le Cheual, & ne le point harceller; il
faudra l'oindre d'huile & de cire, le retirer du trauail, iusques à ce qu'il soit guery. On le soulagera, luy faisant prendre de la consolide. Si quelque partie est
rompuë au dedans, on l'adoucira iettant dans la narine gauche du beurre, oppoponax, myrrhe, miel ana, meslez & pilez dans du vin. Si les boyaux sortent par
la playe qui est au ventre, vous introduirez en la bouche vne plume de vautour
trempée dans de l'huile, & vous la pousserez iusques au gosier, afin de le
faire vomir, & les boyaux estants remis en leur place, faudra coudre l'ouuerture de la playe auec du fil de lin, puis y appliquer les medicaments propres aux vlceres: que si les boyaux sortent, & que l'ouuerture de la playe soit
si petite, qu'on ne puisse les remettre dedans, faudra faire incision plus large,

Signes.

Signes de la
vessie rom-
puë.
Du poul-
mon.
De la ratte.
Prognostics.
Remede.

Curation.

pour les remettre, puis recoudre la peau. Enfin pour guerir le Cheual, faudra le couurir iusques à le faire suer, l'empescher de boire & de marcher, luy donner à manger des feüilles d'orme, luy donner de la mente. On pourra luy faire prendre par la bouche, pendant sept iours, de la semence de cresson pilée, auec la racine d'encens, six grains de poivre, six onces de semence, de Carottes sauuages le tout meslé auec du vin vieil & du miel, ou bien ietter de la decoction de semence d'asperges par les nazeaux, pendant quatre iours. De plus, on luy peut faire aualer trois iours durant, oppoponax, miel, beurre ana six onces, auec vn démyseptier de vin vieil.

APSIRTE,

A ceux qui sont tourmentez de faim.

Quand le Cheual a grand faim, & qu'il ne peut estre repû, nonobstant qu'il mange extraordinairement, alors on dit communément que le Cheual est alouuy. Pendant le voyage, faut tremper du pain nouuellement cuit dedans du vin, & luy faire manger ou aualer: quand il est permanent, faut prendre cinq onces de farine, & la mesler auec du vin, & la donner auec le cornet, ou des pignons pilés en mesme façon. Si la faim continuë, aucuns meslent de la terre auec du vin, & la font aualer.

APSIRTE,

Pour la Galle.

Caution.

Quand la galle commence à sortir, il ne se faut aussi-tost seruir de remede pour la chasser, mais attendre qu'elle ait tout poussé au dehors, & que la peau en soit couuerte, de crainte de boucher les pores par où l'humeur doit sortir, qui est le chemin que la nature luy a preparé; car les medicaments dont on se sert, estant

Remede.

astringents, il faut necessairement que la galle se retire au dedans, où elle exerce sa malignité: C'est pourquoy quand on void qu'elle est toute en dehors, pour lors il faut tirer du sãg au Cheual, puis prêdre du bitume & du souphre, les bruler auec

Autre remede.

de la poix & du beurre, ou de l'vrine, mesler le tout ensemble, les faire époissir en consistance de miel, & en frotter le Cheual: Ou bien prenez de bon vinaigre, vrine d'enfans, & vn peu de poix, que vous ferez boüillir ensemble, puis en frotterés le Cheual auec vne esponge, chaudement; mais il faudra le lauer auparauant d'vrine & d'eau chaude: Il est bon de l'oindre de souphre, & de bitume

Autre remede.

pilé & meslé auec de l'huile; mais il faudra pendant le iour l'exposer au soleil en esté, & la nuict au serain. Autrement, faites boüillir de la graisse de porc, & de la cire, de chacun également, ausquels vous adiousterez du souphre pilé, de l'huile,

Purgation.

puis frotterez de cét onguent vn peu chaud tout le corps du Cheual; faudra le purger, luy donnant du nitre & la decoction de concombre sauuage. La galle causée par la faim, se reduit en crasse, il faut la lauer auec decoction de vesce.

Les indices & les remedes à la galle.

Le Cheual deuient maigre, il perd sa couleur naturelle, ses forces diminuent, il marche viste & à petit pas, parce qu'il sent des conuulsions. Quand vous l'aurez laué de lexiue & d'eau chaude, vous l'engraisserez d'onguét propre à la galle; que si apres l'auoir engraissé, le poil se dresse, vous l'enfermerez en vne estable bien chaude, mais il faut prendre garde qu'il ne se couche dans sa fiénté, ou dans la boüe: que s'il se plaist à s'y coucher, l'ayant laué, vous luy ietterez dans les nazeaux du vin & de l'huile, puis le frotterés: si ce remede n'est efficace, vous aurez

Autre remede pour la galle.

soin à le bien nourrir: l'écorce de saulx brulée, & meslée auec myrrhe, chasse la galle, si on en frotte le Cheual auec de l'eau. Il est bon de le lauer auec du sauon: aucuns pilent vn peu de chaux & de souphre auec du vin, & prennent de la the-

rebentine, en font emplaſtre, & s'en ſeruent quand il eſt temps. Prenez vne liure
de ſouphre qui n'aye ſenty le feu, du nitre, de poix reſine, du bitume ana deux
liures, quatre de cire, deux de gome de cedre, de poix liquide, deux liures & demy, d'huile douze liures, trois de vinaigre, deux de lie d'huile vieille, quatre de
vieil axonge, le tout meſlé enſemble, dequoy vous frotterez le Cheual. Si la
galle eſt ſerpentée, faut meſler de bon vinaigre auec de l'huile, & de la poix ana
vne liure, nitre autant, & en frotterés le Cheual, mais il faut auparauant le lauer
auec de la lie d'huile vne demy-liure, & vne once de ſouphre vif: Autrement vous
prendrez vne once de gomme de cedre, autant de ſouphre vif, trois onces de ſandarach, de la farine de veſce des noix de gale, huile vieille cinq onces, huile de laurier vne liure, du vinaigre ſuffiſamment, & de la fiente de chien, le tout broüillé,
& meſlé dans de l'huile, puis en frotterez la galle auec vne eſponge. Il y en a qui
ſe ſeruent de vin noir trempé d'eau, en pareille quantité, où l'on adiouſte des
noix de gale, & ſi le Cheual ne guerit pour cela, il luy faut donner de la fiente de
chien auec de bon vin. Le nitre eſt fort excellent à ce mal auec du ſouphre vif,
de chacun ſix onces trois d'écume de nitre, deux liures de poix liquide, d'huile
ana, ſandarach vne demy-once, autant de vinaigre, bacques de laurier vingt-
cinq, le tout meſlé enſemble, pilé & mis chauffer, puis on en frotte le Cheual.

THEOMENESTVS,

La corruption du ſang, ou de la bile, engendre la galle à touſte ſorte d'animaux, pour la guerir il y faut proceder auec prudence & experience, car ſi on
vſoit de remede qui ne ſoit à propos, au lieu de ſoulager, on irriteroit le mal.
Apſirtes dit que c'eſt vne morue renfermée entre cuïr & chair, à quoy ie ne con-
tredis; auſſi le mal veut que nous ſuiuions les voyes de la nature, & que nous nous
ſeruions de medicaments diſcuſſifs, & aperitifs, mais au commencement il en
faut qui picquent & enleuent la peau, & deracinent l'vlcere, & non pas qui flat-
tent le mal, & qui l'entretiennent. C'eſt pourquoy quand le mal s'augmente, il
faut vn remede different de celuy, dont on s'eſt ſeruy au commencement; comme auſſi il en faudra vn autre à la fin, quand le mal diminuë au commencement,
il faut tirer du ſang du col, & puis apres de l'ainé, en fin en tirer ſeulement des
aynes pour attirer l'humeur en bas, & le faire ſortir par les conduits : Il n'en faut
point tirer de la teſte, crainte que l'humeur ne ſe coule doucement és enuirons du
cœur, car les humeurs malignes ſortent difficillement par force, apres la ſaignée, l'on frottera le Cheual de poix de mirrhe, de cendre de lexiue & de nitre,
affin d'attirer l'humeur à la peau, & la faire ſortir. Quand le corps eſt tout vlcéré,
l'on fait cuire de la farine d'orge dãs du vin, & de l'huile, dequoy l'on en greſſe le
Cheual chaudement, puis apres trois iours on le laue d'eau chaude, l'on frotte la
peau iuſques à en faire ſortir le ſang, & l'on renouuelle la playe, auec vn linge
qui ſoit rude, puis on l'oingt de poix liquide, de lie d'huile, & de ſouphre vif, &
en ſuitte on le ſaigne du col, & on luy donne du nitre & d'vne concombre ſauuage de chacun également que l'on pile, & que l'on meſle dans du vin & de l'eau.
La compoſition d'ierocles eſt vne once de reſine, deux de cire, vne de gomme
chaux vne demy-once, qu'il faut meſler & appliquer deſſus.

PELAGONIVS,

Si le Cheual a la galle, prenez rododaphne, de l'apparitoire de chacun, vne
poignée: vous les ferez cuire dans du vinaigre, huile auec du nitre. Quand ils ſeront cuits, vous y meſlerez du ſouphre vif, autant qu'il ſera raiſonnable, vous
l'en frotterez tous les iours vne fois, eſtant expoſé au Soleil, & ainſi il guerira.
Ou bien prenez de l'huile gomme de cedre, de la poix liquide ana ſix liures, de
ſouphre vne once; ſix de bitume, de la cire de l'alun, de la reſine & du nitre ana
trois onces, de l'herbe aux poux vne demy-liure, trois liures de vinaigre, le tout
cuit & meſlé enſemble.

Remede à la galle & aux bourgeons.

Vous frotterez les bubles & bourgeons au Soleil, en façon que le sang en sorte, puis vous meslerez egalement des racines de lierre, du souphre & de la poix liquide, auec de l'alun, de quoy vous frotterez le mal. Si la galle n'est pas mauuaise, on peut du commencement la lauer auec de l'vrine d'homme toute chaude, puis apres d'eau, & l'oindre ou d'huile de lentisque, ou de semence d'vrties pilées dans du vinaigre, ou d'huile de balaine, ou de saumure, la graisse de veau marin est souueraine à ce mal, mais s'il estoit inueteré, il faut se seruir de choses plus fortes, c'est pourquoy l'on fait boüillir du bitume, du souphre, de l'ellebore meslé auec de la poix liquide, & de l'axonge vieil ana, puis on en frotte les bourgeons, les ayant premierement déracinez auec vn fer, & lauez d'vrine d'homme, & puis d'eau. Souuent il est à propos d'enleuer la galle, & raser la chair iufques au vif, puis apres remedier à l'vlcere, comme il a esté monstré cy-dessus. Si elle est grande, on la chasse auec gomme de cedre : La maigreur produit la galle, & quand elle sort, le Cheual mord la partie où elle paroist, ou la gratte de ses ongles, ou se frotte contre des arbres, ou contre la muraille. Vous y remedierez faisant onction d'onguent composé de poix liquide, de resine, de gomme de cedre, d'alun, meslez dans du vinaigre de chacun egalement, vous nettoyerez auparauant la partie offensée, puis la frotterez de cendre chaude, iusques à ce que le sang en sorte, & en suitte y appliquerez dessus de l'escume d'argent & de l'alun, pilez & meslez auec de l'huile.

ANATOLIVS,

De l'Inflammation.

Vous osterez l'Inflammation, si vous la frottez de sel, d'huile, de pouliot, & de verbasque brulez & meslez auec du vin. La composition suiuante diminuë l'inflammation, arreste la defluxion, & desseiche. Prenez des figues, des extremitez de cyprés ana trois liures, infusez dedans trois liures de vinaigre, dedans l'expression adioustez-y vne liure de nitre, vne demie d'ammoniac, oppoponax, aloës ana vne once, lesquels l'on pile ensemble, puis l'appliquez sur l'inflammation :
Que si le mal se change en polype, & que les creuasses rendent quelque puanteur, faut prendre trois onces d'écorce de grenade, d'alun, de la mine de cuiure, de la couperose, verd-d'airain de chacun vne once, le tout pilé ensemble en faire emplastre, & en appliquer dessus : Il faudra frotter auparauant le Cheual d'vrine, & continuer durant trois iours, puis faire marcher le Cheual d'vn pas lent au commencement, & en suitte le mettre en course. Lors que l'on reïterera la friction auec l'vrine, l'on appliquera aussi vne nouuelle emplastre, ainsi on le guerira. Pour arrester les defluxions, faut se seruir de la composition suiuante. Prenez eschalottes vne liure, cinq œufs, des limaçons deux liures, encens vne liure, aloë, airain brulé, fleur de coriande ana vne liure & demie, le tout pilé ensemble, appliquez sur le mal. Pour dissiper les inflammations, faut prendre racines de roseau, & de fougere egalement, ails, manne sauuage, des figues seiches, des grains de cyprés, de la cire, iris, l'os de seiche ana vne liure, reduit en masse, si l'on l'applique sur les genoüils, où l'on aye touché du fer, tres-asseurement l'inflammation cessera, il y en a qui se seruent de cire, six liures, de graisse de biche, de galbanum, de violiers blancs, de poiure blanc, d'ammoniac, de therebentine, & de gentiane, ana trois onces, que l'on pile ensemble, puis quand il est de besoin, l'on s'en sert.

APSIRTE,

Remede aux playes qui font aux parties internes.

Il faut coudre la playe d'vn fil de laine affez gros & tortu, afin qu'il coule plus doucement, puis on refferre la playe en dehors, l'on perce la peau, & auec vne petite corde de chanvre cirée, on reioint lesdeux coftez de l'vlcere, puis on y applique les medicaments propres. Si l'inflammation eft caufée de quelque coup, on y applique de la cerufe coulée auec du vinaigre, le feptiéme iour l'on defait la future, puis l'on ofte le fil : que fi l'inteftin fort & tombe, il faut le repouffer auec vne efponge trempée d'eau chaude : l'inflammation s'augmente, quand on le touche auec les mains. Si l'inteftin eft bleffé, ou qu'il fe rompe à force de retenir fon vent, il n'y a point de remede ; fi la coëffe des inteftins tombe, en forte qu'elle forte dehors, il la faut couper auec des cifeaux, car c'eft chofe inutile de la remettre. Si le Cheual eft bleffé, & qu'il n'y forte rien par la bleffeure, il bat du **Signes.** pied de deuant, & baiffant la tefte, fait voir qu'il eft trifte : Si fa fiente eft teinte de fang, pour lors fa vie eft incertaine : que fi la playe eft en lieu plein de chair, il faut l'emplir de linges trempez dans de l'huile & vinaigre, puis la coudre, & refferrer d'vn fil de laine qu'on ofte le troifiefme iour, puis on laue la place d'eau chaude, & auffi-toft on y applique de la farine de vefce. Les playes qui font fous le genoüil, rarement fe refferrent, parce que cette partie manque de chair & de peau. Si la playe eft au deffous de l'ayne, les nerfs s'eftendent auffi-toft, ce qui caufe la mort au Cheual.

APSIRTE,

Aux cheutes.

S'il arriue qu'vn Cheual tombe d'vn lieu haut dans quelque foffe, ce qui arriue fouuent à ceux qui font fentinelle au camp ; s'il n'eft bleffé ny aux cuiffes, ny aux iointures, ains que l'on apprehende que les boyaux n'ayent receu quelque detriment, faut prendre du fagapenum la groffeur de deux febues, meflé dans de l'eau, & vinaigre, & le ietter dans les narines du Cheual : Ou bien il faudra mefler de la cendre dans deux liures d'eau, & l'appliquer fur du linge, & que la cendre foit de bois de ronce, ou le fuc d'acace rouge vne once, auec vne pinte de vin, ou faut prendre vne grenade, la piler, & la mefler auec vne chopine de vin, & la donner auec le cornet. Le flux de ventre arriuant, il n'y a point de remede.

APSIRTE,

Pour empefcher les Cheuaux de fe bleffer.

Les Cheuaux fouuent fe battent entre-eux, & fe donnent l'vn à l'autre des pieds contre le ventre, & de là il arriue que l'abdomen fe rompt aux enuirons des nerfs où font fufpendus les genitoires, pour lors le Cheual eft en danger de mort: Les indices font quand la bource s'enfle, & que le Cheual s'arrefte en marchât, & ne veut manger, il ne peut fe tenir fur fes pieds, mais fe couche, fe veautre, fe tournant fur le dos, il vit vn iour ou deux, mais le troifiéme il meurt. Les inteftins ne luy tombent pas ce iour là mefme qu'il a efté bleffé, mais bien le lendemain. Tu pourras luy donner de la faumure auec de l'huile, y meflant du vin & de l'eau falée fuffifamment.

APSIRTE,

Des fractures.

Toutes les fractures qui fe font, tant aux parties interieures, que pofterieures,

doiuent eſtre gueries, en remettant les parties rompuës en leur lieu, & à l'entour
de la laine, auec le ſuin lié auec des bandes trempées dedans de l'huile & du vin-
naigre, bien longues & égales, & par deſſus faut y appliquer trois petites ferules,
en façon que les parties rompuës ſoient bien ſuiettes, pendant quarante iours. Il
ſuffira de les deſier trois fois en vingt iours, ayant ſoin de les bien relier. Faut diſtiller de l'huile & du vinaigre tous les iours pour humecter : au bout de quarante iours, ſi le calus s'eſt fait, il faut oindre la partie auec dialthea. Si il y a fracture au deſſus du genoüil, à peine peut-on iamais y remedier, ny meſme ſi la cuiſſe
eſt rompuë, le medicament n'a point de force pour les épaules rompuës, car il
s'enſuit de là vne diſtention des nerfs qui lient la teſte auec les épaules. Si auec la
rupture il y a quelque playe, & que le dos ſoit ouuert, il n'y faut mettre la main,
ny appliquer des bandes, l'on guerira la rupture de la coſte; quand il y a vlcere, il
ne faut iamais ſe ſeruir de cauſtiques aux ruptures des parties qui ont deſia fait calus, dautant qu'elles ne reçoiuet aide d'aucun remede. Si le rayon du pied de derriere eſt rompu, ſur tout aux Aſnes & aux Mulets, parce qu'ils n'ont point de moëlle, bien qu'ils ayet beaucoup de ſang, iamais il ne ſe rallie. Quand la cuiſſe eſt rompuë, & que la iointure eſt hors de ſon lieu, il faut l'y ramener & la recouurir de
la peau, & le liant en haut auec ſon licol, en graiſſer l'inflammation auec de
l'huile & du vin, & y appliquer vn medicament compoſé de poix, trois onces, oppoponax, terebentine, glu de cheſne, cire de chacun dix liures, bitume cinq
liures, d'amoniac, poix-reſine, galbanum ana ſix liures, mane, bdellium ana deux
liures, quatre de myrrhe. L'on fait liquefier enſemble la cire, & la poix-raiſine,
puis on y mêt l'ammoniac, la myrrhe, & le bdellium pilé, l'oppoponax, & la glu,
on les fait boüillir vn peu, & en dernier lieu le galbanon pilé, le tout eſtant
eſtendu ſur vn linge, on l'applique ſur la rupture.

HIPOCRATE,

Aux fractures.

Si quelque os eſt rompu en la teſte, ou que le cerueau, ou ſa membrane ſoit
bleſſée, les yeux ſont chargez de ſang, lequel ſort par les nazeaux, & ſont enflez,
& les cuiſſes tremblent; à ce mal il n'y a point de remede.

Emplaſtre pour les ruptures.

Prenez de l'eſcume d'argent & de vinaigre, de chacun vne liure, d'huile vne
liure, & demy d'ammoniac, & de terebentine trois onces, de cire & de reſine ſix
onces, bitume, poix, & verd-d'airain ana demy-liure; l'on fait boüillir le vinaigre, l'huile, & l'eſcume d'argent, & quand ils commencent à s'époiſſir, on y meſle
de la poix, laquelle eſtant diſſoulte, l'on la retire du feu, puis on y met du bitume,
que l'on remuë doucement, & quand il eſt liquefié, l'on y met le reſte que l'on fait
cuire tant ſoit peu, pour les lier enſemble, puis on les coule. Il y a vne autre
ſorte d'emplaſtre tres-excellente, pour renoüer les ruptures : elle eſt compoſée
de vinaigre, d'huile, cumin, eſcume d'argent de chacun vne liure, de poix ſeiche,
de cire ana demy-liure, bitume quatre onces, ammoniac ſix onces : l'on faict
boüillir long-temps l'eſcume d'argent, pilée dans de l'huile, puis on y met les
medicaments liquides, & auſſi-toſt que la poix pilée eſt reſoulte, on oſte le chauderon du feu, & l'on y meſle le bitume, lequel eſtant fondu, l'on remet le pot ſur
le feu, & quand il a recommencé à boüillir, on y adiouſte le reſte. Cette aurre emplaſtre guerit facilement les ruptures : faut prendre vne liure de poix liquide,
ſix onces de cire, vne once d'encens, ammoniac trois onces, reſine & galbanon
de chacun vne once, de vinaigre vne pinte, mais il faut premierement faire cuire la poix & le vinaigre, puis l'ammoniac, que l'on met auſſi ſur le feu, & l'ayant
eſtendu ſur du cuir ou du linge, on l'applique ſur le mal : Il eſt mieux de le faire
boüillir dans du vinaigre, & le verſer dans vn pot, puis y meſler de la reſine, de
l'encens, & du galbanum. Il y en a qui pour rallier les ruptures, prennent vne
liure

liure &'demie d'huile vieille, de l'axonge vieil, de l'efcume de nitre, de chacun
vne liure, qu'ils font boüillir enfemble, & appliquent ce medicamé vn peu
chaud.

APSIRTE,

A la cholere, tant humide que feiche.

Les indices de la cholere feiche font, quand de tout le corps du Cheual, & Signes de la
cholere fei-
che.
principalement du ventre, la chaleur fort auec violence, & qu'il ne rend fes ex-
crements que par contrainte, il ne fe couche pas, à caufe de la grande douleur, il
a la bouche chaude & feiche : ce mal vient de ce que la bile ne peut eftre portée
au lieu naturel, ou euacuée par la voye de l'vrine, foit qu'elle foit excitée par le
trauail du chemin, ou de la courfe. Il faut faire des clifteres de nitre, d'huile mef- Remede.
lée auec de l'eau, le faire repofer, le retirant du trauail, on luy donne à manger
du foin verd, ou s'il n'y en a point, on luy en donne de vieil, qu'on arroufera d'eau,
de vin & de falpetre, on luy verfe dans les nazeaux decoction de maulue auec du
vin doux, auparauant que de luy donner de l'auoine : Faut rendre le ventre libre auec medicaments, puis mettre dans l'eau qu'il boira de l'efcume de nitre :
Il faut le frotter fouuent, auant de luy donner des clifteres, on ofte auec la main
la fiente qui bouche le conduit. Si la cholere eft humide, le Cheual qui en eft Signes de la
cholere hu-
mide.
trauaillé, a les yeux languiffants, & penchants vers la terre, fes nazeaux font ou-
uerts, les boyaux & les flancs font remplis de fueur, & la chaleur fort par la bouche, les veines de deffus la langue, font liuides, il fe plaind quand il fe remuë, fes
cuiffes tremblent, & boitte en quelque façon, fon vrine eft boüeufe & bilieufe,
il s'eftend lors qu'il eft couché, & fe plaind : Il faut luy faire boire vne pinte
d'eau & de vinaigre : on luy donne auffi du cumin & du thim egalement, pilez &
meflez dans vne chopine de vin & de miel, auec vn peu d'eau, puis on luy tire du
fang des iarets, quelques-vns les font lauer, d'autres ayment mieux fe feruir de
la fumée, & de l'exhalaifon.

HIEROCLES,

Si le Cheual eft trauaillé de la cholere humide, il a le ventre remply d'humeurs, Autres fignes
de la cholere
humide.
& eft trauaillé de tranchées, quand il eft à l'eftable, il frotte la poictrine contre la
muraille, & fe rend fi méchant qu'il renuerfe à coups de pieds, ceux qui l'approchent, fes vrines font noires & époiffes. Partant il faut luy faire aualer des feüilles Remede.
de choux fauuages pilez, & boüillis dans vne chopine de bon vin vieil, chaudement : l'oppoponax & le poivre pilez & meflez dans du vin, font la mefme chofe, luy faut donner à manger à l'accouftumée, mais en moindre quãtité : l'infufion
de choux fauuages & de nitre, pilez & mis dans du vin chaud, attenuë la cholere
feiche, mais il eft bon de luy arroufer le nombril d'eau fraiche. Stratonicus ordonne qu'on luy faffe aualer trois onces de miel, & autant de femence de fenoüil,
auec vne dragme de meliloi pilé, & meflé dans vne chopine de vin, & fix liures
d'eau. Si le ventre n'eft pas libre, il faut tirer la fiente auec la main, & faire boire de l'eau fraiche où on ait meflé vn peu de nitre, & à manger du foin nouueau.
Il y en a qui luy donnent des feüilles de lierre meflées dans du vin noir, d'autres
luy font manger l'écorce de grenade, ou des oliues fauuages pilées & trempées
dans du vin : Si ces chofes n'appaifent le mal, on tire du fang au deffus des nazeaux. Si le Cheual eft tourmenté d'vne cholere humide, vous luy ferez man- Autre reme-
de.
ger du froment torrefié, ou de la farine. Quand le Cheual abonde en cholere, il
ne peut repofer, c'eft pourquoy vous luy ietterez dans les nazeaux du myrthe fauuage, pilé & meflé dans du vin : faut qu'il ne mange point de foin : il faut luy faire bonne lictiere : il eft bon de luy faire prendre du lierre noir pilé dans du vin.

EVMELIVS,

De la bile.

Signe de la bile qui exuperc.
Remede.

Autre remede.

Signes de la bile seiche.

Signes de la bile humide.

Remede.

Si la bile tourmente le Cheual, le ventre luy enfle, & n'en sort point de vent, pour lors on se graisse la main pour luy couler dans le ventre, & ouurir les conduits naturels qui sont occuppez, & en tirer la fiente : On mesle de la sariette, & de l'herbe à poux auec du sel pilé, & cuit dās du miel, de quoy on fait suppositoire, qu'on luy donne, ce qui lasche le ventre, & chasse la bile : D'autres luy font aualer trois onces de myrrhe pilée, & meslée dans vne chopine de vin, & luy engraissent le fondement de poix liquide ; d'autres luy lauent le ventre d'eau de mer, d'autres de saumure ; il y en a qui font cuire des testes de poireaux pilez, auec de l'orge verde, & luy en donnent le suc tiede à boire. Les Cheaux sont de leur nature suiets à la bile, tant seiche qu'humide, mais elle est plus violente aux Asnes, & aux Mulets, les indices de la bile seiche sont, quand tous les membres du corps sont émeus, le Cheual bat des pieds, comme s'il estoit en crainte, sa veuë est si effarouchée, & obscurcie, qu'elle ne peut regarder directement vn homme : I. tâche de se détacher & quitter son licol, il se veautre de tous costez. Ce mal arriue quand la bile occupe les enuirons du cœur, partant on luy tire du sang du col, & des tempes, l'on frotte le Cheual, puis on luy iette dans les nazeaux quatre liures de vin. Quand il est remply de bile, il est facilement excité à vomissement, le ventre peut, & doit estre libre : que s'il ne l'estoit, on luy donnera deux drachmes d'ellebore noir, & autant de semence de lin pilé, auec vne pinte de vin, si on ne trouue point de semence de lin, il suffit de luy donner de la scammonée, puis faut prendre de l'absynte, & du fiel de terre, trempez dans l'eau, & les ietter dans les nazeaux : ou on luy fera aualer de la poudre d'encens, de la manne, & de la myrrhe ana, lesquels il faudra piler. Quand la bile est humide, on ne peut pas facilement faire leuer le Cheual, lors qu'il est couché, il tremble quand il est debout, & tombe : Cela prouient d'auoir mangé du grain nouueau trempé, ou pilé, ou d'auoir beu de l'eau fraiche, estant encore échauffé. Quand cela arriue on luy donne trois onces de noix de galle, vne once de pignon, autant d'escorce de grenade pilez & meslez dans vne chopine de vin, on luy iette tiede dans la narine gauche, on doit forcer le Cheual à marcher : ceux qui sont tourmentez de cholere, battent des deux pieds, ils ont le cuir tendu, les veines remplies de sang, & la chaleur exhale de toutes parts ; il faut tirer du sang du col, & le lendemain r'ouurir la mesme veine, il faut considerer sa couleur & sa nature ; car si le sang qu'on auroit tiré, est palle, & corrompu, il faut le laisser couler doucement iusques à ce que le vermeil sorte : on luy donnera à boire de l'eau miellée ; on le nourira de foin verd & de farine auec du vin noir, il est bon de le frotter auec la main pour estendre vn peu la peau, quelques-vns luy donnent des feüilles de lierre pilez & meslez dans du vin, puis en versent dans les nazeaux, estant tiede.

HIEROCLES,

Du Carcinome.

Curation du Carcinome.

Faut le couper, si la partie le permet, sinon le frotter auec cendre d'ecreuisses, y mettre de l'écorce de pin pilée & meslée auec de la lie de vinaigre, comme aussi de la pierre-ponce brulée, de la semence de figues, & de la racine de concombre sauuage, pilée auec de l'eau fraiche & du vinaigre ; s'il y a vlcere, il n'y faudra point mettre d'eau, mais seulement le lauer auec du vin : Ce remede sera tres-vtile, qui est de l'oseille sauuage, couperose, cendre, chaux ana meslez, vous enuelopperez le carcinome, & l'oindrez d'huile tout à l'entour : d'autres le font couper & bruler iusques au vif, puis y appliquent des cantarides pilées auec de l'alun, & de l'huile cyprin.

HIPOCRATE,

Le remede fouuerain au cancer, eft l'emplaftre faite de cicuë, de refine, de glu   Emplaftre.
& de galbanon, le tout cuit enfemble, appliqué chaudement, pourueu que le
mal le fouffre, finon faut y appliquer des cataplafmes liquides & deffeichants.
S'il eft aux yeux, vous y inftillerez des vefces pilez auec huile rofat, & vn œuf;
mais apres que la playe eft purgée, il faut deterger auec du miel, afin de la cicatrifer.

HIEROCLES,

Pour les vlceres nommez Melicerides.

Les vlceres qui font appellez Melicerides, pour la reffemblance qu'ils ont au   Curation.
rayon du miel, & toutes autres puftules, dont la peau peut eftre remplie, doiuent
eftre brulées auec des fers chauds, & en euacuer toute l'humeur. Les vlceres faits
par le feu, font gueris auec de la cire fonduë dans de l'huile, & de la graiffe, les lauant d'eau de mer, s'il s'en trouue, finon d'eau fraiche : quelques vns ont dit qu'il
falloit bruler les Melicerides auec des lames d'airain, & non auec du fer : Sur la
fin de ce liure, tu verras la compofition d'vne emplaftre propre pour les guerir.
Les vlceres qui fluët par quelque trou, font appellez hydatides ou creuaffes, elles
viennēt au talon, & fous les pieds, il ne faut y appliquer le feu, elles fe cognoiffent   Signes.
lors que le Cheual demeure couché en l'eftable plus qu'à l'ordinaire, & quand il
peut fe leuer qu'auec aide, & qu'eftant leué, il eftend fes cuiffes & les retire ; ce
mal arriue aux Cheuaux en hyuer, quand ils ont vn peu marché, ils ne le reffentent point.

HIPOCRATE,

Les Melicerides font des tumeurs qui naiffent aux iointures, lefquelles iettent   Curation.
vne matiere gluante femblable au miel, il faut luy tirer du fang des genoüils, &
le frotter auec vne efponge trempée dans du vin, de l'eau & du miel : Si cela ne
guerit, il luy faudra appliquer legerement fur les genoüils vne lame de fer chaud,
puis remedier aux vlceres, & les curer, comme celles qui font caufées du feu :
Ce medicament fait auec deux liures d'huile, fix onces de fel ammoniac, d'o-
feille fauuage huict onces, verd-d'airain, litharge ana fix onces, efcume de nitre, autant qu'il en fera de befoin, encens, cerufe ana quatre onces, le tout meflé enfemble, pour s'en feruir à l'occurrence : Ou bien vous vferez de la compofition fuiuante, nitre trois onces, axonge vieil, bitume ana trois onces, fel ammoniac, ofeille fauuage, efcume d'argent, cerufe ana vne once, airain brulé, & verd-
d'airain de chacun deux onces, d'huile vne liure & demie, que vous meflerez enfemble. Les Melicerides fe guëriffent auec des remedes repercuffifs & aggluti-
nans; le premier iour vous les frotterez de fel & d'huile, & les iours fuiuants vous
les lauerez d'eau chaude, & les oindrez de graiffe d'oye, auec du beurre.

Aux Cheuaux qui ont des varices.

Vous guerirez les varices, fi vous ouurez la peau du Cheual, & la brulez auec   Curation.
des ferrements, puis vous les frotterez pendant dix iours auec du fel & de l'huile.
Que fi le mal ne ceffe, vous luy tirerez du fang, & ainfi il guerira : Ce mal violente quelquesfois tellement le Cheual, que s'éueillant il eftend le pied, comme s'il
auoit les membres demis, il le faut frotter de la main, & le faire marcher, alors
ce qui paroift eftre demis, fera remis en eftat.

Les indices, & le remede aux puftules & ampoulles.

L'on void éleuer fur la courone du pied, & aux talons des bourgeons femblables
à des grains de mouftarde, ou vn peu plus gros, lefquels fe ioignent tous enfem-   Caufes.
ble. Ils prouiennent ordinairement du trauail, des longs voyages, & d'auoir trop
chargé le Cheual. Le remede eft de les percer auec vne éguille, & de couper la   Remede.

peau qui renferme l'humeur, les frotter d'huile & de sel, puis y faire des fomentations; en suitte y appliquer du cerot. Le remede suiuant les guerit, prenez calcite,
verd-d'airain de chacun trois onces, fenoüil noir trois onces, mysis, couperose,
noix de galle noires, lie de vin, chaux-viue ana trois onces, poudre de cumin en
quantité suffisante, le tout meslé dans de bon vinaigre, & pilé, puis reduit en
masse, & seichées, faut s'en seruir à l'occurrence.

HIEROCLES,

Des pointes qui demeurent dans la chair, & qu'il faut tirer.

Si quelque morceau de bois, ou quelque pointe est demeurée dans la chair du
Cheual, ou qu'vn os, ou quelque éclat se soit enfermé dans l'ongle, il le faut retirer incontinent, & apres auoir fait purger la playe, l'adoucir d'vn medicament
composé de verd-d'airain, ou quelque autre emplastre propre aux playes; il faut
l'emplir d'vne tente, & le lendemain la lauer de vin doux, & l'oindre de medicaments qui resserrent l'vlcere, & mettre dessus de la farine d'orge, & de l'alun.

HIEROCLES,

De l'abscés.

Quand l'abscés prouient de quelques coups, heurtures, ou de quelque violence, faut y appliquer de la chaux bien pilée & meslée dans du vin & de l'huile également, & quand ce medicament s'est époissy, faut en oindre l'enflure : ou faites
detremper de la farine de froment dans du vinaigre, auec demy-once de mane.

Pour guerir les clous.

Vous pilerez des reiettons de cyprés, & vne liure de noix de galle, axonge, &
de la cire ana vne demy-liure, des noix de galle aigres, enuiron vne liure, meslez
auec vinaigre, puis l'appliquerez sur les clous. Apsirtus ordonne qu'on les estuue d'vrine vieille, & qu'aussi-tost on mette dessus de la chaux noire.

Pour guerir les playes où l'on a mis le fer chaud.

Quand on aura appliqué le feu en quelque partie du Cheual, faut le frotter
le premier iour auec sel pilé & de l'huile, aux iours suiuants le lauer auec vrine
d'enfans, en suitte appliquer dessus de l'huile vieille, & eau chaude meslée ensemble; ou bien prendre poix liquide, axonge, sel, & huile meslez, & auec vne plume en appliquer dessus; si au septiesme iour les croustes de la bruleure ne tombent point, il y a danger qu'il n'y ait quelque chose de rompu en dedans. Le
Printemps & l'Esté sont propres pour appliquer le feu, lorsque la necessité le
requiert: Aucuns se seruent de la composition suiuante pour faire tomber les
croustes, cire vne liure, ammoniac deux onces, graisse de laine vne once, galbanum deux onces, bitume trois onces, oppoponax, & nitre ana six onces, alun vne
once, poivre & glu ana six onces, souphre vne once, le tout meslé ensemble.

APSIRTE,

Du fic, & autres veruës qui viennent à la courone du pied.

Le fic & les veruës viennent aux Cheuaux, aux Mulets, & aux Asnes par tout
le corps, mais principalement aux extremitez ; il ne faut pas les bruler, mais les
coüper, & frotter auec du nitre, & y appliquer de la calcyte & vesce pilée, &
continuer tous les iours. Il ne faut pas le conduire à l'eau iusques à ce qu'il soit
guery; faut aussi s'abstenir de medicaments chauds, principalement quand le

mal eſt aux enuirons de la courone du pied, veu qu'en ce lieu, difficilement les
vlceres ſe gueriſſent.

HIEROCLES,

Des fics qui ſont aux pieds.

Il vient quelquesfois vn vlcere au pied du Cheual, proche le creus de l'ongle,
lequel pour ſa ſimilitude, eſt appellé fic, il incommode beaucoup, fait boitter, &
cauſe des douleurs grandes. Le Cheual ne peut ſouffrir qu'on luy touche cette
partie, à quoy il faut promptement remedier auec des medicaments cauſtiques
& brulants, parce qu'en marchant, le mal pouſſe des racines profondes vers l'ongle; le Mulet, & l'Aſne ſont ſuiets à ce mal plus que le Cheual.

Remede pour les veruës

Si les veruës ſont grandement enracinées, elles cauſent de grandes douleurs; Curation.
il faut faire vn remede compoſé de chaux vne once, de lexiue vne chopine, d'encens vne once, de lie de vin brulée, de cendre, de ſel, verd-d'airain, vinaigre ana
ſix onces; ou bien prêdre du vitriol, de la chaux, verd-d'airain ana ſix onces, les piler, qu'il faut appliquer ſur la veruë, apres y auoir mis le feu; ſi elle eſt aux enui- Veruës aupres
rons de l'œil, il faudra piler ce remede auec miel, puis en oindre le mal, mais il de l'œil.
faut fendre la veruë en trois, & y appliquer le fer chaud. Si le fic deſcend aux
pieds, prenez ſix onces de myſis, vne once de vermillon, ſix onces de lie, de l'eſ-
corce de grenade, cuitte dans du vinaigre, vne grenade pilée, & l'ayant paſſée
par vn linge, vous la meſlerez auec le reſte, puis apres vous vſerez d'vn medicament approprié aux playes. Il y en a qui coupent premierement la veruë, puis y
appliquent du miel, de la chaux-viue, & de l'écorce de ſaulx pilée, & paſſée par vn
tamis, ainſi gueriſſent le mal.

HIEROCLES,

Faut couper les veruës, puis frotter la playe de ſouphre, & appliquer du bitume, ou de la cendre de concombre ſeiche, & brulée. La fougere brulée, pilée & paſſée par vn crible, guerit les veruës; la racine de petite-barbe-de-bouc
cuitte en eau, produit le meſme effect, ſi on en frotte le mal eſtant pilée : Ce remede eſt propre pour les veruës, alun ſix onces, myſis trois onces, gomme ſix
onces, lexiue faite de chaux-viue, autant qu'il en ſera beſoin, vous y meſlerez le
reſte, & en ferez vne maſſe : Autrement, prenez de la chaux, de la lie de vin, fiente de pigeons, arſenic ana vne once, myſis vne demy-once, lexiue de cendre ſuffiſamment, le tout pilé & meſlé, faut l'appliquer ſur le mal; mais il faut auparauant lier les veruës auec du crin ou de la ſoye, & en ſuitte qu'elles ſeront tombées, vous y appliquerez le medicament.

APSIRTE,

Aux douleurs des nerfs.

Quand le Cheual eſtend la teſte, que les levres ſont retirées, que les dents Signes de
ſont ſerrées, qu'il ne peut ny boire ny manger, qu'il piſſe doucement, qu'il chan- l'extenſion
celle en marchant, que le ventre ne rend rien, ſinon par contrainte. Alors les des nerfs.
nerfs ſont eſtendus, tel Cheual ſouffre beaucoup, & ne vit pas long-temps.

Pour les playes des nerfs.

Faut faire boüillir de la lie d'huile, enuiron trois chopines, & de l'écorce de Remede.
la racine d'orme, prendre vne chopine de cette decoction, & la meſler auec du

fiel de taureau trois onces, le tout mis dans vn pot, le ferez cuire, & quand il sera bien cuit, vous le ferez passer par vn pannier, & le verserez dans vn pot, pour vous en seruir dans l'occurrence. Si les nerfs sont vlcerez, prenez vne liure

de cire, de l'huile huict onces, du verd-d'airain trois onces, resine vne liure, mane trois onces, & du vinaigre suffisamment : vous pilerez la mane auec le verd-d'airain dans le vinaigre, & meslerez le tout, & en appliquerez sur le mal : Si les nerfs ressentent quelque douleur, prenez vne liure de cire, vne & demie de storax, vne liure de verd-d'airain, de la cire des ruches des abeilles, de la cire blanche, & du pauot ana vne liure & demie, des grains de laurier quatre liures & demie, le tout estant bien pilé & meslé, vous en appliquerez dessus.

PELAGONIVS,

Pour les poulx.

Si le ventre du Cheual est chargé de poulx, il faut mesler auec l'auoine qu'il mange, des meures ; plusieurs luy lauent le ventre auec la decoction de racine de meurier. Si les poulx ont fait quelque playe, faudra appliquer dessus de l'apparitoire, meslée auec du suc de poireau, du sel, de l'huile, & de la poix. Si les poulx sont par tout le corps, il faut le frotter de cicuë verde pilée : Si quelque humeur maligne a fait naistre ces poulx, il faudra purger le corps, puis auec le suc de la racine du pain de pourceau pilée, & de l'huile meslée ensemble, le frotter le iour suiuant auec de la lexiue chaude, & reïterer l'onction.

DIDYMVS,

Contre les Thaons.

Les thaons auec leurs éguillons, desesperent toutes sortes de bestes : L'experience nous enseigne que la decoction de bacques de laurier pilez, & iettez au lieu où sont les thaons, les chassent, & sur leur picqueure, il n'y faut mettre sinon de l'eau, & de la ceruse detrempée.

AFRICANVS,

Afin que les mouches ne trauaillent les Cheuaux, & que les vlceres causées des picqueures, ne se remplissent de vers.

Les mouches ne feront point de mal, si l'on engraisse le Cheual auec de l'huile & de la poudre de bacques de laurier meslés, pour chasser les mouches de dessus les playes, faut prendre de la poix de l'axonge vieil, puis l'appliquer dessus :

Quand l'on met du miel dans les remedes, faut prendre garde que les mouches n'infectent cette partie, car elles y sont attirées par sa douceur, & aussi-tost qu'elles s'y sont assises, elles y font naistre des vers, c'est pourquoy apres les auoir nettoyez, il faut mesler de la poix, de l'huile, du vieil axonge, & oindre de ce medicament les playes, & les enuirons. Les vlceres negligés se remplissent de vers, lesquels tombent si on les laue d'eau fraiche : que si cela n'a point d'effet, faudra piler du marrubium, ou des poireaux auec du sel, qu'on appliquera sur la playe, ce qui les fait mourir aussi-tost.

BRETIVS,

Pour chasser les mouches.

Il faut détremper du laurier auec de l'ellebore noir, pilé dans du laict ou de l'hydromel, auec vn peu d'eau, pour faire mourir les mouches. Si vous frottez

le Cheual de caſſe pilée dans de l'huile, les mouches n'en approcheront pas: l'o‑
deur du pouliot ſauuage, comme auſſi ſa decoction éparſe, produiſent le meſme
effect. Si vous frotez les bœufs & les autres animaux de bacques de laurier pilez
auec de l'huile, elles ne les moleſteront point, & ne s'aſſoiront ſur aucuns ani‑
maux, ſi vous les frottez de graiſſe de lyon. Le ius d'ellebore trempé dans du laict
ou du vin cuit auec de l'arſenic, ont la meſine vertu. Si vous appliquez ſur quel‑
que choſe de l'alun & de la ſariette ſauuage pilée, les mouches n'en approche‑
ront iamais. Africanus dit que ſi l'on pend les feüilles de plane aux eſtables, les
chauues-ſouris n'y entreront point, & que l'odeur des feüilles de lierre brulées
les fait mourir.

DEMOCRITVS,

Pour chaſſer les moucherons.

Le crin de Cheual attaché aux portes, ou au milieu de la maiſon, empeſche
les moucherons d'entrer; ils fuyent à la ſenteur du pouliot ſauuage ou de la niel‑
le brulée. Si l'on attache à la teſte ou aux pieds du Cheual vne eſponge trempée
dans du vinaigre, les moucherons ne le toucheront pas: la ruë trempée & éparſe
par la maiſon les chaſſe, comme fait l'herbe encenſiere cuitte: elles fuyent l'o‑
deur du ius de galbanum, ou du ſouphre, ou du cumin; ils ne toucheront aucuns
animaux qui auront eſté frottez de mane, de vinaigre & d'huile meſlez enſem‑
ble. Elles ont en horreur l'odeur du vinaigre, & de la ſariette ſauuage.

DYDIMVS,

Pour faire mourir les punaiſes.

Faut frotter le lict de poix liquide, & de ius de concombre ſauuage. Le meſ‑
me fait l'oignon marin decoupé, & pilé auec du vinaigre, de quoy on laue le lict
auec vne eſponge. Pareillement les feüilles de pommier cuittes auec de l'huile,
dequoy vous frotterez les fentes de la couchette. Il eſt bon pour ce ſuiet de la‑
uer les parois de fiel de taureau ou de bouc, meſlé dans de bon vinaigre; le meſ‑
me fera du ſouphre vif & de l'huile vieille. Il n'y aura point de punaiſes où vous
aurez verſé de la decoction de col-de-poiſſon. Vous les ferez mourir, ſi vous frot‑
tez le lieu où elles ſont auec de la lie d'huile cuitte, & meſlée parmy du fiel de
bœuf, ou que vous les frottiez auec des feüilles de lierre ou de cyprés trempées
dans de l'huile. Elles mourront auſſi-toſt, ſi vous prenez vne poignée d'herbe
aux poulx, autant d'oignon marin decoupé, & plein vne cueiller de vinaigre, le
tout pilé enſemble, & apres l'auoir fait boüillir en frotter le lieu où elles ſont:
Il y en a qui y meſlent de la gomme de cedre & du vin doux, ou plein la main de
fiel de veau, ou de chevre, & autant de vin doux, auec du vinaigre. Florentinus
remarque que les ſangſuës, & les punaiſes meurent par l'odorat l'vne l'autre;
celles-là, quand auec vn tuyau on leur fait reſſentir l'odeur des punaiſes; & cel‑
les-cy quand elles reſſentent la fumée des ſangſuës brulées: La Scolopandre
ſeiche fait le meſme par ſon odeur: les feüilles de lierre ont cette vertu, ſi on
les pile auec dix ſangſuës. Democrite aſſeure que les punaiſes ne demeureront
iamais, ny ne naiſtront aux lieux où l'on attachera les pieds de derriere de lievre
ou de cerf. Si l'on iette ſous le lict plein vn pot d'eau fraiche, les punaiſes ne tou‑
cheront ceux qui y ſeront couchez: Le ſuc de veſce ſemble faire mourir toutes
celles qu'il touche, mais qui peu apres reprennent leurs forces.

PAMPHILIVS,

Aux animaux, & aux maiſons pleines de pulces.

Pour les animaux remplis de pulces, prenez du cumin pilé, auec autant d'el‑
lebore, meſlez auec de l'eau, dequoy vous les frotterez, ou du ſuc d'vne con‑

combre ſauuage, ou manquant de cela, vous les lauerez de lie d'huile. Si vous iettez dans le creus d'vne chambre les feüilles d'vn arbre appellé roſagine, les pulces s'y retireront, puis vous les ferez mourir, les arrouſant d'abſynthe, ou de racines de concombre ſauuage, trempées dans de l'eau de mer : vous ferez le meſme auec de l'eau où l'on ait fait tremper de la nielle ; la decoction d'encenſoire a la meſme vertu, comme auſſi la ſemence de mouſtarde, auec de l'oleandre cuit, & ietté és lieux où ſont les pulces : Vous les ferez auſſi mourir, ſi vous faites paſſer par vn crible de la chaux-viue, que vous ietterez par la chambre, mais il la faut balier auparauant : Si vous arrouſez quelque lieu d'eau, où l'on ait fait tremper du cumin pilé, auec de la ſemence de concombre ſauuage, les pulces creueront. L'abſynthe fait le meſme ; ou la racine de cumin ſauuage trempée dans de l'eau de mer, ou des racines de cameleon, ou des feüilles de peuplier, pilées & boüillies auec de l'eau : La ſaumure les tuë, & l'eau de mer auſſi. Si l'on verſe du ſang de chevreau dans vn creus, il attirera toutes les pulces, & les fera mourir, apres les auoir attirez des lieux où elles ſont.

APSIRTE,

A ceux qui ſont mordus des Serpents.

Signes.]   Les indices de la morſure de vipere, ſont quand le corps ſe heriſſonne, les yeux s'enflent, le Cheual grince les dents, les poils luy tombent, tout le corps ſe

Remede.   charge de bourgeons. Le remede eſt de prendre du poivre blanc, ou du noir, trente grains pilez auec du vin, puis luy faire aualer, ou du thim pilé dans du vin, ou de l'huile de roſes, auec du vin doux, ou de la ruë pilée auec du vin, ou des cheruis ſauuages auec du vin, ou de l'armoiſe ; mais ce remede met le Cheual en danger : Pluſieurs font bruler la playe, apres y auoir fait inciſion, & vſent des medicaments ordinaires, lauant l'vlcere d'vrine, & l'oignant d'vn remede doux.

PELAGONIVS,

Pour la picqueure de ſerpent, & autres beſtes venimeuſes.

Remede.   Si vn ſerpent ou autre animal venimeux a mordu le Cheual, il faut y appliquer de la terre que l'on tirera d'vne fourmilliere, meſlée auec du vin : s'il arriue que le Cheual ſoit mordu en chemin, où vous ne pouuez pour lors trouuer de remede preparé, vous luy ferez aualer trente grains de poivre blanc, auec dix-huict onces de vin vieil, ou bien du thim dans du vin. L'on dit que la racine d'aſphodile pilée dans du vin vieil, & miſe dans la playe, eſt vn remede ſouuerain contre la morſure de toutes ſortes de beſtes venimeuſes : le meſme ſe fera, ſi vous decoupez des petites hyrondelles, & les appliquez ſur la playe. Il eſt bon auſſi de mettre ſur la morſure le nid d'hyrondelle. On ſe ſert pour les morſures de beſtes venimeuſes, de mauues pilées, appliquées deſſus.

APSIRTE,

A ceux qui ſont picquez du ſcorpion.

Signes.   Si le Cheual eſt picqué du ſcorpion, ſes pieds ſe retirent, & auſſi-toſt il boitte, & ne veut manger, il luy ſort des nazeaux vne ordure verde, & ne reſpire qu'auec peine. Il faut le traicter comme ceux qui ſont mordus de ſerpent, dequoy nous auons parlé cy-deuant.

ANATOLIVS,

Pour ceux qui ſont mordus des ſcorpions ou des ſerpens.

Remede.   L'on applique ſur la partie offenſée de la fiente de porc, ou de la morelle pilée,

ou des

ou des laictuës de mer, que les Grecs appellent Thintimalle, ou bien de la semence de lin, ou de l'alun brulé, ou de l'escume de nitre, ou du sel de terre, que
l'on applique sur le mal.

HIEROCLES.

Aux Cheuaux qui ont esté mordus des areignes, ou des viperes.

Si l'areigne a mordu le Cheual, les testicules s'enflent, & il paroist en son   Signes.
vrine quelque toile d'areigne, il est tout en sueur. Si la morsure a causé vne
playe, il faut la couper à l'entour, afin d'en faire sortir le venin, puis y mettre
le feu auec vn fer chaud : s'il n'y a point de playe, il faudra toutesfois se seruir
des remedes qui sont propres à la morsure, y appliquant de l'aristoloche pilée auec du vin, & de la semence de persil sauuage, ou bien d'autre persil. On
luy fait aualer des bacques de laurier pilez dans deux chopines de vin, auec de
l'eau-rose : on le renfermera en vne estable chaude, & on le lauera d'eau chaude. On luy donnera à manger des tendrons de laurier, ou du bon foin, & de l'eau
chaude à boire, iusques à tant que la douleur se soit appaisée : apres auoir reposé, on le fait promener : il faudra bruler la playe, comme il a esté dit cy-dessus,
& y appliquer des remedes iusques à ce qu'il soit guery. S'il a esté mordu d'vne
vipere, sa morsure excite vne suppuration, le venin en sort, & la playe iette vne
ordure qui est noire. Si c'est vne Iument, on coupe la playe, on y met les fers
chauds, puis on y applique les remedes que nous auons dit estre propres pour les
morsures des bestes venimeuses.

HIPOCRATE,

Pour les morsures de serpents & de viperes.

Souuent quand le Cheual s'est couché sur vn serpent, ou vne vipere, enfin las-
sée de le supporter, elle le mord : Pour en chasser le venin, il faut oindre la partie
lezée de fiente de bœuf, ou de morelle pilée, de laictuës marines, d'alun, ou
d'écume de nitre, ou bien la frotter de sel. Vous les guerirez meslant l'vn d'i-
ceux auec de l'eau, que vous passerez par vn linge. Tous les remedes qui sont propres aux hommes, sont aussi bons pour les animaux, principalement pour les
Cheuaux, les Mulets, & les Asnes ; la saignée leur est salutaire ; la scarification
faite auec vn fer, chasse le venin de vipere, comme aussi la bardane pilée, & appliquée auec du sel.

Si le Cheual a mangé auec son foin quelque bupreste, son ventre s'échauffe, il   Signes.
ne veut plus manger, cette pasture l'enfle, il fiente souuent, & respire doucement ; faut luy lier la teste en bas, & luy tirer du sang des veines qui sont sur les
nazeaux, afin que le sang s'écoule par la bouche : on luy donne à manger des
choux cuits, auec de la saumure de poisson, & de l'huile.

DYDIMVS,

Pour chasser les serpents.

Les serpents ne se retireront iamais dans le logis, ny à l'entour des troupeaux,
si vous y plantez de l'armoise, ou de l'arone, mais vous ferez sortir ceux qui y seront cachez, à l'odeur de la racine du lis, de la corne de cerf, ou de l'ongle d'vn
pied de chevre. Vous les ferez fuir, si vous prenez le ius de panot, de la nielle,
du galbanon, du souphre, du piretre, du peuce-d'ane, & des pieds de chevre pilez & mis en poudre, meslez dans du vinaigre ; puis vous en ferez vne paste, laquelle estant mise sur le feu, rendra vne odeur qui leur sera insupportable : quelques-vns disent que les serpents n'approchent iamais des lieux voisins des gre-
nadiers. Democrite asseure qu'vn oiseau appellé Ibis, leur oste toute leur

O

force, & qu'ils ne peuuent remuer, quand on leur en iette sur le dos quelque plume : il dit aussi qu'ils meurent aussi-tost que l'on les touche d'vne branche de
chesne : de mesme si vn homme à ieun, leur iette de la saliue dans la bouche,
quand ils l'ouurent. Florentinus escrit que les serpents n'approchent pas des lieux
où il y a de la graisse de cerf, ou de la racine de betoine, la pierre d'agatte, ou du
gingembre. La fiente de milan ou d'aigle meslée dans du storace, a la mesme vertu : Si l'animal n'a point de fievre, vous luy donnerez à boire le ius des reiettons
de fresne pilez & pressez ; & s'il est mordu d'vne vipere, vous le guerirez ; comme aussi y appliquant ces feüilles sur la partie blessée : Si vous approchez la racine
des cocquerets proche des serpents, vous les assoupirez. Les feüilles du chardon,
appellez tribulus des Latins, pilés dedans de l'eau seule, fait sortir les serpens des
cauernes, si on y en verse le suc. Si on met vn tonneau proche du lieu où sont
les serpents, & que dedans il y ait de la saumure, ils se ietteront tous dedans, alors
faudra le boucher d'vn bondon, puis y mettre le feu. La morsure de vipere, cause vne grande enflure, & fait suppurer. Le remede est de picquer le lieu auec
vne alesne d'airain, & y appliquer de la craye.

DIOPHANES,

Pour chasser les scorpions.

Prenez vn scorpion, puis le brulez, tous les autres fuiront de ce lieu-là : Si
quelqu'vn laue ses mains du ius de racine de betoine, il pourra auec asseurance,
& sans danger, prendre les scorpions, & les autres serpents ; l'odeur de cette racine les fait mourir. Vous guerirez la playe, si vous y appliquez le feu auec vn
anneau d'argent : Le scandarach meslé auec du galbanon & du beurre, ou de la
graisse de chevre, fait fuir les scorpions & les serpents. Si quelqu'vn prend de
l'huile où l'on ait fait boüillir vn scorpion, & qu'il en graisse la partie offensée, il
en ostera la douleur. Plutarque asseure que si l'on pend des noisettes aux estables,
les scorpions n'y entreront iamais : de mesme, si on les attache aux pieds d'vn
lict, ils ne viendront pas dans la chambre. Zoroastes escrit que si l'on donne à
boire au Cheual dans du vin de la semence de laictuës, qu'on le guerira de la morsure du scorpion. Florentius dit que si vous mettez dans la playe nouuellement
faite, du laict de figuier, le venin s'arrestera, & ne penetrera plus auant. Si celuy
qui a esté mordu, mange la racine d'vn oignon marin, il n'en receura point de mal.
Tarantinus dit que tenant en main de l'apparitoire, elle domte tellement les
scorpions, qu'ils ne sçauroient nuire en aucune façon.

(marginal note: Remede aux morsures des scorpions.)

APSIRTE,

Pour la morsure de la Musette.

Si le Cheual a esté mordu d'vne musette, le corps luy enfle auec dureté, ses
yeux luy pleurent, il se plaind, & ne veut manger, faut picquer auec vne alesne la
partie blessée, puis y appliquerez de la terre que vous prendrez sous le pied d'vn
rosier, laquelle vous arrouserez de vinaigre : D'autres disent qu'il faut y appliquer des choux pilez, ou des ails auec du vinaigre ; & qu'il faut bruler vne corne
de cerf, afin de faire retirer ces musettes par l'odeur & la fumée. Si elle auoit
mordu vne Asnesse pleine, elle seroit en danger de mourir ; car cette morsure
luy cause la fievre, & vn degoust de manger : Le remede est de luy faire aualer la
cendre de pain de pourceau brulée & meslée auec du vinaigre. Il est bon de bruler la partie blessée, aussi-tost que le Cheual a esté mordu. Stratonicus est d'auis
qu'on scarifie la playe, principalement quand il y a inflammation, & la frotter de
sel & de vinaigre ; le lendemain faire marcher le Cheual par l'eau, & y appliquer
craye pilée & trempée dans du vinaigre. Si quelque animal a esté mordu d'vne
musette, il est bon de luy faire prendre par les nazeaux, quatre onces de nielle pilée, & frotter la playe de fiente de chien.

(marginal notes: Signes: / Curation.)

HIPOCRATE,

Il arriue souuent que le Cheual est mordu dans l'estable; car comme il est couché, la musareigne se iette insensiblement à son ventre, laquelle agitée par le mouuement du Cheual, mord la partie qui la presse, l'enflure monstre assez la malice de la dent, à quoy il faut remedier, en meslant auec du vin quinze drachmes de nielle pilée, & le faisant aualer au Cheual, & auec des ails pilez, du sel, du cumin, de chacun pareille quantité, dequoy vous frotterez la morsure; ou vous luy ferez aualer de la terre d'orniere, mise dans de l'vrine, ou bien la musareigne pilée auec vne liure & demie de vin : si vous ne pouuez trouuer la musareigne, vous frotterez la playe de terre de potier, & pourrez aussi tremper dans du vin & de l'huile, de la semence de persil cuitte, pour faire aualer & couper la partie enflée, afin que le venin en sorte; si pour cela la playe s'aigrit dauantage, vous l'entamerez en rondeur auec des fers chauds, profondant vn peu dans la chair viue : que si cette partie s'enfle à cause de l'vlceration, vous y appliquerez de l'orge torrefiée & pilée, mais il est bon de la graisser auparauant d'axonge.

Autre remede.

Pour la morsure de la rate penade.

Si la rate penade, qui est vn poisson venimeux, a picqué vn Cheual, il faut y appliquer du fiel de terre, & arrester le sang, luy faire aualer le fiel dudit poisson dans vne chopine de vin.

De la morsure des chiens enragez.

Si vn chien enragé a mordu quelqu'vn, vous appliquerez sur la partie lezée de la fiente de chevre, de la saumure & des hyebles, de chacun demy-liure, & quarante grosses noix, le tout pilé ensemble.

Remede.

APSIRTE,

Des sangsuës.

Les sangsuës ont coustume de se ietter à la bouche, & s'attacher au palais du Cheual quand il boit, lesquelles il faut arracher, le pouuant faire sans difficulté; mais si plusieurs s'emparēt du gosier, elles ostent les forces au Cheual, & pour lors il faut luy faire aualer de l'eau & de l'huile. Il y en a qui disent qu'il les faut frotter de sel; d'autres de la racine d'aristoloche pilée dans du vinaigre, meslée auec de l'huile, tenant la langue hors de la bouche; mais on doit prendre garde qu'il n'y aye point de sangsuës dans les eaux, où l'on abbreuue les Cheuaux, & qu'il n'y en ait point d'attachées sous leur langue, lesquelles il faudroit aussi-tost oster.

Pour oster les sangsuës.

PELAGONIVS.

Si le Cheual en beuuant a aualé quelque sangsuë, & qu'elle soit attachée au gosier, elle se remplit de sang, & bouche le passage à la pasture : Si elle est attachée en vn lieu d'où la main ne l'en puisse oster, il faudra prendre vn roseau, & au trauers y faire couler de l'huile auec du vin, ainsi la sangsuë tombera. L'on peut aussi leur faire sentir par vn tuyau, l'odeur d'vne punaise brulée : D'autres tuent des punaises dans les nazeaux du Cheual, & par cette voye l'on fait mourir aussi-tost la sangsuë : ce remede est bon à toutes sortes d'animaux.

Mal que causent les sangsuës.

Autre remede pour les oster.

ANATOLIVS,

Si la sangsuë est attachée, il la faut oster auec vne feüille de figuier, ou vn morceau de drap rude; si elle est descenduë en l'estomach, on la fait sortir, faisant aualer de l'huile au Cheual. S'il l'auoit mangée, ou qu'elle se soit iettée aux

O ij

nazeaux, le fang en coulera ; vous frotterez la morfure de fel & d'huile, les tirerez, & arracherez toutes auec des cizeaux, ou vous les brulerez auec vn fer
chaud, puis vous arrouferez le lieu de vin, & de pain brulé & pilé.

APSIRTE,

Des poules qui vont aux eftables.

Si elles y laiffent leur fiente, & que le Cheual en auale, le Cheual fera en danger, cela fe cognoiftra lors qu'il rendra vne fiente mouffée. Le remede eft de faire prendre la fiente de la poule, auec vne drachme de graiffe, douze liures de farine d'orge meflées auec du vin, que vous ferez manger ou aualer au Cheual,
ou bien de la femence de perfil, le poids de dix onces, auec vne liure & demie de
vin, & vne chopine de miel; mais faites-le exercer iufques à tant que le mouuement luy lafche le ventre. S'il arriue que le poil luy dreffe, vous prendrez des
bacques de laurier, autant que vous iugerez bon eftre, & vne demie liure de nitre, trois liures d'huile, & autant de vinaigre, dequoy vous le frotterez durant
trois iours, en vn lieu chaud, qu'il ne fente point de froid, ou vous luy ferez boire
autant de iours de l'eau fraiche, où vous mettrez tremper des feüilles de figuier
fauuage.

APSIRTE,

Au Cheual qui a mangé des choux fauuages.

Si le Cheual a mangé des choux fauuages auec fon foin, ou d'autre pafture, on
le peut foulager faifant piler des choux plantez, que l'on fait tremper dans du
laiĉt, defquels on tire le ius, qu'on luy fait aualer, ou de l'eau meflée auec des
choux, ou la decoĉtiõ de figuier cuite, meflée auec de l'eau. L'on dit que les écre-
uiffes marines pilées & meflées auec le fuc des choux, apportent vn grand foula-
gement, mais il faudra luy faire prendre durant trois iours, iufques à ce qu'il aye
le ventre bon : on cognoift que le Cheual a mangé des choux, parce qu'il eft foible du corps, qu'il a les parties de derierre toutes retirées, en façon qu'il ne peut
marcher, & tombe en chancellant : ce qui continuë iufques à ce qu'il l'aye rendu.

HIEROCLES,

Au Cheual qui a mangé de l'aconite.

Lors que le Cheual a mangé de l'aconite, il tombe, comme fi il auoit le vertigo, tout le corps fe retire : Il faut pour lors le faigner aux tempes, luy faire aualer la femence de perfil fauuage auec du vin, ou de la ruë pilée, & meflée dans
de bon vin vieil.

HIEROCLES.

Quand le Cheual a mangé de la cicuë, fa tefte s'appefantit, de forte que chancellant, il fe laiffe tomber contre les murailles : il faut le faigner à la tefte, &
l'eftuuer auec vne chopine & demie de vin vieil, & en continuant, il guerira.

HIEROCLES.

Quand le Cheual fe couche fur la roquette, ou qu'il fe frotte contre vn arbre
entouré de cette herbe, auffi-toft les marques y paroiffent, la peau s'enleue, &
s'endurcit, les yeux s'enfoncent; faut piler trois onces de vitriol, auec demy-
liure de bon vinaigre, dequoy on frottera les enleueures, mais il faut prendre
garde qu'il n'y en tombe dans fes yeux.

REMEDE D'APSIRTE,

Pour les Cheuaux heriſſez.

Si le poil du Cheual ſe dreſſe, il faut faire tremper vn demy boiſſeau de pois-
chiches, auec autant de grappes de raiſins preſſées, & leur donner auec de l'orge pendant trente iours, & ainſi applanira le poil, mais il faut bien nourrir le
Cheual, afin de le renforcer, ce que l'on continuera de faire iuſques à ce que le
poil ſoit poly. Quand on tirera du ſang, il faudra frotter le corps, & le laiſſer
collé durant trois iours, puis on l'oſtera auec vn peigne, & le poil ſe ralliant s'applanira, & ſera doux. D'autres arrouſent de ſaumure le foin, & l'auoine qu'il
mange, & aſſeurent que ce remede luy oſte ce vice.

APSIRTE,

Du moyen de chaſtrer.

Il faut icy ſçauoir le temps, & comment il faut chaſtrer, le Printemps & l'Automne ſont les ſaiſons plus commodes; neantmoins on peut ſans danger chaſtrer en Eſté : La façon de chaſtrer, eſt, qu'il faut coucher le Cheual, luy lier les
pieds, & luy tenir les teſticules ſerrez entre deux morceaux de bois, & couper
auec des ciſeaux la peau qui les enueloppe, pour les faire ſortir par l'ouuerture
qui y ſera faite : quand vous aurez tiré les genitoires, il faudra reſſerrer la playe
auec des liens de laine ou de chanvre, & couper quaſi la moitié de la cuticule
qui les enfermoit, & retrancher auec vn fer chaud la partie des nerfs, à laquelle
ils eſtoient attachez, commençant à les couper par deuant, & non par derriere,
mais il faut ſur tout que le fer ſoit bien chaud, afin de le couper au premier coup,
ou du moins au ſecond; autrement on cauſeroit grande inflammation. Faudra
mettre dans la playe du linge, ou de la laine trempée d'huile & de poix, puis reſſerrer l'ouuerture auec les liens que l'on oſte le troiſieſme iour : il faut lauer
tous les iours la playe d'huile & de poix, iuſques à ce que la cicatrice s'y formé.
Il ne faut pas que le Cheual mange le iour qu'il eſt chaſtré, mais le ſuiuant, l'exciter à manger dauantage : Pendant la fraicheur du iour, faudra vn peu le promener : & durant la chaleur, il eſt bon qu'il demeure à l'eſtable. Si l'on chaſtre le Cheual au milieu des champs, on ſe ſeruira de fer chaud, comme il a eſté
dit cy-deuāt: on frottera la playe d'huile & de poix, afin qu'elle ſe reſſerre plûtoſt,
& que les mouches ne le tourmentēt pas, ainſi on le laiſſera aller à paſture; au printemps, on doit ſeulement chaſtrer le Cheual au logis, & ſi ſa playe s'enfle, à cauſe de l'inflammation, faut y appliquer de la craye pilée, & meſlée auec du vinaigre : le Cheual qui n'a qu'vn coüillon, ne doit eſtre chaſtré dauantage. Quand
le Cheual s'éleue auſſi-toſt qu'il eſt chaſtré, & hannit, c'eſt ſigne qu'il ne guerira pas facilement. L'on dit que ſi l'on chaſtre le Cheual qui a ietté ſes ſecondes
dents, qu'il ne changera pas par apres les autres, & ne croiſtront pas dauantage. L'Aſne de deux ans eſt plus propre à chaſtrer que celuy d'vn an, il faut frotter leur playe de cendre de ſerment, auec de l'écume d'argent : Il eſt certain que
les Cheuaux chaſtrez, ne ſont ſuiets aux defluxions qui tombent ſur les cuiſſes;
il eſt certain auſſi qu'ils ne ſont ſuiets à la morue, ny aux defluxions, & écrouelles.
Quand on chaſtre, il faut prendre garde que l'on n'emporte toute la racine des
genitoires: on emplira la playe de ſel, crainte qu'elle ne s'enfle, ſi le ſang ne ſort
pas, l'on oſtera le ſel, & on luy frottera les reins, la teſte, & les nazeaux auec
de l'huile, & de la poix: il ne faudra le faire beaucoup marcher, iuſques à ce qu'il
ſoit guery, partant on l'enfermera en lieu chaud, & on l'oindra de vin meſlé
auec encens & manne, on le couurira d'vn ſac; que ſi la playe ſaigne, on la frottera d'ammoniac & de ſuc de marrubium meſlé auec trois onces de miel.

APSIRTE,

Des parties rompuës.

Signes. Quand le Cheual marche sur le bout de la corne du pied, & que l'ongle est chaud, l'on iuge de là qu'il y a quelque chose de rompu, il faudra scarifier le pied à l'entour de l'ongle, & en tirer l'humeur qui y est cachée, ainsi il guerira; mais s'il arriue qu'en ce lieu il y ait quelque chose de rompu, & que pour cela le Cheual ne boitte point, l'humeur renfermée se reduira en matiere, si on le tient en repos: aux pieds de deuant cela ne se découure pas si tost; c'est pourquoy faudra appliquer dessus de la fiente de bœuf chauffée dans de l'huile & du vinaigre, ou du son de froment boüilly dans du vinaigre, ou bien des figues pilées auec du sel, qu'on appliquera sur le mal, en forme de cataplasme. L'agnus-castus cuit dedans du vinaigre, pilé & appliqué sur la partie douloureuse, dissipe les humeurs, & ouure les pores, afin que toute la force du mal sorte par la partie basse du pied: que si elle montoit en haut, pour lors on iette dedans les creus & les iointures du pied, de la graisse, & de la resine liquefiées ensemble. Mesme on se sert d'vne emplastre propre pour les membres deboittez. Il ne faut point tirer de sang aux Cheuaux qui souffrent telles douleurs, parce qu'il leur sortiroit des bossettes dures comme du marbre. Quand le Cheual a quelque chose de rompu aux pieds, & que se couchant par terre, il ne veut manger, & qu'il dort, il court risque de tomber en lethargie; on luy fera prendre par les nazeaux vn breuuage d'eau & de vinaigre, & on luy frottera la teste de sang de renard; le castoreum est efficace à ce suiet.

HIEROCLES.

Signes.

Remede. Si le Cheual a quelque chose de rompu aux pieds, la chaleur qui y est, le faict assez cognoistre, il marche sur le bout du pied; faudra y lier de l'orge cuitte, sur laquelle on iettera quelquesfois de l'eau chaude, pour l'entretenir en sa chaleur, car les fomentations sont tres-salutaires aux ruptures, aduançantes tout du moins sa maturité, faudra appliquer à l'entour de la farine d'orge trempée dans du vin, & de la fiente de pigeons: que si ces remedes ne meurissent le mal, on doit l'ouurir pour en faire sortir le sang caillé qui s'y sera amassé: l'on mettra dans la playe vne tente trempée dans du vitriol, ce que l'on continuëra iusque à ce qu'il guerisse; si l'on ne trouue de ce medicament, faudra mettre sur la playe de la mesche de chandelle trempée dans de l'huile & du vinaigre. Si ce qui est rompu se iette en haut, ce qui arriue aux Cheuaux qui ont le pied dur, vous vous seruirez aussi de mesche de chandelle trempée d'huile & de vinaigre, que vous appliquerez sur le mal: si la douleur s'appaise, faudra se seruir d'vn remede qui fasse croistre l'ongle, & qui attire ce qui est rompu: sa composition est telle, faut mettre dans vn pot quatre liures d'huile, & y mettre des laizardes, que l'on faict vn peu boüillir pour les faire mourir, dans l'huile, puis leur ostant les os, on mesle vne demy-liure de bitume pilé, & vne liure de poix liquide, auec deux liures de vieille graisse de porc, l'on faict boüillir le tout ensemble, puis on en frotte l'ongle: ce remede l'endurcit, & rend le pied ferme.

PELAGONIVS.

Si il y a des fentes à la corne, vous y mettrez des grains de sel, auec du vinaigre, & estuuerez l'ongle auec du son chaud; apres que la matiere aura cessé de couler, vous y appliquerez de l'alun auec de la moustarde & du vinaigre, & lorsque la chaleur se sera appaisée, vous couurirez l'ouuerture d'vne vessie de porc, & l'osterez quand il cessera de boitter, ainsi vous osterez le danger: Enfin quand l'on void qu'il y a du pus sous la fracture, il faut scarifier l'ongle profondement, puis on estuue le pied auec de l'eau & du vinaigre, & auec vne plume

on oingt la playe de graiſſe de porc & de mouton, & deſſus de la fiente de Cheual meſme.

ANATOLIVS.

Si l'ongle s'ouure par froidure, vous le découurirez doucement tout à l'entour,
& eſtuuerez la partie douloureuſe , puis la frotterez de ſel, la nettoyerez auec
vn morceau de drap, ou vne eſponge, auec vn fer chaud; vous y ferez diſtiller de
la graiſſe de chevre, ou du ſein de bœuf. Si l'ongle a eſté picqué, vous bruſle-
rez ſur le trou de la poix dure & axonge, auec du ſouphre, que vous enuelopperez dans de la laine: vous le guerirez auec ce remede, apres luy auoir oſté l'épine,
s'il auoit monté ſur quelque ronce, ſur vn clou, ou vne pierre; que s'il eſtoit entré
bien auant, il faudra faire ouuerture, & y mettre le feu, l'enuelopper de farine
de veſce, & auec vn lien ſerrer l'ouuerture , crainte que le medicament ne s'é-
coule. Quand le mal n'eſt pas inueteré, & que la playe eſt remplie, on y appliquera des feüilles de lis, ou vn oignon marin, auec du ſel ou du marrubium pilé.

APSIRTE,

Remede pour les Cheuaux enrageƶ & furieux.

Vous remedierez à la furie des Cheuaux, & domterez leur vice, ſi eſtant liez de
cordes, vous leur iettez dans les nazeaux trois liures de vin noir, ou ſi vous leur faites aualer de la racine de concombre ſauuage, cuitte dans deux chopines de vin,
auec du nitre : faut leur frotter rudement le corps, mais principalement la teſte,
d'ellebore noir, boüilly dans du vinaigre ; leur faire faire beaucoup d'exercice,
les ſaigner aux cuiſſes, ne leur point donner d'orge, iuſques à ce qu'ils ſe ſoient
moderez. Quelques-vns les font tenir en lieu ſombre & tranquille, ce qui les
rend plus furieux, ou les fait mourir. C'eſt vn ſouuerain remede de chaſtrer le
Cheual : ce vice luy vient ſouuent pour auoir eſté trop long-temps expoſé au
Soleil, ou pour auoir trop mangé de veſce, ou d'vne trop grande abondance de
ſang, laquelle s'eſt iettée dans les membranes du cerueau, ou quand la bile s'eſt
coulée dans les veines, ou bien par la malignité des eaux. Quand le Cheual commence à eſtre furieux, il a les yeux & les nazeaux enfoncez, il dreſſe les oreilles,
il taſche à mordre vn chacun ; faut le ſaigner aux deux cuiſſes , ne luy donner à
manger ce iour-là, & le lendemain fort peu; le ſuiuant vous meſlerez vne once
de cicuë dans l'eau qu'il boira.

Curation.

*Signes de la
furie.*

HIPOCRATE,

Des Cheuaux enrageƶ.

Les indices d'vn Cheual enragé, ſont quand il a les yeux rouges, les veines
éleuées plus qu'à l'ordinaire, & qu'elles eſtincellent, qu'il deuient maigre, à cau
ſe qu'il ne mange point, il eſt en crainte : Le remede eſt de luy couurir la teſte,
afin qu'il ne puiſſe voir ceux qui l'approchent, luy ouurir les veines du col, &
luy laiſſer écouler le ſang, iuſques à ce que les forces luy manquent, puis luy arreſter le ſang, & l'enfermer en vn lieu ſombre, afin qu'il y repoſe : ſur le ſoir vous
luy preſenterez neuf liures d'eau, pour le faire boire, & de là ne luy donnerez
à manger, ny à boire, iuſques au troiſieſme iour, vous le traiterez en ſuitte à
l'ordinaire.

*Signes d'vn
Cheual en-
ragé.*

Remede.

EVMELIVS,

A la douleur de teſte.

Les Cheuaux qui ſont trauaillez de douleur de teſte, ont les yeux tout enflammez, il leur ſort de la bouche vne humeur gluante : il faut leur eſtuuer la
teſte d'eau chaude, leur faire bonne lictiere, afin qu'ils puiſſent repoſer, leur

Signes.

Remede.

tirer du sang des sourcils, & mettre dans leur boisson des feüilles de trefeüille.
Si le Cheual regarde fixement, faudra le saigner du col, & de la teste, puis l'arrouser d'eau où on ait mis tremper vn peu de sel ; ou bien vous prendrez des
vers de terre, & trois liures d'vrine vieille, luy ietterez dans les nazeaux.

Remede à la douleur de teste.

Les yeux larmoyants, les oreilles abbatuës, la pesanteur de la teste & du col,
sont les indices de la douleur de teste : le remede est de saigner le Cheual sous
l'œil, luy lauer la bouche d'eau chaude, ne luy donner rien à mãger ce iour là, & le
lendemain luy donner à ieun de l'eau tiede & du foin verd, luy faire bonne lictiere de paille fraiche, & le matin en suiuant luy faire boire derechef de l'eau tiede,
& luy donner vn peu d'orge auec de la vesche. Il y en a qui prennent six onces
de castoreum, vne demy-liure d'huile vieille, du nitre, de la manne, de chacun six
onces, les meslent ensemble, & le frottent de ce medicament, l'ayant auparauant laué : Vne chopine de saumure de poisson prise par les nazeaux, luy fait
ietter la pituite. Quand le Cheual est tourmenté de douleur de teste, faites
tremper dans de l'eau, vne demy-liure de ceruse, pendant vn iour, puis ayant
coulé l'eau, vous en ferez vne paste, que vous meslerez auec vne once de miel,
& apres auoir trempé la main d'huile, vous en appliquerez aux tempes.

Autres signes
de la douleur
de teste.
Autre reme-
de.

Autre reme-
de.

Des indices & remedes de la distillation.

Si le sang monte à la teste, il causera vne distillation que le loisir ou le trauail
fait naistre : Les indices sont quand le Cheual a les oreilles froides & droites, les
yeux pituiteus, les nazeaux, & tout le corps froid au dehors. Il faut luy couurir
la teste, & ietter dessus de l'alun sec ; luy donner à manger du froment dedans
du vin : si cela ne le guerit, vous le saignerez à la bouche & au col.

Causes, signes
& remedes de
la distillation.

APSIRTE,

A la douleur du test de la teste.

Les indices sont quand le Cheual deiette les oreilles, quand il a la teste pesante, & qu'il ne peut manger. Pour le guerir, il faut prendre de l'ellebore noir pilé & passé auec de l'huile, du vin & du nitre, & luy en appliquer chaudement
sur la teste, sur les nazeaux, & sur les oreilles : aucuns luy iettent par le nazeau
gauche vingt grains de laurier, & de ses feüilles tendres plein la main, autant
d'écorce de grenade, & de la myrrhe, la grosseur de trois febues, le tout pilé ensemble, sagapenum la grosseur de demy-liure, meslé dans trois liures de bon vin
noir : De plus, vous luy ferez tirer du sang des nazeaux ; il sera bon aussi de luy
faire aualer de la ptisane bien cuitte.

Signes.

Remede.

THEOMNESTVS,

Des presages & des remedes de la douleur de teste.

Le Cheual qui est trauaillé de douleur de teste, la panche tousiours vers terre, & ne la peut remuër, l'obscurité luy est nuisible, & les larmes luy tombent
des yeux : C'est pourquoy il regarde de trauers, il a de la peine à voir ; à ce mal il
faut le saigner au palais, & luy donner des potions qui font vriner. Faut prendre vne liure de semence de persil, six liures de suc de poireaux cuits, vne liure
d'huile delayée dans du vin, le tout meslé ensemble, puis on luy fait aualer ; faut
le faire marcher doucement, & le lauer, comme ceux qui sont trauaillez d'a-
uoir trop mangé de grains.

Autres signes
de la douleur
de teste.
Autre reme-
de.

EVMELIVS,

EVMELIVS,

Aux bleſſures des ſerpents.

Aux playes cauſées par la morſure des ſerpents, vous les picquerez d'vn roſeau, ou les frotterez de ſa cendre, & donnerez à boire à l'animal du vin auec de l'armoiſe, ou de la camomille, & de la racine de gleteron pilée auec du vin tiede, & ietterez dans les nazeaux le poids de quatre ſcrupules de racine de figuier, auec dix-huict onces de vin chaud: on applique ſur la playe de la craye auec de l'huile, du vinaigre & du benioin, ou les interieures des petites hyrondelles, ou leurs nids pilez: on peut auſſi faire boire la cendre de roſeaux brulez, detrempez dans du vin.

APSIRTÉ,

Contre le venin des beſtes.

Les beſtes venimeuſes cachées dans le foin, font autant de mal que les areignées: ſi le Cheual en auale, il ſe met en danger, & quelquesfois il meurt en les mangeant. Le remede eſt de luy faire boire du vin où on ait infuſé du poivre ou du thim auec du vin, ou bien de la preſſure de cerf. Les indices & les effets qui accompagnent ce mal, font quand le corps du Cheual tremble, & que des bourgeons de tous coſtez ſortent ſemblables à des clous: l'on void en ſon vrine quelques toiles d'areignée, il ne veut manger que fort peu: ſi c'eſt d'vne areignée, prenez du poivre & de l'herbe aux poux, de chacun vne once, piretre demy-once, puis vous le ferez aualer.

Remede.

Signes.

Pour la douleur de teſte.

Il faut rendre le ventre libre aux animaux qui ſont trauaillez de maladies aiguës: ſi on n'y remedie, le Cheual ſera morueux, ou il ſera tourmenté d'apoſtumes qui ſeront difficiles à guerir. Il faudra prendre deux œufs, vingt grains de poivre, vne once de miel, que l'on meſlera enſemble, puis on luy fera aualer auec le cornet; mais il faut par apres luy lier la teſte pendant vne demy-heure, à bas, afin que la teſte ſe decharge, & luy appliquer des remedes ſoulageants la douleur, & luy ietter dans les nazeaux, & le faire promener, ainſi le reſte du mal qui pourroit reſter, ſe digerera.

Caution.

Les vapeurs éleuées au cerueau, produiſent aux Cheuaux la freneſie, la folie, & l'eſtourdiſſement: La freneſie eſt lors que la vertu animale eſt corrompuë, & ſe faict lors que les membranes du cerueau ſont enflammées; le principal remede eſt de tirer du ſang de tous coſtez en abondance, & d'euacuer auec cliſteres, & rafraichir, tant par aliment que par boiſſon: La folie vient de trop grande abondance de ſang, ou d'émotions trop grandes des humeurs bilieuſes: La curation eſt pareille à la freneſie. L'eſtourdiſſement prouient de ce que tous les ſens ſont offuſquez, par l'abondance des vapeurs fuligineuſes, d'où vient que le Cheual tourne touſiours la teſte baiſſée: ce mal eſtant confirmé, ne ſe peut guerir: c'eſt pourquoy à l'abord faut tirer du ſang de la teſte, du col, des flancs, & couper quelque nœud de la queuë, pour diuertir, & ce en diuers temps: & meſme faudra encore en tirer des iambes, ſi le mal ne ceſſe, & donner la compoſition purgatiue, compoſée de quatre onces de ſeiné en poudre, dedans quatre liures d'eau, & deux onces d'agaric en poudre, le tout meſlé & boüilly enſemble: ou bien les pilules faites auec lard, agaric, & maſtic, ou poudre de ſeiné, auec vin & caſſe, ana ſix onces,

*Freneſie, &
ſes cauſes.*

Remedes.

*Folie, & ſes
cauſes.*
Sa curation.
*Eſtourdiſſe-
ment, ſes
cauſes.*
Sa curation.

P

PELAGONIVS,

Aux lethargiques.

Signes de lethargie.
Remede.

Les Cheuaux lethargiques tombent comme s'ils estoient abbatus de vieillesse, & s'endorment insensiblement, pour cela ils ne mangent point, & deuiennent maigres, à quoy si on ne remedie promptement, il suffoque bien-tost l'animal. Il faut qu'il soit couché mollement sur de bonne lictiere, & l'exciter auec les mains pour l'éueiller; il est bon de souuent le pousser, & luy frotter les pieds de vinaigre & de son, que l'on fera chauffer: on luy fera aualer vn breuuage auec du son de froment, & du sel dans trois liures d'eau & de vinaigre, comme aussi de la fleur d'artemise pilée auec de l'huile, & vn peu de liqueur de myrrhe. Il ne faut point leur donner d'orge, mais les nourrir de febues seiches; on leur tire du sang des vertebres, puis on prend rhapontique trois onces, racine de calamus-odoratus, & de cappe ana cinq onces, pilées & passées par vn crible, on les mesle dans deux liures d'eau, & de temps en temps en faut donner trois cueillerées: faut donner à boire de l'eau fraiche, mais fort peu: Il faut continuellement l'éueiller auec vne verge, ou auec la voix, & de la sorte insensiblement le mal cessera.

APSIRTE,

Du Cheual qui suë par cause occulte & cachée.

Signes de la bile épanchée par l'habitude du corps.

S'il arriue que le Cheual sans trauail, & sans cause apparente de chaleur, vienne à suer par tout le corps, ou en partie, c'est que la bile s'est glissée en ce lieu tout à coup, ou peu à peu: c'est pourquoy il faudra lauer le Cheual de vin doux.

APSIRTE,

Des vices que les Cheuaux ont contractés pour auoir esté liez.

Il arriue souuent que les Cheuaux ayant eu les pieds liez de cordes, en sont tellement incommodez, qu'ils ont la peau dechirée, & se blessent les nerfs, ce qui met le Cheual en danger, principalement quand il arriue qu'il est lezé aux plis des iarets. Il faut arrouser le mal de vin & de vinaigre, ou de saumure, puis y appliquer de l'emplastre faite auec de la ceruse, de l'ammoniac la moitié autant, & de la myrrhe suffisamment, l'on pile l'ammoniac dans de l'eau, puis on y mesle la ceruse, & on y iette aussi de la graine de myrrhe.

APSIRTE,

Aux Cheuaux qui ont souffert le froid.

Signes aux Cheuaux d'auoir eu trop froid.
Remede.

Le Cheual qui a souffert le froid, ne veut manger, il deuient maigre, il ne remuë pas les leures quand il mange, il va doucement quand il marche, il se plaind quand il leue la teste, on ne peut le faire aller en la descente, parce que les nerfs sont contractez, à quoy il faut remedier, leur faisant aualer trente grains de poiure pilez dans vne chopine de vin, on le fera courrir le trot, & de iour en iour aller plus viste, iusques à ce qu'il se plaise à manger, faut le frotter souuent à contre-poil.

HIEROCLES,

Pour guerir les engeleures.

Vous prendrez de la ruë & du mastic cuit dans vn peu d'huile & de miel, puis vous y meslerez du poiure, & l'appliquerez sur le mal.

EVMELIVS.

Aux maladies causées par lassitude, chaleur & froidure.

Souuent les Cheuaux sont malades, à cause de lassitude, de chaud ou de froid, ou quand ils se sont retenus d'vriner, ou s'ils boiuent apres auoir bien chaud, ou si apres s'estre long-temps reposez, ils sont aussi-tost poussez à la course. Le remede à la lassitude, c'est le repos, & de leur faire aualer de l'huile, ou de la graisse meslée dans du vin : à la froidure on fait des fomentations, & on engraisse la teste & l'espine du dos d'onctions chaudes, ou de vin chaud : s'il a retenu son vrine, il faut presque se seruir de mesmes remedes, car on luy frotte la teste & les reins auec de l'huile chaude, qu'on mesle auec de la graisse. Le mesme faict le sang de porc qu'on luy fait boire auec du vin.

Repos aux
Cheuaux
lassez.

Pour la difficulté d'vriner.

APSIRTE,

Contre les maladies prouenantes de cause incogneuë, comme haut-mal.

Quand le Cheual est tourmenté du hault-mal, il tombe incontinent en terre auec resolution de membres & distention de nerfs, tout son corps souffre & s'éleue tout à coup, quelquesfois l'escume luy sort de la bouche, mais il reuient à soy peu de temps apres ; faut mesler auec le boire, & manger du nitre : il est bon de luy lascher le ventre auec vne concombre & du nitre, qu'on luy fera prendre pendant sept iours. D'autres luy iettent le sang de tortuë marine par les nazeaux, trois vers, auec du sagapenum meslez ensemble : Enfin il sera bon de luy oindre le corps de nitre & d'huile, auec du vinaigre, & le bien frotter.

Signes du mal
caduc.

Remedes.

APSIRTE,

Aux defluxions d'vlceres, ou à ceux qui auroient esté mordus d'vn sanglier.

Il ne faut rien appliquer de chaud aux vlceres prouenants de defluxions, mais se seruir de remedes froids, tant en esté qu'en hyuer. Le Cheual est quelquesfois blessé d'vn sanglier au genoüil, ou à la cuisse, ce qui se conuertit en vlcere plein de defluxions, & il faut lauer le mal d'eau fraiche, prendre du galbanum, & y en appliquer.

Remede.

Remede aux suffocations.

Si l'on faict courir le Cheual remply de pasturage, il tombe facilement en suffocation ; le remede est de luy ietter dans les nazeaux enuiron vne chopine de bon vin blanc, auec vne drachme de nitre : on luy fera boire du cumin & du galbanum, ana deux scrupules, auec du vin, ou des bacques de laurier dans du vin : ne faudra faire entrer le Cheual dans l'eau, ny luy laisser boire de l'eau fraiche, mais que ce qu'il boira, soit chaud. On luy frottera le corps auec de l'huile vieille.

Cause de la
suffocation.
Remede.

APSIRTE,

A l'ayne blessée.

Si l'ayne est blessée, sa cauité s'enfle, le Cheual ne peut marcher, c'est pourquoy il faut qu'il repose à l'estable, & l'estuuer auec vne esponge trempée dans du vin chaud, & y appliquer dessus graisse de cheure pilée, syrop & nitre brulé dans du vinaigre.

Remede.

P ij

APSIRTE,

Pour les durillons qui arriuent à la coronne du pied.

Faut y appliquer de l'herbe encensiere pilée, en forme de cataplasme, l'on y applique aussi des feüilles de lierre accommodées de la mesme sorte, la cendre de vigne meslée dans du vinaigre, est souueraine à ce mal: d'autres se seruent de feüilles de cyprés. Quant à nous, nous pilons du sel auec du miel, iusques à les faire époissir: nous coupons la dureté, & y appliquons deux fois le iour de cette composition, mais nous l'estuuons auparauant d'eau chaude: Les animaux sont suiets à auoir des duretez aux pieds qui les grossissent, & les rendent diformes, principalement quand on les neglige; ce qui faict que le Cheual ne peut marcher, estant debout, il ne peut manger, il se deiette, & ne sçauroit se leuer; d'où vient que facilement il tombe en foiblesse: faut le mettre en lieu sec si l'on peut & on le guerira le frottant de sel & de miel, ou de poix auec du sel.

Comment il faut rendre le ventre libre aux animaux.

L'on fait seicher au Soleil la racine de concombre sauuage découpée en petits morceaux, puis on la pile bien menu: on y mesle du nitre en pareille quantité y adioustant du sel, & on leur donne à manger. On ne fait pas le mesme aux Iuments qui sont pleines, bien qu'on en donne quelquesfois à celles qui ont leur Poulains. Ce remede les exempte de la galle, & autres infirmitez qui leur pourroient arriuer.

EVMELIVS,

Aux détorses.

Prenez de la lie de vinaigre, auec des cendres chaudes, & axonge vieil, le tout meslé ensemble, puis vous l'appliquerez dessus, y adioustant vn œuf.

HIPOCRATE,

Des détorses.

Signes.
Curation.

Les indices des parties demises du pied, sont quand quelque os est dehors de son lieu, & quand les parties voisines des ongles paroissent eleuées. Pour remede, il faut scarifier premierement l'ongle, puis y appliquer vne esponge trempée dedans du vinaigre, & dessus y lier des petits aix de pin: Si l'os ne se remet vous pilerez huict onces de fenu-grec, & les ferez tremper dans du vin, & cuire auec du miel, puis en appliquerez pendant dix iours. Faut appliquer le feu en façon de rets aux vieilles detorses, & curer les vlceres à l'accoustumée.

Aux Cheuaux qui sont dégoustez.

Signes:

Si le Cheual ne mange point, sans cause cogneuë, faudra pour certain qu'il aye la bouche échauffée, ce que l'on cognoistra par son inflammation, & les enleueures des écaillons. Faudra tirer du sang du troisiéme, & en suitte frotter la bouche auec sel pilé & sariette, & le laisser saigner, puis faudra la lauer auec eau fraiche, & ne laisser manger le Cheual que six heures apres.

Des creuasses.

Si les pieds de derierre se creuassent, ce qui prouient pour s'estre estendu, ou sauté; il faut prendre vne liure de graisse de genisse, vne demie liure d'huile de

roſes, que l'on fait boüillir enſemble, y méſlant vn peu de çeruſe, puis on en frottera la partie offencée.

Pour faire croiſtre l'ongle.

Si le Cheual boitte, l'ongle de deuant n'eſtant pas aſſez grande, & qu'à cette
cauſe il tombe par terre, & qu'il ſe bleſſe, on doit couper l'ongle iuſques au vif,
ſans apprehender qu'elle ne reuienne ; car le fer fait croiſtre l'ongle. L'on prend
vne liure de figues, & vne demie liure de cire, on les pile enſemble, & les ayãt appliquées ſur l'ongle, on les laiſſe pendant trois iours, puis on l'eſtuue de vin &
d'huile, ainſi l'ongle croiſtra bien-toſt.

A ceux à qui la glace a cauſé quelque incommodité.

La glace incommode grandement les Cheuaux pendant l'hyuer. Les Medecins appellent ce mal, engourdiſſement de gelée : les pieds leur enflent, & ſe fendent de la rigueur du froid, auſſi-bien que leur ongle ; le remede eſt de les engraiſ-
ſer d'huile tiede, meſlée dans de l'eau, mais il faut les nettoyer auparauant auec
vn linge rude, & les enuelopper ſoigneuſement. Si les ongles ſont beaucoup
enflées, il faudra les ſcarifier, & les frotter auec de la farine d'orge cuitte dans
du vinaigre, iuſques à ce que l'enflure ceſſe. Si on neglige ce mal, les Cheuaux par
apres ne peuuent plus ſeruir.

Des tumeurs qui ſont en forme de meures.

Il faut prendre quatre onces d'arſenic, vne once de chaux viue, deux onces
d'ammoniac, vne once d'aloës, & du miel ſuffiſamment, on pilera le tout enſemble, iuſques à ce qu'ils ſe ſoient époiſſis, puis on les mettra ſur de la cendre
chaude, les remuant vn peu en cuiſant, il faudra appliquer ce remede chaud. Il y
en a qui prennent de l'arſenic, & de la chaux viue egalement, les meſlent dans
de la ſaumure de poiſſon pour en faire vne paſte, qu'ils appliquent ſur la partie
malade, & ainſi la gueriſſent. Il ſera bon auſſi d'y appliquer de l'ellebore, aprés
auoir percé la tumeur auec vne éguille.

De l'vlcere creus.

Si en l'aſſemblage de l'épaule, ou en quelque autre endroit, il y a vlcere pro-
fond, vous ſcarifierez la partie malade, puis vous y appliquerez de la chaux iuſques à ce que la crouſte tombe, & que l'vlcere ſe rempliſſe. S'il ne guerit, vous
exulcererez cette partie auec des fers chauds, & y appliquerez des medicaments aſtringents, iuſques à tant qu'elle gueriſſe : ou prenez du vitriol pilé &
meſlé auec de bon vinaigre, puis en mettez ſur la playe : ou bien vne concombre
ſauuage, pilée & meſlée auec du ius de tintimale.

Des eaux.

Les Cheuaux ſont ſuiets à auoir des eaux aux iambes, particulierement ceux
qui ſont fariguez ; quelquesfois elles occuppent toute la iambe, & quelquesfois vne partie : Pour les reſoudre, faut vſer de fomentations faiĉtes auec lexiue,
nitre, ſel & vinaigre, ou bien raſer les tumeurs, puis y appliquer vne eſponge
trempée en eau de chaux, ou de ſauon noir, & de temps en temps qu'elle ſera refroidie, reïterer, & les oindre auec huile d'euforbe. Aucuns, bien adroiĉte-
ment, percent les tumeurs auec vn fer, en tirent l'eau, puis eſtuuent les playes
auec du piſſat, & les emmaillottent bien diligemment auec des linges, afin d'empeſcher les vents de ſe ietter en dedans. Pour empeſcher qu'elles ne fluent pas,
faut arreſter la veine qui ſera au deſſus, & appliquer des defenſiues. D'autres
y appliquent des veſicatoirs, ayant raſé le lieu de la tumeur, & frotté par plu-

sieurs fois auec du sel, qu'il faudra composer auec vne once de cantarides pilées, huile laurin vne once, vn quart d'once d'euforbe, qu'il faudra laisser pendant trois iours, puis frotter auec du beurre, iusques à tant que l'escarre tombe, & en suitte desseicher auec de l'eau marine, ou autre qui aye la mesme faculté, comme la decoction de balauste, de melilot, calamente faite auec vin: Aucuns y donnent plusieurs pointes de feu, comme aux vesegins.

Des tumeurs des genoüils, & iointures des iambes.

Diuerses causes.
Signe.

Remede.

Tumeurs recente.
Caution.

Faut remarquer qu'aux iointures des iambes arriuent des tumeurs causées par la descente des humeurs: aucunes prouiennent des humeurs froides, & se cognoissent lors qu'en les pressant auec le doigt, il y demeure vne fosse, à quoy il faut remedier, en y appliquant des remedes, pour resoudre toute l'emplastre faite auec guimaune, feüille d'olne, huile laurin, d'euforbe, auec farine volatile; & quand elles sont recentes, & qu'elles ne laissent pas de fosse, il suffit d'y faire des fomentations auec du vin tiede, & appliquer dessus du miel meslé auec de la suye; ne faut y donner le feu, ny moins les ouurir, à cause du mouuement continuel.

De la grasselle.

Que c'est que la grasselle, les causes & remedes.

Autre remede.

La grasselle est vne tumeur douloureuse à la partie la plus eminente de la cuisse, ou de la hanche, prouenante de coups, ou meurtrisseures; faut tirer du sang dedans le commencement, des deux flancs, & y appliquer des astringents, cõme bolarmen, terre sigillée, sang de dragon, & farine volatile, battus auec blãcs d'œufs, & en suitte vser des bains faits auec souphre & vinaigre boüillis ensemble. Pour pouuoir resoudre l'enfleure, aucuns prennent racine de guimauue bien cuittes, & l'appliquent dessus quatre fois, & puis pilent de la semence de moustarde, auec de la racine de mauue cruë, & de la poudre de fiente de bœuf, & l'appliquent sur le mal iusques à guerison.

Du tique.

Cause.

Diuerses causes de contraction de nerfs.
Signes.

Remede.

Regime de viure.

Cette maladie selon le Ferrare, prouient des retractions des nerfs, prenant leur origine du cerueau, causez par excessiues chaleurs ou froidures, ou par concours demesuré de sang. Les signes de ce mal, sont quand le Cheual retort la teste, & qu'il dresse les oreilles, & quand les yeux se contournent, & qu'il tient la bouche serrée, & la queuë estenduë, & que les flancs sont abbatus, quand il appuye les dents sur la mangeoire, & qu'il la corrode en estendant le col. Le remede est de le lier en lieu où il n'y aye point de ratelier ny de mangeoire, & de luy donner à manger dedans vn sac, qui soit attaché à la teste, & de luy appliquer des lames de fer rougies au feu, selon que le licol fait sa reuolution à l'entour de la teste, & de luy appliquer des boutons de feu, sous les tempes & au front, aux espaules, & aux flancs, & d'oindre les bruleures auec huile violat, & luy faire mascher tousiours vn baston oingt de lard, ou la bride de miel, afin que par le mouuement continuel, les nerfs puissent se descharger, de l'humeur qui les oppresse: pour aliment on luy donnera des febues, de l'orge, du fenugrec, & toutes autres choses dures & seiches. Faut auoir égard qu'en cas que le Cheual infirme ne puisse manger, de le repaistre auec des beuuerons faits de farine d'orge, & autres choses substantielles, & le tenir en vn estable chaude, pendant quarante iours, où il n'y aye autre clarté que celle d'vne lumiere, & luy faire prendre des clisteres faits auec eau de son, & huile commune; & en cas que le Cheual soit gras, il le faudra saigner du col, & en suitte couper le nerf crinal auec vn rasoir aux enuirons du milieu de la teste, lequel paroistra gros; il faut prendre garde de n'en toucher aucuns autres adiacents, en suitte faudra oindre la partie droite du col, & la sinistre de toute l'espine iusques à la queuë, auec l'onguent fait de graisse d'ours, graisse de vautour, ana deux onces, dialthea, cire blanche, ana quatre onces, macedoniatum trois onces, martiatum cinq onces, beurre six onces, huile vieille quatre liures, & le tenir chaudement, par le moyen de bonnes couuertures: aucunesfois ce mal prouient aussi de douleur des dents machelieres, ce qu'arriuant, il est quatre à cinq iours sans manger, & en suitte il recommence à prendre l'aliment; ou bien à cause de quelque offense, ou douleur du nerf crinal, alors il mange, mais fort peu, & est en grand peril iusques au troisiesme iour. Pour la douleur de tous les nerfs, l'emplastre suiuante est fort approuuée, gomme adragante, cire neuue, poix nauale, & therebentine ioints ensemble.

Tique causé par le mal des dents machelieres. Signe.

De la paralysie, & sa curation selon Colombre.

La paralysie est vne lesion des nerfs de tout le corps, ou de quelque partie; elle prouient d'obstruction des humeurs qui se iettent sur les nerfs, ou de froid excessif, ou de coups, ou de blessure; faut appliquer les remedes sur les principes des nerfs offensez: c'est pourquoy ayant recours à l'Anatomie, elle nous fera voir où ils aboutissent, & à quelle partie ils prennent leur origine: Le Cheual estant ieune, faudra luy tirer du sang de la partie saine opposée, & luy tenir le ventre libre, auec clisteres faits de decoction de mercuriale, de mente, de poulieüil, de mauue, auec huile de camomille, miel rosat ana trois onces, hiera picra, benedicte-laxatiue ana vne once; & en suitte on le pourra purger auec coloquinte ou suc de centaure, ou de concombre sauuage, lesquelles sont propres à tirer des iointures les humeurs qui s'y sont iettées. On pourra aussi prouoquer la sueur par suffumige de castoreum, & purger la teste auec sternutatoires, d'euforbe, de rugelle, & masticatoires de bacques de laurier. Les onctions chaudes en pareil cas sont fort requises, & particulierement lors que l'on veut prouoquer la sueur: comme est la suiuante, salpetre vne liure, therebentine six onces, galbanum vne liure, castoreum vne once, poivre noir deux onces, moëlle de cerf deux onces, huile vieille, & bon vin en suffisance cuits à feu lent, dequoy faut se seruir en frottant les parties lezées, & l'origine des nerfs.

Que c'est que paralysie. Causes. Curation.

Des tumeurs du garot, selon André de Naples.

Lors que le garot est enflé, pour quelque occasion que ce soit, & qu'il y a doute de matiere, au mesme instant il le faut ouurir auec vn rasoir à la partie la plus basse de la tumeur, pour empescher qu'il ne s'y fasse quelques sacs, ou auec vn fer pointu, chaud; & dedans les ouuertures y mettre de l'huile chaude, auec du linge, iusques à tant qu'elle soit guerie: Aucuns, lors qu'il n'y a point d'apparence de matiere, y appliquent des lames de fer chaudes, & cauterisent toute la superficie. Sur les vlceres du garot, la poudre faite de feüilles de figuier seiches, & de thintimale auec sa racine, meslée auec du sel, est tres-excellente, ayant auparauant laué la playe auec saumure & vinaigre.

Curation.

Du suros, selon le mesme.

Le suros est vne tumeur dure, laquelle le plus souuent arriue aux iambes, & particulierement aux Cheuaux ieunes & charnus: elle prouient de quantité d'humeurs visqueuses qui se iettent sur cette partie là; & quelquesfois vient de coups ou trauail. Lors que cette dureté est vieille, il faut faire faire des scarifications dessus, & la faire saigner auec quelque instrument propre, puis mettre sur les playes sel & tartre ana, & les lier, & pendant trois iours les tenir enfassées, lesquelles estant passées, il faut les oindre auec beurre, & autres choses onctueuses. Aucuns y mettent dessus du souphre meslé auec resine, ayant rasé le poil qui le couure, ou de la peau de lard, le plus chaudement que faire se peut: ou vn œuf dur separé en quatre, auec poudre d'euforbe, sortant du feu, ou d'arsenic, reïterant tousiours, iusques à ce que la tumeur soit resoulte; & en cas qu'il ne se puisse guerir par les moyens susdits, & qu'il ne soit entre des

Que c'est que le suros. Sa cause.

Curation.

Autre remede.

nerfs, ou sur quelques iointures, faudra l'extirper en ouurant le cuir, & décharnant tout ce qui le couure, & ce qui luy est adiacent, puis le tirer hors, & curer la playe à l'ordinaire, & s'il est sur quelque iointure, faudra faire les scarifications comme dessus, & reïterer les medicaments, ou bien y appliquer le feu legerement dessus, faisant des lignes selon le poil, & à trauers.

Curation selon les parties diuersés qu'il occuppe.

De la formelle, selon Marc-Grecque & Russius.

Que c'est que la formelle. Ses causes.

La formelle est vne tumeur qui naist entre la iointure du pied & la corne, elle prouient des humeurs qui se sont glissez là, ou par abondance, ou pour auoir esté lié étroittement, ou de coup, ou de long trauail, ou pour auoir esté ferré trop à bonne heure. Faut aussi-tost y donner ordre, car si vne fois elle estoit endurcie, elle ne se pourroit guerir, & obseruer le mesme qu'au suros. Russius dit que les feüilles d'apium pilez & appliquez dessus sont de grande valeur. Aucuns se seruent de l'emplastre faite de racine de mauue, de lis, de tapsus-barbatus, auec axonge, le tout pilé ensemble, ou des oignons cuits auec vers de terre, & auec huile, les appliquant trois ou quatre fois le iour bien chaudement.

Curation.

De la spinelle, selon Ferrare.

Que c'est que la spinelle.

La spinelle ou schinelle est vne tumeur peu differente du suros, elle est grande comme vne aueline, & vient soubs le iaret, aupres de la iointure, quelquesfois d'vn costé, quelquesfois des deux, elle prouient de mesmes causes que le suros. Aucuns rasent le poil de dessus, & particulierement quand il y en a en quantité, & qu'elles sont petites, puis prennent du sel, & les frottent iusques à tant qu'ils soient consommées, puis y appliquent de l'écorce de lard, & l'y laissent pendant trois iours, & en suitte y appliquent de la suye: Aucuns veulent qu'on y applique le feu en long, & en trauers à chaque tumeur.

Ses causes.

Sa curation.

De la courbe.

Que c'est que la courbe.

La courbe est vne tumeur oblongue, qui fait enfler le grand nerf de derriere la iambe, iusques au bas du pied, elle est quelquesfois grosse côme vne aueline ou vne noix. Elle prouient d'humeurs grosses & visqueuses, ou de ce que le Cheual a fait quelques efforts, estant encore ieune. Le remede est auant que d'y appliquer le feu, le mal estant encore nouueau, de l'estuuer souuent, auec decoction & boüillon blanc, & d'y appliquer bien chaudement l'herbe mesme pilée: Aucuns ont coustume de couper le cuir le long de la tumeur, y mettant dessus vn petit linge trempé dedans du vin, auec de la poudre de verd-de-gris.

Ses causes.

Sa curation.

Autre remede.

De l'esparuain, selon Crescence.

Que c'est que l'esparuain.

L'esparuain est vne tumeur, laquelle prouient d'humeur froide, elle se fait paroistre vn peu au dessoubs du iaret, prés la grande veine de cette partie-là, au dedans sur les petits os de la iointure, l'enflure les fait cognoistre. Pour les guerir, faut barrer la veine susdite en haut, & tirer d'icelle le sang que faire se pourra, & en suitte appliquer delicatement le feu sur les tumeurs. Aucuns rasent le poil, & vsent de remolliants, & resolutifs, comme d'huile, de poix nauale, tirée par alambique, ou huile de charbon de terre, ou de l'onction d'Agrippa, dialtea, & autres semblables.

Curation.

De la iarde & vessigon, selon Colombre.

Que c'est que la iarde.

La iarde est vne tumeur qui fait grande douleur à la iointure où elle est, & est quelquesfois si grande, qu'elle embrasse toute la partie interieure & exterieure de la iointure du genoüil, & mesme iusques au dessus des osselets; elle vient quelquesfois de nature, & quelquesfois de trop grand trauail : La iarde & le

Ses causes.

vessigon.

veſſigon prouiennent d'humeur flegmatique, & ſont ſemblables: pour guerir la Sa curation.
iarde, faudra barrer la veine qui aboutit à cette partie-là; puis faudra chercher
les moyens d'euacuer l'humeur; ce qui ſe peut faire en taillant le cuir, & en in-
troduiſant quelque inſtrument qui profonde iuſques au lieu où eſt la matiere,
ayant égard de ne l'euacuer toute à la fois, & aux parties nerueuſes, de crainte de
cauſer conuulſion & paſmoiſon; faudra apres en auoir tiré vne partie, y appliquer
vne tente ou plumaceau, auec blanc-d'œuf, & ſur la playe le iaune bien meſlé.
Pour empeſcher l'inflammation, le iour en ſuitte, on pourra tirer le reſte de l'humeur, & continuer la curation de la playe auec digeſtifs & reſolutifs, & appliquant deſſus l'emplaſtre faite auec ſuc de perſil, farine de froment, & miel.

Des enflures cauſées par abondance de ſang, de coups, ou picqueu-
res d'éperon, ou pour auoir eſté trop ſerré auec les ſangles;
Autheurs incertains.

Lors que l'on s'apperçoit de quelque tumeur en quelque partie du Cheual Tumeur pro-
uenante du
ſang, & ſa
curation.
que ce ſoit, par abondance de ſang, comme ordinairement on void au Prin-
temps, faut tirer du ſang du col, du coſté droit, & eſtuuer la tumeur auec du ſuc
de ſclatrum & du vinaigre, & vn peu d'eau-roſe chaude, reïterant de temps en
temps; & ſi elle ne ſe reſoult pas, faut y donner des coups de lancette, pour fai-
re euacuer la matiere: ſi elle prouient de coups, & qu'il n'y ait point de playe, Tumeur pro-
uenante de
coups, & ſa
curation.
faut appliquer deſſus de l'huile roſat chaude, ou de la commune, & en ſuitte
faire chauffer vne feüille de choux, qui aye les coſtes concaſſées, & l'appliquer
deſſus, reïterant cinq ou ſix fois le iour, obſeruant touſiours, en cas qu'elle ne
ſe reſoude, de l'ouurir. Si auec l'eſperon on auoit picqué quelque nerf, faut raſer le lieu, & l'oindre auec l'onguent de dialtée, huile de laurier, & appliquer
aux enuirons des oignons ou poireaux, meſlez & pilez auec abſynthe & huile
d'oliue, ou bien faut les lauer auec eau ſalée, & appliquer deſſus des orties pi-
lées: & quand l'on void qu'il y a de l'apoſtume, faut l'euacuer, l'ouurant, & y Tumeurs pro-
uenantes d'a-
uoir eſté trop
ſerré.
mettant vne canule. Aucuneſfois les ſangles, pour auoir trop ſerré le Cheual,
produiſent des tumeurs aux enuirons de l'eſchine, & au bas du ventre, comme
auſſi les picqueures de veine, d'où le ſang ne ſe peut écouler, à cauſe qu'elles
ſont trop ſerrées par les ſangles: au bout de cinq iours faut les ouurir, & eua- Curation.
cuer la matiere, preſſant de coſté & d'autre auec les doigts, afin que rien n'y
demeure, & curer la playe comme les autres vlceres.

De l'encheueſtrure, atteinte, & ſuprapoſte.

Le Cheual quelqueſfois s'enueloppe le pied à l'entour de ſon licol, en façon
que taſchant de ſe deſengager, il ſe coupe le paſturon iuſques au nerf: en ſemblable occurrence faut auſſi-toſt y remedier, appliquant deſſus de la laine priſe Curation.
recentement ſur les brebis, & enuironner tout le contour du pied, bien trempée dedans du ſuif de bouc, & la laiſſer ainſi vn long-temps, ſans le mener à
l'eau. Le remede ſuiuant eſt tres-excellent pour cecy, & pour toutes ſortes de Autre reme-
de.
playes, de creuaſſes, de rognes, & toutes bleſſures: vne once d'huile commu-
ne, deux de therebentine, & vn peu de cire delayés au feu tout enſemble. Les Atteintes.
atteintes ſe font lors que le Cheual ſe donne des coups ſur les nerfs des pieds de
derriere, aux pieds de deuant, ou qu'vn autre Cheual marchant derriere, ou à
coſté, les bleſſe.

Pour guerir les atteintes qui ſont aux talons ſans playe, faut prendre vn œuf Curation.
& le faire durcir ſous de la braiſe, puis l'ayant fendu auec la cocque par le milieu, le ſaulpoudrer de ſalpetre, & l'appliquer & lier le plus chaudement que faire ſe peut deſſus. Faut auoir égard de rafraichir la coronne du pied de temps en
temps auec de l'eau, de crainte qu'elle ne s'échauffe. Si elle ſe communique à
la coronne du pied, faut faire boüillir de l'apparitoire, & en emplir plein vn petit ſac, & l'appliquer deſſus le plus chaudement que faire ſe peut: ſi elle ne gue-

Q

rit, faudra faire ouuerture auec medicaments cauſtiques, & la curer comme vn autre vlcere : Si elle eſt ſur le nerf, faut faire boüillir du vinaigre auec romarin & ſon, & appliquer deſſus, & aux enuirons du lieu dolent ; & ſi la douleur continuë, faut prendre vne once de myrrhe, vne demy-liure de miel, autant de cumin en poudre, & de romarin pilé, les faire boüillir auec bon vin, dedans vn pot, & le bien remuer, & l'appliquer froid, pendant quatre ou cinq iours : Il ſeroit hors de propos de tirer du ſang du col de la partie aduerſe de l'atteinte. Aucuns ſur les atteintes faites ſur les nerfs, ſe ſeruent ſeulement de dialtea, d'huile de laurier, & d'onguent d'Agrippa : d'autres ſe ſeruent de la compoſition ſuiuante, quatre onces de cire, trois d'encens, vne de myrrhe, & demy-once de reſine, le tout boüilly auec bon vin, & vny enſemble. Le ſur-pied ou ſupra-poſte, ſe fait lors que le Cheual ſe met les pieds l'vn ſur l'autre : quand elle ſe fait entre la corne & le vif du pied, & qu'il y a playe, faut couper la corne, afin qu'aucunement elle n'y touche, car autrement iamais la playe ne ſe pourroit reſſerrer. L'emplaſtre faite de ſuif de bouc, de cire & de poix, c'eſt le vray remede ; & ſi la chair vient à ſurmonter, faudra appliquer deſſus de la poudre de corne de cerf ou de bœuf, brulées auec du vieil ſauon : d'autres les gueriſſent auec vrine & ſe boüillis enſemble, les lauant ſouuent.

Du iauard, vlcere des fourchettes, peignes, & areſtes du vento.

Le iauard eſt vn vlcere puant & ſordide, qui vient aux pieds des Cheuaux proche les extremitez des ongles : ſes racines penetrent iuſques aux os, il eſt difficile à guerir ; le principal eſt de bien la mondifier, & d'extirper les racines qu y ſont fichées en guiſe de clous, auec remedes chauds & deſſeichants, la lauant auec ſuc de celidoine, ou d'vrine humaine, auec du ſel, iettant en ſuitte deſſu de la poudre de vitriol, romarin, ou poudre de precipitre ſeule, ou meſlée auec vn peu d'axonge vieil, ou d'onguent apoſtolorum : ou bien ſe ſeruir de l'onguent fait auec verd-d'airain, vitriol, vinaigre tres-fort, & ſuif de mouton, ou de celuy qui eſt fait auec trois onces de therebentine, vne de poudre de verd d'airain, & autant d'alun de roche, meſlez & boüillis enſemble. Il arriue auſſ des vlceres aux fourchettes, cauſées par les humiditez des lieux où le Cheual demeuré, ou par trop grand trauail : On remarque que cét vlcere eſt contagieux & malin ; c'eſt pourquoy faut bannir le Cheual malade d'auec les autres Pour le guerir, faut découurir tout l'vlcere & la lauer, en ſorte qu'il n'y demeu re point d'ordure, & ietter deſſus de la poudre de ſouphre, & en ſuitte appliquer deſſus vne eſponge trempée dedans du vinaigre tres-fort, & la lier en ſor te qu'elle y puiſſe demeurer, & reïterer deux fois le iour : ne ſera hors de propos de tirer du ſang du col, & de purger de temps à autre, iuſques à ce que l'o voye que l'ongle reuienne, alors faudra y appliquer du miel fort chaud, incor poré auec de la poudre de noix de galle : Les peignes ſont petites galles qu viennent entre la corne & le cuir, elles ſont dreſſer le poil qui doit couurir l coronne du pied : il y en a de deux ſortes, l'vne ſeiche & l'autre humide ; les ſei ches ſe gueriſſent en les frottant auec lexiue & ſauon, ce qu'eſtant ſeiché fau dra les oindre auec huile ou vieil axonge, en continuant iuſques à gueriſon. Cé accident peut produire d'autres maladies aux paſturons : Les humides ſe gue riront en oſtant premierement les crouſtes qui y pourroient eſtre, & en les frotant auec lexiue forte, & apres y appliquant de l'huile de geneure deux fois l iour ; & ſi la partie s'enflammoit, faudra l'oindre auec ſuif de mouton. Les areſtes ſont des croûtes dures & ecailleuſes, qui ſont le long du gros nerf, & about tiſſent iuſques au paſturon ; elles ſe gueriſſent aſſez difficilement, à cauſe de l grande acrimonie de cette humeur. Pour les guerir, faut raſer le poil de deſſus & les bien frotter auec vn linge rude trempé dedans de la lexiue ou du ſauon noir, ou vrine, & eau-forte, ou l'huile de vitriol, ou de l'eau de-vie incorporé auec fiente de pigeon, ſont excellents eſtans appliquez deſſus : Faut aduerti qu'en ſuitte de ces medicaments icy, il faut pendant quarante iours les frot ter auec ſuif de mouton.

Des rapes, creuasses, malandres, mules, serpentines & trauersieres, saimes, crapaudines, solandres, molettes, chapelets, porreaux, formique, & cheute du sabot.

Il y a des creuasses qui arriuent aux iointures des iambes en trauers, qu'aucuns appellent rapes : elles prouiennent de mesme cause que les arestes, & à cause du mouuement continuel des iambes, difficilement elles se consolident ; la principale chose est de les oindre auec medicaments adoucissants, comme suif de mouton frais, pilé, & reduit en forme d'onguent, ou bien auec la composition faicte de therebentine, lauée plusieurs fois dedans de l'eau fraiche, autant de suif de mouton, & vn peu d'huile, & autres semblables : Si elles ne guerissent pas, faudra vser de l'onguent suiuant, souphre huict onces, argent-vif mortifié cinq onces, orpiment vne once, litarge d'or vne liure & demie, huile commune & vinaigre en suffisance. Les malandres sont aussi des fissures oblongues par le trauers du ply du genoüil, moins calleuses que les rapes ; elles sont causées par grand trauail, & se guerissent comme les rapes. Par les creuasses serpentines, on entend celles qui viennent dedans la iointure du pasturon, aussi bien que celles du genoüil : ce sont des fentes causées par humeurs acres & mordaces ; aucunes sont en long, & aucunes en trauers. Quand elles sont seiches, facilement elles se guerissent auec l'onguent fait de blanc de plomb, d'huile, & de vinaigre ; & quand elles sont humides, il faut premierement les lauer auec de l'eau d'orge chaude, où on aura mis vn peu d'axonge, prenant garde en suitte de ne laisser entrer le Cheual dedans l'estable, que les iambes ne soient bien seiches, & en suitte faudra deux fois le iour les oindre auec l'onguent qui sera fait de cendre, & chaux viue, ana, meslez auec miel, & vinaigre tres-fort. Les lexiues fortes sont aussi de grande efficace pour les lauer auant cette onction. Les mules ou creuasses trauersieres viennent aux talons entre la corne & le cuir, elles sont fort douloureuses, elles prouiennent d'auoir esté en lieus humides, & des humeurs acres qui corrodent ces parties-là : pour les guerir faut ouurir le talon iusques au vif, & les oindre auec l'onguent fait de souphre vif, blanc de plomb, therebentine, lard de porc liquefié ana : Aucuns sont contraints de se seruir d'eau-forte ou de feu. Les semes sont ainsi dites du vulguaire, elles fendent le sabot du Cheual en long, en sorte que par fois on en void sortir le sang : pour guerir cette maladie, faut trouuer le fond du mal, & extirper tout ce qui est pourry, & puis y appliquer l'onguent fait de galbanum, sagapenum, poix, oliban, mastic, huile d'oliue, & cire blanche, ana deux onces, auec vne liure de suif de mouton, le tout cuit ensemble. Les crapaudines font des tumeurs qui font enfler & creuer l'ongle, d'où prouient vne humeur fort mauuaise, & puante : Il faut faire ouuerture, en façon que tout le mal soit découuert, & y faire des lotions, auec lexiue tres-forte, pour bien nettoyer la matiere, & en suitte vser du remede cy-deuant dit pour les saimes. La solandre vient aux Cheuaux par grands efforts qu'ils ont fait : c'est vne humeur acre & mordace qui se iette au dedans du iaret, elle se fait cognoistre par le poil qui est tout herissé, elle tient la iambe roide, en façon que le Cheual en est fort incommodé : Pour les guerir, faut y appliquer des choses qui desseichent, & en suitte les engraisser auec axonge vieil, ou beurre. Les moulettes sont certaines vessies qui viennent pleines d'eau à l'entour du boulet, & sont causées par le long trauail, faut les curer & euacuer cette humeur, puis y appliquer chaux viue meslée auec axonge vieil. Les chapelets prouiennent des mesmes causes, & sont gueris en mesme façon : on les cognoistra lors qu'au bas des iambes on verra plusieurs petites tumeurs en façon de grains de chappelets, ou bien sur l'os du iaret. Les violentes fatigues causent ordinairement ce mal, comme les cheutes, les heurteures, lesquelles prouoquent les fluxions. Les porreaux sont des excrescences de chair, qui ordinairement viennent aux enuirons des boulets, ils sont produits par la descente des humeurs grossieres & indigestes, lesquelles se iettent sur cette partie-là ; on en

---

Marginalia :

Curation.

Autre remede.

Malandres.
Leur cause.
Creuasses serpentines.

Leurs causes.

Curation des seiches.
Curation des humides.

Creuasses trauersieres.

Leurs causes.

Leur curation.

Saimes.

Leur curation.

Crapaudines.

Leur curation.

Solandre.
Leur cause.
Leurs signes.

Leur curation.

Moulettes.
Leur cause, & leur curation.
Chapelets.
Leurs signes.

Leurs causes.

Porreaux.

Leurs causes.

Leur cura-
tion.

Autre reme-
de.

voïd à Paris plus qu'en tout autre lieu, à cauſe de la malignité des boües : Ils
ſont tres-difficiles à guerir ; c'eſt pourquoy dedans le commencement il faut
combatre cette maladie, & d'abord qu'on voïd qu'il en paroiſt, ſi on peut, faut
couper le poil, & les lier auec des fils de ſoye, & de temps en temps les eſtrein-
dre pour les faire tomber, & en ſuitte mettre quelque onguent deſſus pour extirper la racine : la compoſition ſuiuante eſt excellente pour mettre ſur toutes
ſortes de porreaux ou excreſcences de chair, pourueu qu'on les aye coupez, ou
qu'on les aye fait ſaigner : Cendre de ſerment deux parties, chaux viue vne partie, auec ſix fois autant de lexiue tres-forte ; faut faire boüillir iuſques à tant
que le tout ſoit en conſiſtence, puis le mettre dedans vne bouteille, & le garder
en lieu ſec.

Formie.

Ses cauſes.

Sa curation.

La formie eſt vn vlcere qui vient aux talons, ou entre le vif de la
corne, elle prouient d'humeurs acres putrefiées & corroſifs, leſquelles ordinairement penetrent iuſques aux os, il n'en ſort que fort peu de boüe : pour les guerir faut les lauer auec lexiue, ou eau & ſel, faiſant ouuerture à la corne, ſi beſoin
en eſt, pour voir ſon fond, où ayant mis de la poudre de ſouphre, on y mettra
le feu pour le pouuoir faire fondre, & faire penetrer iuſques au fond : Si le mal
eſtoit vieilly, & qu'ayant fait ouuerture il y aye flux de ſang, faudra l'étancher
auec eſtouppes, blanc-d'œuf, & ſel pilé, puis nettoyer l'vlcere auec onguent
apoſtolorum, où on meſlera verd-de-gris, ou autre onguent de ſemblable nature.

A la cheute
de l'ongle.

Aucunesfois on voïd que la corne du Cheual tombe, & ſe renouuelle à
cauſe des humeurs qui ont eſté reſſerrées dedans la ſubſtance du pied : en cas
pareil faut ayder la nature, & ſeparer la vieille d'auec la nouuelle auec dexterité, tant que faire ſe pourra de temps en temps, puis frotter la nouuelle auec
ſuif de bouc deux parties, vne de cire, & vn peu d'huile fondus enſemble.

Des bleſſeures & playes, & premierement de celle de la teſte.

On dit ordinairement qu'il n'y a point de petite bleſſeure à la teſte : la raiſon
de cecy eſt la proximité du cerueau, & la quantité de nerfs qui y ſont ; c'eſt
pourquoy dedans l'abord, comme Vegece nous enſeigne, il ne faut negliger
les remedes. Commençant touſiours par les benings & doux, & ayant auſſi
égard d'élargir, afin de voir & toucher, ſi faire ſe peut, le fond de la playe, tant
pour en faire euacuer la matiere, que pour en tirer les eſquilles, s'il y en doit ſortir
quelques-vnes, ayant égard auſſi d'exceder à la detraction, pluſtoſt que d'eſtre
trop negligent à ne pas couper les ſuperfluitez : Car comme le Prouerbe ancien porte : chair de Cheuaux, ne croiſt que trop. Les os, en quelque partie que
ce puiſſe eſtre, qui ſeront cariés, ou qui auront quelque aſpreté, ſeront raclez &
tirez hors, autrement la playe ne ſe reſſerreroit que difficillement, & en ſuitte ſe
rouuriroit, à quoy il faut eſtre grandement ſoigneux, aux parties oſſeuſes, nerueuſes & des jointures. Faut que les Cheuaux qui ſont bleſſez à la teſte, ſoiết bien mis
à l'abry des vents, & qu'ils l'ayent bien couuerte, dautất que le moindre air qui penetreroit, pourroit facilement produire des accidents qui le feroient perir, cõme
freneſie, enfleures, & autres douleurs de teſte. Hipocrate dit que quand il y a quel-

Dure-mere
offenſée.

que os rompu à la teſte, ou quãd la membrane du cerueau a receu quelque ſecouſ-
ſe, & que le ſang ſort par les nazeaux, ou que les iambes s'enflent, il ne faut donner
aucuns medicamens aux Cheuaux : Aucuns ſur les bleſſures de la teſte, appliquent deux ou trois fois du miel, afin de mieux découurir les fiſſures des os, ſi il
s'y en retrouuoit : & meſme pour pouuoir tirer les eſquilles facilemết, y ap-

Pour conſo-
lider.

pliquent des figues ſeiches, & des feüilles de pauot pilez enſemble, & pour
conſolider la playe, prennent oppoponax, oliban, roſes ſeiches, meſlées auec farine d'orobe, ce que l'on peut meſler auſſi auec miel. Et pour oſter ou faire man-

Pour manger
la mauuaiſe
chair.

ger la mauuaiſe chair, faut mettre deſſus poudre de verd-d'airain, couperoſe, &
fleurs d'airain brulez, mis dedans miel & vinaigre, apres qu'ils auront boüilly à
feu lent, remuant touſiours iuſques à tant que l'onguent ſoit bien fait. D'autres

Pour tirer les
eſquilles.

pour tirer les eſquilles des playes, ſe contentent d'appliquer deſſus de la poix,
cire, gras de pourceau, & therebentine, ou cire balauſte, conſolide maieur,
maſtic, & bole-armenien, meſlez enſemble. Les bleſſures de pointe ſont fort

dangereufes à la tefte, felon Ferrare, & affeure qu'il y faut faire ouuerture, & mef- | Playe du col.
me confeille d'obferuer les mefmes chofes que l'on faità l'homme. Aux playes du
col, fi il paroift tant foit peu de liuidité, faut vfer de l'onguent Egyptiatique, | Bleffeure de
côme en toutes autres quelques qu'elles puiffent eftre. Sur les bleffures de l'efchi- | l'efchine.
ne, faut appliquer des efcailles d'ouitres calcinées, & faire manger au Cheual bleffé de la confolide aurée hachée en petites parcelles parmy l'auoine, les playes de
la poictrine felon aucuns modernes font gueries auec tentes, & plumaceaux
trempez dedans la compofition faite de verd-d'airain, vitriol, alun ana vne once,
huict onces de vinaigre, & vne liure de miel boüilly enfemble, iufques à tant qu'ils
deuiennent rouges. Les playes du ventre fe gueriffent en mefme façon que cel- | Playes du
les des hommes, recoufant tout le peritoine auec fil de laine bien fort, laiffant | ventre.
les extremités en dehors, & le cuire auec du fil de chanure fort & ciré, ioignant
les levres de la bleffure enfemble en façon de boucle, & y apliquant des onguents ordinaires, appropriez aux playes, & fi il y ariuoit quelque inflammation,
il faut y appliquer à l'entour de la craye diffoulte auec vinaigre. Quand les boyaux | Aux boyaux
fortent dehors, ne les faut toucher, mais les remettre dedans auec vne efponge | qui fortent.
trempée en eau chaude, & en fuitte preffer, afin que feulement elles puiffent
retenir la chaleur. Aucuns pour remettre les boyaux, prouoquent le vomiffe-
ment, en fourrant vne plume dedans le gofier trempée dedans de l'huile : fi la
playe n'eftoit pas affez grande pour les remettre, faudra faire l'ouuerture plus
grande. Quand le panicule eft forty, il le faut couper. Les boyaux eftants bleffez ou enflez, il n'y a plus d'efperance, ny mefme lors que le Cheual iette du
fang par le fondement : Ceux qui font bleffez aupres des aynes, tombent facilement en conuulfion, & dedans ces accidens-icy faut faire abftenir le Che-
ual de boire, tant que faire fe poura, le bien couurir & ne le pas laiffer cheminer, | Playes aux
luy donnant à manger de la verdure. Les bleffures des genoüils, côformes à ce que | genoüils.
Apfirte nous enfeigne, font difficilles à guerir à caufe de peu de chair & de peau
qui s'y retrouue comme en toute la iambe. C'eft pourquoy il faut vfer de medicaments qui deffeichent fort, & aux lieux, où il y a de la chair, faut vfer de ceux
qui deffeichent mediocrement, aux efpines & autres chofes qui pouroient auoir
bleffé quelque partie du Cheual, legerement, faut y apliquer miel, & fuif boüil- | Cheuaux
ly enfemble, & quand la bleffure eft confiderable therebentine, & huile chau- | bleffez de
des. Aucuns pour tirer tout ce qui pourroit eftre entré dedans les pieds, ou pour | quelque efpi-
les picqueures n'y mettêt deffus finon du fureau boüilly. Quãd il y a quelque cho- | ne.
fe qui eft entré dedans le pied ou dans la corne, il le faut arracher, & enfuitte
y mettre onguent fait auec nufi, verd-d'airain ou autre femblable, ayant égard
que la playe foit bien nettoyée : ou bien on y peut fondre therebentine, fuif,
& cire, meflez enfemble. Il eft befoin que les medicaments penetrent iufques
au fond de la playe, c'eft pourquoy eftant eftroite, faut l'élargir, obferuant cecy
en toutes autres : les onguents fuiuants font propres à toutes fortes de playes,
& font faciles à faire. Les Italiens vfent de fel, beurre & miel, cuits à feu lent
enfemble : ou de cire blanche, therebentine, huile rofat ana vne once, auec
deux de farine de febues, ou bien canfre & therebentine ana vne once, auec
vne liure d'huile d'oliue. Aucuns fe feruent feulement de poudre compofée côme eft celle d'encens, de maftic d'alée ana trois onces : ou bien d'encens, maftic,
myrrhe, colofone, orpimêt, galle, corne de cerf brulée ana vne once, ou corne de
cerf brulée, & poudre d'écorce de faux, ou fel, & chaux viue. Pour mãger les mauuaifes chairs, Ferarê, loüe ce qui s'enfuit, orpiment vne once, trois onces de chaux
viue boüillie fur le feu auec miel, ou mareafite & verd-d'airain auec miel. Le mefme
dit qu'aux vieilles vlceres, il faut mondifier & feicher auec medicaments propres,
côme auffi aux playes ayãt toufiours égard à la partie, & qu'eftant nerueufe qu'il
faut vfer le premier iour d'étoupe trempée dedans des blancs d'œufs, battus auec
fel, & huile rofat, & en fuite auec digeftifs faits auec iaune d'œuf, meflez auec fang
de dragon en poudre, huile rofat, & miel rofat, mais eftant en partie nerueufe,
faut fe feruir d'huile d'ipericon bien chaude, pendant neuf iours. Le nerf eftant | Nerf coupé.
coupé en partie, il faut l'acheuer, & eftant coupé vfer de defenfif, pour empefcher le concours des humeurs. Aucuns prennent l'écorce de la racine de l'orme

auec des feces d'huile d'oliue, font boüillir iufques à la confomption du tiers, en forte qu'il en refte vne liure, qu'il faut mefler auec deux onces de poudre d'ariftoloche longue, & quatre de fuif de bouc; faut faire cuire iufques à tant qu'en en faifant degouter fur vne pierre, il s'endurciffe. Aucuns prennent des huiles fuiuantes, & en font meflange, laurin, pretrolle, aneth, maftic & tartre, & les incorporent auec fromage & graiffe pour faire onction. Les nerfs ayants receu quelque ponction, faut les eftuuer d'huile, vin & miel cuits enfemble, puis appliquer deffus l'emplaftre faite auec racine de fureau, miel, & onguent dialtheal & fi le nerf eft meurtry, faut y appliquer farine volatile, myrrhe, & aloë, meflées auec de la chair de tortuë, & fi il eftoit vn peu dechiré, faudroit faire vn cercle auec le fer rougy au feu, à l'entour, & tirer vne douzaine de lignes de trauers, en façon d'vne rofette. Il eft neceffaire d'auoir égard, comme dit Vicinus, auec quel inftrument la bleffeure s'eft faite, car fi elle s'eft faite auec vne maffe, & qu'il y aye contufion, il faut vfer des medicaments propres à pourrir; & fi elle eft fans meurtriffeure, il faut vfer d'abord de digeftifs. Aux playes d'arquebufade, fi la balle eft fortie, il faut infinuer du cofte de fon penchant vn feton oingt d'huile, afin d'y attirer l'humeur; & fi elle n'eft fortie, faudra tafcher de la tirer dehors, foit en ouurant le lieu où elle fe pourroit prefenter, ou en l'attirant auec inftrument propre à cét effet, ou en dilatant auec medicaments; ce qu'il faut obferuer, pour donner lieu aux efquilles de fortir auec efponges & tentes groffes, à quoy eft excellente la poudre de racine de gentiane. L'onguent qui fuit, eft fort propre, dautant qu'il mondifie & digere fort; huile d'oliue, axonge, graiffe de bœuf, therebentine, verd-d'airain, alun & cire blanche: ou bien faut prendre miel, therebentine, verd-d'airain, vitriol romain, fuye de four, trempez & boüillis enfemble auec vinaigre. Plufieurs fe feruent de celuy-cy en tous les vlceres, & playes, & mefme des pieds; encens, maftic, myrrhe ana vne once, therebentine trois onces, fang de dragon quatre onces, trois drachmes de verd-d'airain, & deux liures de miel, auec quatre onces de vinaigre, boüillis & cuits enfemble. D'autres fe font feruis, auec tres-grande vtilité, du fuiuant, non feulement aux playes, mais encore pour les douleurs des iointures, & autres: maftic, verd-d'airain ana vne once & demie, encens nouueau vne once, cire neuue quatre onces, fix onces de therebentine, graiffe de porc deux liures meflez enfemble, & cuits. Pour faire croiftre la chair fur les os, & pour confolider les playes, faut prendre poudre d'ariftoloche ronde, d'iris ana, puis auec oliban, cire neuue, maftic, aloës ana vne demy-once, mefler le tout dedans vn pot plombé, auec huile d'oliue en fuffifance. Eumelius dit que pour faire fortir toutes les chofes qui pourroient eftre dedans vne playe, foit fer, bois, ou efquilles, il faut prendre falpetre, vinaigre, calcite, verd-d'airain ana, & mefler enfemble. Aucuns autres, & des plus modernes, prennent litharge, blanc de plomb, pilées & feichées au Soleil, vinaigre, & huile rofat, ou commune, & incorporr le tout enfemble: ou bien litharge, vinaigre, huile ana vne liure, faire boüillir iufques à confiftance d'onguent: ou bien prendre litharge, huile ana vne liure, fel ammoniac trois liures, & trois onces de cire. Pour les meurtriffures, faut prendre trois onces de cire, deux liures de galbanum, poix-refine, ftorax, huile laurin, ana vne demy-liure, bacques de laurier vne once, fuif de bouc vne liure, ammoniac cinq onces, poivre blanc en poudre deux onces, falpetre vne once, & faire onguent, & s'en feruir. Pour les duretez qui viennent pour quelque caufe que ce foit, on peut appliquer deffus l'emplaftre faite de cire & bitume, & de vinaigre diffoulr enfemble.

F I N.

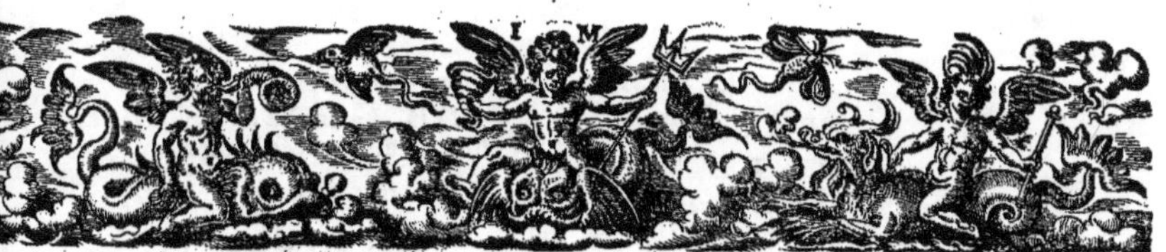

EXPLICATION
DES TABLES ET FIGVRES DE L'ANATOMIE
DV CHEVAL.

TABLE PREMIERE.

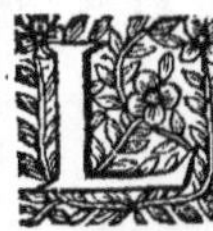

LA premiere reprefente la tefte du Cheual, l'os de la nuque, eftant fcié, & l'os du crane, en façon que l'on puiffe voir le cerueau, le cerebelle, & le commencement de la medulle fpinalle découuerts de la membrane dure.

FIGVRE PREMIERE.

F F F F. La fubftance du cerueau enueloppée de la membrane déliée.

G G G G. La membrane dure rompuë, qui diuife le cerueau.

H H H. Le cerebelle.

L L L. La production vermiforme.

M M M M. Le principe de la medulle fpinalle.

N N. La membrane dure renuerfée, qui reueft la medulle fpinalle.

O O O O. L'os de la nuque, ou de l'occiput fcié.

P P. Le quatriéme ventricule du cerueau.

Z Z Z. La diuifion du cerueau en partie droite & gauche.

FIGVRE II.

En cette Figure le Cerebelle eft plié fur le cerueau, afin de faire voir la production vermiforme.

C C C C C. Le cerebelle retourne ce que deffus, deffous.

B. La production vermiforme.

D D D D. Le principe de la medulle fpinalle.

E E E. La membrane dure renuerfée qui reueft la moëlle de l'efpine.

TABLE II.
FIGVRE III.

Cette Figure monftre le cerueau coupé, où le crane eft fcié du cofté du corps calleux, afin que l'on puiffe voir les deux ventricules du cerueau, & les plexus coroïdes qui font en iceux.

A A. Les deux ventricules fuperieurs du cerueau.

B B B. Le corps calleux.

C C C. Le cerebelle.

E E E. Les plexus coroïdes.

FIGVRE IV.

Cette Figure monftre les tefticules, les natiques, la glande qui eft fur les deux coroïdes, que les Latins appellent aux hommes, nux pinea. Le quatriéme ventricule du cerueau, & les ligaments qui lient aucunes parties du cerueau, & du cerebelle, auec le principe de la medulle fpinalle.

D. La glande, ditte nux fpinea.

G G. Les tefticules.

H H. Les natiques.

I I. Le quatriéme ventricule du cerueau.

L L. Le principe de la medulle fpinalle.

M M. La production vermiforme.

N N N N N N. Le cerebelle.

O O. Le cerueau.

TABLE III.
FIGVRE V.

Cette figure est de la teste d'vn Poulain mort dés le ventre de la mere, qui a la partie superieure tournée en bas, les parties de dessous du cerueau estants ostées, monstrent le crane, tous les nerfs qui naissent d'icelles, & le principe de la medulle spinalle, qui est plus bas que le cerueau, au regard de la situation du crane, & la glande qui reçoit le flegme, mise sur les nerfs de la veuë, qui sont conioints ensemble, & le palais, & les dents qui commencent à naistre.

A A. Les yeux

B B B B. Les nerfs de la veuë.

C C C C. Les nerfs qui donnent le mouuement aux yeux.

D D D D. Les nerfs du goust.

E E. Les nerfs du palais.

F F. Les nerfs de l'oüie.

G G. Les nerfs du sixiéme pair qui font les recurrents, & se distribuent par le ventre du milieu & de l'inferieur.

b b. Les nerfs qui apportent le mouuement à la langue.

I I. Les portions du cerueau qui vont aux nazeaux.

H H. Les dures membranes de la medulle spinalle renuersée.

L L L L. Le palais.

M M M M. Le cerueau couuert de sa menibrane.

N N. Veine interieure qui monte par la medulle spinalle, par dedans les trous des nœuds du col.

O O. Le principe de la medulle spinalle.

q. La glande qui reçoit le flegme.

Q Q. La cauité de l'os du palais qui va aux nazeaux.

R R R R R. Les dents qui commencent à naistre.

S S. La peau de la teste renuersée.

FIGVRE VI.

Cette figure represente le fond du crane, afin que l'on puisse mieux voir sa cauité, où sont le cerueau & la glande qui reçoit le flegme, & les nerfs de la veuë, & le trou par où sort la medulle spinalle.

A. Le trou par où sort la medulle spinalle.

B. La glande qui reçoit le flegme.

C C. Les nerfs de la veuë.

D D. La cauité de dessous le crane, sur laquelle repose le cerueau.

TABLE IV.
FIGVRE VII.

Cette figure monstre la partie inferieure & interieure du crane, & celle qui couure le cerueau par dessus, & le trou d'où descend la medulle spinalle, & les trous du palais, & ceux des oreilles, & des nazeaux, les cauitez des yeux, & les os spongieux qui vont aux nazeaux.

A A A A A. Les os Etmoïdes ou spongieux, & squameux.

B B. La cauité interieure de l'os du crane, qui couure le cerueau.

C C. Les trous du palais.

D D. Les trous des nazeaux.

G. Le trou d'où sort la medulle spinalle.

H H. Le trou de dessous du crane, sur lequel repose le cerueau.

I I. Les cauitez des yeux.

TABLE V.
FIGVRE VIII.

Cette figure represente la partie de dessous la teste d'vn Cheual qui n'est à terme, la machoire estant ostée, afin que l'on voye les commissures, qui diuisent l'os en plusieurs parties, & le nombre des os.

2. La seconde commissure qui diuise l'os de la nuque du cuneale.

3. La troisiesme commissure située au palais à la racine des dernieres dents.

FIGVRE IX.

Cette figure monstre les commissures qui sont à la partie de dessus, & aux costez de l'os de la teste du mesme Poulain, & le nombre des os qui y sont.

1. La premiere commissure qui diuise la nuque de l'occiput.

4. La quatriéme commissure, dite coronalle.

5. La cinquiéme commissure qui descend par le milieu de la teste, qui la diuise en deux parties.

6. La sixiéme commissure appellée lambdoïde.

7. La septiéme commissure qui diuise les os squameux de ceux du sinciput.

8. La huictiéme commissure qui diuise les os de la teste, & du front de celuy de la maschoire.

maſchoires de deſſus.

9. La neufiéme commiſſure ſituée ſur l'os iugal.

10. La dixiéme commiſſure ſituée au haut de la teſte, approchant de la commiſ-ſure lambdoïde, & de celle du milieu.

TABLE VI.
FIGVRE X.

Cette figure monſtre l'os de la teſte, & celuy de la maſchoire ſuperieure d'vn vieil Cheual de la partie de deſſus, où l'on void la cinquiéme commiſſure qui les diuiſe en deux parties, en dextre & ſiniſtre, & auſſi quelques marques de la commiſſure coro-nalle, & les aſpretez des ſourcils de l'os du crane, d'où naiſſent les muſcles des tepes.

A A. L'os du crane ou du ſynciput.

D D. Les dents de deuant de la maſ-choire ſuperieure.

H H. L'occiput.

E E. Les aſpretez de l'os du crane, deſ-quelles naiſſent les muſcles des tempes.

M M. L'os iugal.

O O. La cinquiéme commiſſure qui di-uiſe en deux parties l'os de la maſchoire ſuperieure, & celle de la teſte.

X. Vn trou par où ſortent les veines du palais, à la partie exterieure de la maſchoi-re, pour les ſeruices des levres.

FIGVRE XI.

Cette figure repreſente l'os de la teſte d'vn Cheual de bon aage de la partie de deſſous, & monſtre les trous d'où ſortent les nerfs qui naiſſent du cerueau, & ceux par où les veines & les arteres entrent & ſortent du crane, & la fente par où s'écou-le le flegme qui deſcend de la glande qui le reçoit.

A A. L'os de l'occiput.

A, e, A, e. Les trous qui ſont en l'os pe-treux à la partie poſterieure des trous de l'oreille, par leſquelles entre vn rameau des veines iugulaires exterieures.

B B. Par ces trous ſortent les nerfs du ſixiéme pair du cerueau.

C C. Deux trous ſituées à l'os de la nu-que, d'où cōmence à ſortir la medulle ſpi-nalle, cachez ſous les deux grandes produ-ctions qui reſſemblent à deux aiſles, d'où ſort le ſeptiéme pair des nerfs du cerueau, lequel cheminant ſous la maſchoire infe-rieure, ſe iette dedãs les muſcles de la lan-gue, & dedans la gorge & de l'os hyoïde pour leur donner mouuement.

D D. Par ces grands trous & fentes ſor-tent les nerfs formateurs du gouſt qui vōt à la langue, & paſſent les deux productions longues de l'os hyoïde.

E E. Par ces trous entrent les rameaux des veines & arteres iugulaires externes, leſquels eſtants ſortis par le trou F, ſitué à la productiō pterigoïde qui eſt à la baſe de la teſte, enuoyēt vn rameau ſuperficiel par la maſchoire inferieure, & va par dedans les genciues enuiron les racines des dents.

L, F. Vn trou à la production pterigoïde qui eſt à la baſe de la teſte.

I I. Par ces trous ſortēt les nerfs de la veuë.

H H. Les trous à l'os delié du palais.

M. Le trou par où paſſent les veines & ar-teres du palais à la partie ſuperieure de la maſchoire.

N N. Par ces trous ſortent les nerfs qui vont aux muſcles des yeux.

O O O O. Par les deux premiers trous, & par les deux autres ſortent les nerfs de la quatriéme paire du cerueau, meſlez auec ceux du troiſiéme, & les veines & arteres du palais, leſquels deſcendants en bas à la racine des dents, vont s'vnir enſemble à l'os de la maſchoire inferieure, au trou marqué M, & de là vont au coſté ſuperieur de la maſchoire pour le ſeruice des levres.

Y Y Y Y. Les dents de deuant de la maſ-choire ſuperieure.

X X. Les trous par où ſort le quatriéme pair des nerfs du cerueau.

X. Les dents canines.

Z Z Z Z. Les veines du palais, rameaux des iugulaires externes, qui ſe ramifient ſous l'oreille où ſont les glandes, duquel lieu viennent encor celles de la langue & de la gorge.

Δ Δ. Par ces trous, les veines & arteres iu-gulaires externes, ayant fait leurs rameaux à la teſte, entrent à la ſubſtance du cer-ueau, & là ſont terminez.

TABLE VII.
FIGVRE XII.

Cette figure eſt la forme naturelle de la teſte du Cheual d'vn coſté, & l'articulatiō de la maſchoire inferieure, auec celle de deſſus, & aucuns trous qui ſont en icelle.

A. L'os du crane.

B. Le trou d'où ſort vn petit nerf du cer-ueau, qui ſe diſtribuë par le crane.

D D. L'os du nez.

H H. L'os iugal.

F. Vn trou d'où ſort vn grand nerf de la quatriéme paire du cerueau.

L. La production ronde de la maſchoire de deſſous, que les Latins appellēt ceruix,

R

laquelle auec la production qui se diminuë en pointe, s'articule auec l'os de la
maschoire superieure, le prenât au milieu.

M. Le trou de l'oreille.

N. La production ressemblante à vne
aisle.

O O O. La maschoire de dessous.

P. Le trou par où sortent les nerfs de la
quatriéme paire du cerueau entrant dedans l'os par le trou marqué X.

Q. La production qui vient en pointe
de la maschoire de dessous, appellée des
Grecs corone qui finit sous le iugal, auquel s'insere le tendon des muscles des
tempes.

K. L'os de l'occiput.

R. Le trou par lequel naist le muscle
interieur, qui donne le mouuement à la
paupiere.

FIGVRE XIII.

Cette figure represente la teste d'vn
Cheual d'vn costé, la maschoire de dessous
estant ostée, afin que l'on puisse voir les
trous qui sont cachez sous l'articulation
de la maschoire inferieure auec la superieure.

A. Le trou par où sort la cinquiéme paire des nerfs du cerueau.

H. Le trou par où passe le nerf de la veuë.

I. Le trou par où sort le nerf qui va aux
muscles de l'oreille.

O. Le trou par où entre vne veine & vne
artere des iugulaires externes qui viennent des trous marquez F, & M.

P. Par ce trou entrent les nerfs & les
veines par le cerueau.

Q. Le trou par où sortent aucuns petits
nerfs qui sont par tout le crane.

R. D'icy naissent les muscles qui donnent le mouuement à la paupiere.

S. Le trou par où entre vn grand nerf
du quatriéme pair du cerueau, qui sort du
trou marqué X.

X. Le trou par où passe vn grand nerf
de la quatriéme paire du cerueau, qui viêt
du trou marqué A, & passe par l'os de la
maschoire à la racine des dents molaires,
& sort par le trou marqué B, & se répand
par ses levres & ses muscles.

Z. Le trou par où entrent les veines qui
vont au palais.

☉. Le trou par où entrent vne veine &
vne artere dedans le cerueau.

TABLE VIII.

FIGVRE I.

Cette figure represente l'humeur cristalline, & l'iris.

A. L'humeur cristalline.

B. L'iris.

FIGVRE II.

La seconde figure monstre l'humeur
aqueuse, attachée auec le cristallin.

C. L'humeur aqueuse.

FIGVRE III.

La troisiéme figure monstre l'humeur
cristalline enchassée par derriere à l'humeur vitrée.

D. L'humeur cristalline.

E. L'humeur vitrée.

FIGVRE IV.

La quatriéme figure monstre la pupille
de l'œil.

H. La membrane cornée.

G. L'iris de l'œil.

F F F F. Les membranes exterieures de
l'œil renuersées.

FIGVRE V.

Cette figure cinquiéme monstre la partie de deuant de l'œil, celle de derriere,
& la situation des muscles.

O. La membrane cornée.

D. La membrane dure ou conionctiue.

T. Le cinquiéme muscle de l'œil.

V. Vn nerf de la veuë, appellé opti-
que.

FIGVRE VI.

La sixiéme figure monstre la pupille de
l'œil, la membrane cornée, la conionti-
ue, & quatre muscles.

O. La membrane cornée.

N N. La membrane conionctiue.

X X X X. Quatre muscles de l'œil.

P. La pupille de l'œil.

FIGVRE VII.

La septiéme figure monstre la partie de
derriere de l'œil.

Q. La membrane dure de l'œil.

R. Le nerf de la veuë qui s'insere à la
circonference de la partie de derriere de
l'œil, & non pas perpendiculairement à la
pupille, comme à l'homme, mais de costé.

S. La veine qui porte la nourriture à
l'œil.

Y Y Y Y. Quatre muscles de l'œil.

TABLE IX.

FIGVRE I.

La premiere figure monstre l'os petreux.

ſcié auec les cauitez ſpirales qui y ſont, & les trois oſſelets des oreilles.

FIGVRE II.

La ſeconde figure repreſente la cauité des oreilles, l'os ſquameux eſtant oſté.

A. La cauité où paſſe l'oüie.

B. Le petit os appellé enclume.

C. Le ſecond os ſemblable au marteau.

D. Le troiſiéme os ſemblable à vn eſ-trier.

FIGVRE III.

La troiſiéme figure repreſente le pre-mier oſſelet détaché des concauitez de l'oreille, figurant vne enclume.

FIGVRE IV.

La quatriéme figure monſtre le ſecond deſtaché, repreſentant la figure du mar-teau.

FIGVRE V.

La cinquiéme figure monſtre le troiſié-me os ſemblable à vn eſtrier.

FIGVRE VI. & VII.

La ſixiéme & ſeptiéme figure monſtrent les muſcles des oreilles par deuant & des coſtez.

A. Le ſixiéme muſcle des oreilles.

C. Le quatriéme muſcle.

D. Le cinquiéme muſcle.

F F. Le neufiéme muſcle.

G. Le troiſiéme muſcle.

H. Le ſecond muſcle.

I. Le premier muſcle.

L L L. Les muſcles des tempes.

P. Le ſixiéme muſcle des oreilles.

FIGVRE VIII.

La figure huictiéme monſtre la partie poſterieure de la teſte & des oreilles, & les muſcles qui ſe voyēt en cette partie-là.

A. Le ſixiéme muſcle des oreilles.

C. L'onziéme muſcle des oreilles.

M. Le huictiéme muſcle.

N. Le dixiéme muſcle.

O. Le premier nœud du col.

P. L'occiput.

TABLE X.

FIGVRE IX.

Cette figure monſtre les muſcles de la partie anterieure, & des deux coſtez des oreilles du Cheual, les muſcles des tem-pes, & deux muſcles communs aux na-zeaux, & aux levres.

A A. Le ſixiéme pair des muſcles de l'oreille.

C C. Le quatriéme pair des muſcles.

F F. Le neufiéme pair des muſcles.

L L L L L. Les muſcles des tempes.

O O O O O O. L'onziéme muſcle des levres & des nazeaux.

P P P. Le ſeptiéme muſcle des levres, & des nazeaux.

TABLE XI.

FIGVRE I.

Cette figure repreſente diuerſes par-ties du cerueau, couuertes de la membra-ne deliée, parſemée de diuers rameaux, de veines & d'arteres, & la ramification des nerfs de l'odorat, qui ſe fait aux os ſpongieux des nazeaux, & dedans les con-duits qui ſont faits d'os tres-deliez, en forme de cartoches.

A A A A. Le cerueau couuert de ſa membrane deliée.

C C. Les petites eſponges où ſont ſe-mez les nerfs de l'odorat.

D. Le grand cartoche ou canal ſitué ſous la machoire ſuperieure.

E. Le cartoche ou conduit qui eſt ſur le palais.

F F F F F. Les veines & arteres qui s'é-tendent par la membrane deliée.

G G G G. La diuiſion du cerueau en dextre & ſiniſtre.

H H H. L'os occipital.

O O O O O O O. La grande ramifica-tion des nerfs de l'odorat, qui viennent du cerueau.

FIGVRE II.

Cette figure monſtre l'os du front & du nez, le crane eſtant oſté, & le cerueau renuerſé en derriere, & les deux produ-ctions blanches qui naiſſent de la ſubſtan-ce du cerueau, qu'aucuns appellent ma-millaires, leſquelles ſe terminent directe-ment en bas, iuſques aux os ſpongieux.

O O. L'origine, & la naiſſance des deux productions mamillaires.

S S S S S S. Les rameaux mamillaires, diuiſez en pluſieurs parties par les os ſpon-gieux.

N N. Les nerfs qui ſe vont terminer au nez.

TABLE XII.

FIGVRE I.

La premiere figure repreſente l'os hyoï-de, ſuſpendu à la plus haute partie du goſier, & à la racine de la langue, & deux productions par lesquelles elle se conioint auec la production stiloïde, à la base de la teste.

A A A A A. Les cartilages de l'aspre artere.

B B. La teste de l'aspre artere.

C. Le ligament.

X X. L'os hyoïde.

D D. Les os qui se ioignent auec la production stilloïde à la base de la teste.

FIGVRE II.

La seconde figure monstre l'os hyoïde separé de l'aspre artere, & de la langue auec les deux longues productions.

A A. Les deux productions longues, qui auec la partie superieure, assez largement s'vnissent auec la production stilloïde.

C C, D, F. Les trois productions qui se conioignent par le moyen des cartilages, auec l'os hyoïde.

FIGVRE III.

La troisiéme figure monstre l'os hyoïde en droicture.

FIGVRE IV.

La quatriéme monstre le costé de l'os hyoïde.

FIGVRE V.

La cinquiéme monstre le reuers de l'os hyoïde.

TABLE XIII.

FIGVRE VI.

Cette figure represente les maschoires ouuertes du Cheual, afin qu'on voye la gorge, la langue, & les dix-neuf eminences, ou sillons qui sont à la membrane du palais, & les cauitez ou fosses qui sont entre ses hauteurs.

A A. La langue.

B B. Les dents canines de la maschoire superieure.

C C. La cauité où s'insere l'œil.

D D D D D D. Les dents de deuant de la maschoire superieure.

E E E E. Les dents de deuant de la maschoire inferieure.

F F F F. Les deux productions de la maschoire inferieure, qui s'articulent auec l'os iugal, ou de la maschoire superieure, s'insinuant au milieu vne production ronde marquée F. à la partie qui regarde les temps.

G G. Les dents canines de la maschoire inferieure.

H H. La maschoire superieure.

O O O O O O. Les fosses ou sillons du palais, lesquels en façon de demy-cercle vnis ensemble, forment au milieu vn angle aigu.

Q Q. Le gosier.

I I I I I I, V, VI. Les dents molaires superieures.

1. 2. 3. 4. 5. 6. Les dents molaires de la maschoire inferieure.

TABLE XIV.

FIGVRE VII. & VIII.

Ces deux figures monstrent la teste d'vn ieune Cheual, les os que couuroient les dents estants ostés, afin que l'on puisse voir d'où ils prennent leur origine & leur racine, leur forme, & leur situation ; la grosseur, & largeur d'iceux, beaucoup plus petits que ceux des Cheuaux agez.

A A, B B. Les productions de la maschoire inferieure, qui s'articule auec l'os iugal de la maschoire superieure.

C. Le trou par où entre le nerf de la quatriéme paire du cerueau qui sort par le trou, D.

D. Le trou par où sort le nerf de la quatriéme paire du cerueau, pour estre distribué aux levres, aux muscles de la maschoire inferieure, lequel nous auons dit entrer dedans l'os de la maschoire par le trou marqué C.

E. Le trou d'où sort vn grand rameau de nerfs de la quatriéme paire du cerueau, & va s'épandre dedans les levres, & aux muscles de la maschoire superieure.

F. Le trou par où sort vn petit nerf pour seruir au pericrane.

H. L'os du crane.

N N. Les dents de deuant du Cheual.

P P. Les dents canines.

P. Le trou d'où naist le muscle interne qui meut la paupiere.

1. 2. 3. 4. 5. 6. Les dents molaires.

TABLE XV.

FIGVRE IX. & X.

Cette figure monstre la teste d'vn Cheual vieil, les os estants ostez qui couuroiēt l'origine des dents, afin que l'on voye la difference des vieils & ieunes Cheuaux, en grosseur, longueur, & largeur.

A A A A. Les dents de deuant.

B B. Les deux productions de la maschoire inferieure, qui s'articulent à la maſchoire ſuperieure.

B. Le trou où entre le nerf du quatriéme pair du cerueau,

P. Le trou par où ſortent du crane vne
veine, & vne artere des rameaux des iugulaires externes.

E. Le trou par où ſort le quatriéme pair
des nerfs du cerueau.

R. Vn petit trou par où ſort vn petit
nerf qui va au pericrane.

T. Le trou par où ſort le quatriéme
pair des nerfs du cerueau, pour le ſeruice
des parties adiacentes.

V. Le trou de l'oreille.

X. Le trou par où ſort le quatriéme
pair des nerfs.

S S. Les dents canines.

1. 2. 3. 4. 5. 6. Les dents molaires.

TABLE XVI.
FIGVRE XI.

Cette figure repreſente toutes les dents
d'vn ieune Cheual, tant de ceux de deſſus, que de deſſous , afin qu'on les voye
mieux.

A A. Les dents molaires inferieures.

C. La dent molaire de la maſchoire inferieure qui regarde la gorge.

b b. Les dents molaires ſuperieures.

I I. Les premieres dents molaires qui
regardent en dedans la gorge.

G. Vne dent canine.

L. La premiere dent molaire ſuperieure qui regarde le palais.

H. Vne dent de deuant.

S. La dent molaire de la maſchoire inferieure, proche de la canine.

R. La derniere dent molaire de la maſchoire ſuperieure, qui eſt proche la dent
canine.

B, H. Deux dents molaires de la maſchoire ſuperieure tombées & changées.

X, I. La premiere & derniere dent de
la maſchoire inferieure de celles qui ſe
changent aux Cheuaux, à la troiſiéme année.

b b. Les dernieres dents molaires des
deux maſchoires, qui regardent le coſté
de la bouche.

TABLE XVII.
FIGVRE XII.

Cette figure monſtre toutes les dents
d'vn vieil Cheual, tirées hors de la maſchoire.

A A. Les dents molaires inferieures.

B. La derniere dent molaire ſuperieure
& inferieure.

D D. Les dents molaires ſuperieures.

C. Vn rameau de veines & d'arteres, &
de nerfs qui entrent dedans les trous des
dents.

I I. Les premieres dents molaires interieures.

N. La derniere dent de la maſchoire
ſuperieure.

O. La quatriéme dent de la maſchoire
inferieure rompuë, afin que l'on voye les
trous par leſquels entrent dedans la ſubſtance vne veine, vne artere, & vn nerf.

T. La premiere dent de la maſchoire
ſuperieure.

V. La premiere dent molaire inferieure tirant en dedans.

b b. Les dernieres dents molaires ſituées vers le palais.

TABLE XVIII.
FIGVRE XIII.

Cette figure monſtre les muſcles ſu-
perficiels des maſchoires, des paupieres,
des nazeaux, & des levres; & les veines
& les nerfs, leſquels euidemment arrouſent ces parties-là, & les glandes qui couurent les veines iugulaires exterieures.

A A A. Le muſcle de la maſchoire inferieure.

B. Le douziéme muſcle des levres.

D. Les glandes.

E E. Le quatriéme muſcle des levres.

F. Vn rameau de la veine iugulaire externe qui va par les maſchoires.

G. Vn rameau de la veine iugulaire externe qui monte à la teſte cachée ſous les
glandes.

H. Le dixiéme muſcle des levres.

I. Vn rameau du quatriéme pair des
nerfs du cerueau.

L. Le troiſiéme muſcle des levres.

O. Vn rameau de la veine iugulaire externe qui va aux yeux.

P P. Le ſeptiéme muſcle des levres, &
des nazeaux.

R R R R R R. L'onziéme muſcle des
nerfs, des levres, & des nazeaux.

V. Le neufiéme muſcle des levres.

X. Le ſecond muſcle des paupieres.

Y. Le troiſiéme muſcle des paupieres.

TABLE XIX.
FIGVRE XIV. & XV.

Ces figures ont aucuns muscles superficiels détachez, afin que l'on puisse voir ceux qui estoient couuerts, & la naissance de quelques-vns qui ne paroissoient qu'en partie.

B. Les nerfs du quatriéme pair du cerueau.

H. Le premier muscle des levres.

M. Le muscle de la maschoire inferieure renuersée.

O. La pointe de l'espine qui descend le long des maschoires superieures.

P. Le septiéme muscle des levres & des nazeaux.

Q. L'os du nez.

S. Le troisiéme muscle des levres.

T. Le quatriéme muscle des levres.

V. Le second muscle des levres.

X. Le muscle mascheur.

FIGVRE XVI.

Cette figure monstre le premier muscle des nazeaux, & le sixiéme des levres.

N. Le sixiéme muscle des levres.

R R. Le premier muscle des nazeaux.

TABLE XX.
FIGVRE XVII.

Cette figure monstre les veines iugulaires externes, appellées ordinairement les veines du col, & quelques rameaux de la veine-caue; & monstre en cette façon les glandes, (les muscles qui la couuroient, estant ostez) se diuisant auparauant en deux rameaux, en apres en quatre, ennoyant aucuns rameaux au dedans de la teste, & aucuns autres en dehors.

A A A. La veine iugulaire externe, laquelle montant en haut, enuoye des rameaux aux muscles adiacents.

C C. Le plus haut rameau de la seconde diuision de la veine iugulaire, laquelle cheminant en bas sous les glandes qui la couuroient, enuoye vn rameau au cerueau par le trou qui est à l'os de la teste, sur le trou de l'oreille.

B. Le plus bas rameau de la seconde diuision de la veine iugulaire, laquelle cachée sous les glandes, s'attache sous l'os de la maschoire inferieure, & entre en se diuisant en plusieurs rameaux à la partie inferieure de la teste, pour estre distri-

buez par tout le cerueau, par la gorge, par la langue, par l'os hyoïde, & par les autres parties voisines.

D. Vn petit rameau du rameau marqué B, appellé la veine des yeux, laquelle separée en deux parties, se répand par toutes les parties de l'oreille, & c'est celle-là que l'on barre aux infirmitez des yeux, ou d'où on tire du sang.

E. Le rameau inferieur de la premiere diuision de la veine iugulaire externe, laquelle s'attache sous la maschoire, & là se diuisant en deux rameaux, en enuoye vn à la partie inferieure de la teste, & l'autre aux parties exterieures des maschoires.

P P P P. Vn rameau de la veine marqué E, lequel arrouse la partie superieure des maschoires, & va aux angles des yeux.

TABLE XXI.

Ces trois figures representent les sept nœuds du col vnis ensemble; la premiere en costé, la seconde par la partie superieure, la troisiéme par le costé de dessous, & à la premiere on void les veines iugulaires internes, passants sous les productions lateralles, iusques à tant qu'elles ayent ioint la partie interieure du premier nœud, la veine estant sur l'artere, & les nerfs qui prouiennent de la medulle spinalle.

A. Le trou par où sort vn rameau de la veine & artere iugulaire interne entré par le trou marqué E.

B. Le trou par où passe à costé le premier pair des nerfs de la moëlle de l'espine, & entre au costé en dedans vn rameau des veines & arteres iugulaires internes qui sortent par le trou A.

C. La veine iugulaire interne.

D. L'artere iugulaire interne.

E. Le trou par où entrent les veines & arteres iugulaires internes dedans la partie interne du premier nœud.

P. Le trou du second nœud d'où sort le second pair de nerfs, de la moëlle de l'espine, & entre vn rameau des veines & arteres iugulaires internes.

H H, Q, R, S, T. Les trous par où passent les veines internes, passants par les productions lateralles des nœuds toujours attachez à l'os.

TABLE XXII.
FIGVRE I.

Cette figure monstre le costé de dessous du premier nœud du col, en grand figure, afin qu'on puisse mieux considerer toutes ses parties.

B B. Les deux trous qui sont aux costez interieurs des deux grandes cauitez où s'insere l'os de la nuque, par où entrent les deux rameaux des veines & arteres iugulaires internes, pour donner vie & nourriture à la medulle spinalle.

N N, R R, v v. Trois pairs de trous situez sous les grandes productiõs du nœud qui ressemblent à deux aisles; par les premiers passent deux rameaux des veines & arteres iugulaires internes, & par les deux seconds entrent deux rameaux des veines & arteres iugulaires internes, & montant en haut par dessus les parties qui sont sur le nœud, passent en dedans par les deux derniers trous.

Y. La partie interieure du trou du nœud par où passe la moëlle de l'espine.

Z Z. Les deux trous qui sont au commencement dedans le trou du corps du nœud, par où descend la medulle spinalle.

FIGVRE II.

Cette figure represente la grande cauité du premier nœud, qui s'articule auec le second nœud.

L L. Les productions du trou de dessous du premier nœud, qui s'articulent auec les productions du second nœud.

M. La partie de dessous de la production triangulaire, qui est mise à la moitié du bord de l'embouchure de dessous du premier nœud.

X. Le trou du nœud par où passe la medulle spinalle.

FIGVRE III.

Cette figure monstre le costé de dessus du premier nœud.

C C. Les productions de l'embouchure du costé du premier nœud, qui s'articulent aux productions du second nœud.

D D. Les trous desquels sort le premier pair des nerfs de la moëlle de l'espine.

E E. Les deux trous par où passent à costé dessus le nœud deux rameaux des veines & arteres iugulaires internes, lesquels estants sortis, enuoyent deux petits rameaux dedans le nœud par les trous marquez D D.

o. Le trou du corps du premier nœud, par lequel descend la moëlle de l'espine.

S S. Par ces deux trous entrent les veines & arteres iugulaires internes, dedans la partie interieure du nœud.

FIGVRE IV. V. & VI.

Cette figure monstre la partie de dessus du second nœud.

H H. La partie semicirculaire de la production semblable à vne langue qui s'appuye au trou inferieur du premier nœud.

M M. Les deux productions qui representent quasi vn pied de bœuf auec l'ongle ouuerte.

O O. Les trous par où sortent le second pair des nerfs de la moëlle de l'espine, & entrent deux rameaux des veines & arteres iugulaires internes.

S S. La production tres-grande qui se courbe en arc, & chemine à la partie superieure du nœud, au milieu de sa largeur.

X X. Les trous situez à la racine des productions qui naissent à la partie de dessous du nœud, & se haussant en haut, finissent en vne pointe par où passent les veines & arteres iugulaires internes.

FIGVRE VII. & VIII.

Ces deux figures representent la partie de dessous du troisiéme nœud.

a a, p p. Les deux productions situées aux costez du nœud, qui regarde le nœud suiuant, lesquelles sont vn peu cauées, pour se mieux appuyer sur les productions du nœud adiacent.

B B. Les productions situées au costé de deuant du nœud qui a ses pointes aiguës, tendantes en bas en forme de dent de sanglier.

C C, S S. Les deux productions situées à la partie posterieure du nœud, qui regardent auec leurs pointes en bas.

FIGVRE IX.

Cette figure monstre la partie superieure du troisiéme nœud.

C C. Les deux tres-grandes productions qui sont estenduës sur la grande cauité, & sont courbées sur le costé.

D D. Les productions qui sont pendantes sur la production ronde, & par dessus en costé sont vn peu cauées.

S. La production ronde qui s'enchasse dedans la cauité du second nœud.

Y Y. Les deux productions situées à la partie du derriere du nœud, qui regardent en haut auec les pointes.

TABLE XXIII.
FIGVRE X.

Cette figure monstre les muscles apparents du col & de la teste, les panicules charneux estants ostez, lesquelles seruent en cette partie comme de muscle.

A. Le vingt & vniéme muscle du col.

B. Premier muscle de l'épaule.

C. Le quatriéme muscle de l'épaule.

E. Le grand nerf ou ligament sur lequel les crins naissent.

H H. Le vingt-septiéme muscle du col.

N N. Le vingt-cinquiéme muscle du col & de la teste.

N. La membrane charnuë haussée, qui couure quasi tout le vingt-sixiéme pair des muscles du col, & vne partie du vingt-cinquiéme pair.

Q. Le vingt-sixiéme muscle du col.

R R. Le vingt-huictiéme muscle du col.

TABLE XXIV.

FIGVRE XI.

Cette figure represente la trachée artere, les veines & les arteres iugulaires exterieures, & les veines & arteres axillaires, & celles de la poictrine, & les nerfs recurrents.

A. Le costé externe du cartilage scutiforme.

B. La veine-caue.

C C. Les veines iugulaires externes qui montent à la teste.

D D. Les arteres iugulaires externes.

F F. Les arteres qui vont aux iambes.

G G. Les arteres axillaires qui descendent aux iambes.

H H. Les veines de la poictrine.

I I. Les rameaux des veines iugulaires externes, qui se distribuent à la partie superficielle de la teste.

O O. Les rameaux des veines iugulaires externes, qui se iettent dedans les maschoires.

P P. Les nerfs recurrents du sixiéme pair du cerueau.

R R R R R R R. Les cartilages de la trachée artere, ou canal du poulmon.

S S. Les rameaux des veines iugulaires externes qui vont dedans la capacité de la teste.

TABLE XXV.

FIGVRE I.

Cette figure monstre la partie posterieure du gosier du costé de la gorge.

Q. Le couuercle du gosier.

R. Le troisiéme cartilage du gosier.

S. La partie exterieure du scutiforme, premier cartilage du gosier qui regarde du costé de la gorge.

FIGVRE II.

Cette figure represente la partie anterieure du gosier, qui regarde la peau.

A. Le couuercle du gosier.

B. Le costé duscutiforme, qui regarde la partie exterieure.

D D D. Les cartilages du conduit des poulmons.

FIGVRE III.

Cette figure monstre le gosier à costé.

F. L'epiglotte.

G. Le scutiforme.

H. Le troisiéme cartilage.

FIGVRE IV.

Cette figure monstre le couuercle du gosier, situé en son lieu sur le cartilage scutiforme.

T. Le cartilage scutiforme.

V. Le couuercle du larinx.

FIGVRE V.

Cette figure monstre le second cartilage du gosier, appellé d'aucuns annulaire, marqué X.

FIGVRE VI.

Cette figure monstre le troisiéme cartilage du gosier, que les Grecs appellent glotte, auec ses deux parties marquées C.

D. La partie appellée glotte.

FIGVRE VII.

Cette figure monstre le couuercle du larinx separé du scutiforme, marqué M.

FIGVRE VIII.

Cette figure monstre le reuers ou la partie interieure du troisiéme cartilage du gosier, marqué E E.

TABLE XXVI.

FIGVRE I.

Cette figure represente le cœur, la veine-caue, les poulmons, & le foye en son lieu naturel, l'os de la poictrine estant taillé.

A A. Le cœur.

B B. Les deux aisles ou oreilles du cœur.

C C C C C C. Les poulmons.

D D D D. Le foye.

O O O O. La separation entre les poulmons & le foye.

P P P. Le gras du cœur.

X X X. L'os de la poictrine coupé.

Y Y Y. Le diafragme.

FIGVRE II.

Cette figure monstre le cœur osté de son lieu, conioint auec la grande artere veineuse, la veine-caue, & veine exterieure.

A.

A. L'artere veineufe.

B. La veine-caue.

C. La veine arterieufe.

D D. Les deux oreilles du cœur, l'vne à droite, l'autre à gauche.

E. La grande artere.

S. Vn rameau de la grande artere.

O O O O O. Le gras du cœur.

FIGVRE IV.

Cette figure monftre l'oreille gauche ouuerte, & la grande artere.

A A A A. L'oreille gauche du cœur ouuerte.

B. Le rameau de la grande artere.

C C. La grande artere.

TABLE XXVII.

FIGVRE V.

Cette figure monftre le ventricule droit du cœur ouuert, afin que l'on voye l'embZoucheure de la grande veine,& les portillons qui s'y retrouuent.

A A. La veine-caue.

B B B B B. La partie du ventricule droit, où eft l'emboucheure de la veine-caue.

C C. Les portillons qui font à l'emboucheure de la veine-caue.

X X. Le foye.

FIGVRE VI.

Cette figure monftre le ventricule droit ouuert du cœur, l'emboucheure de la veine arterieure.

A A A. L'emboucheure de la veine arterieufe, où il y a trois portillons.

B. La veine arterieufe qui porte le fang du ventricule droit du cœur aux poulmons.

C C C. Le ventricule droit du cœur.

D D. La fuperficie exterieure de la partie charnuë du cœur.

FIGVRE VII.

Cette figure monftre le ventricule gauche du cœur ouuert.

B B B. L'artere veineufe.

C C C. Le ventricule gauche du cœur.

D D D. Les portillons qui font à l'emboucheure des ventricules.

F. Icy deffous prend fon origine la grande artere.

FIGVRE VIII.

Cette figure monftre la grande artere,& le ventricule gauche du cœur.

D. La grande artere.

E E E. Les portillons de la grande artere.

F F F F. Les vétricules gauches du cœur.

S. La pointe du cœur.

TABLE XXVIII.

FIGVRE I.

Cette figure reprefente le thorax du Cheual.

A, B. L'os de la poictrine.

C. La pointe de l'os de la poictrine.

D D. Le cartilage qui eft attaché à la partie pofterieure de l'os de la poitrine.

9. 10. 11. 12. 13. 14. 15. 16. 17. 18. Les coftes qui fe conioignent auec l'os de la poictrine, & s'articulent auec les autres.

E. Les nœuds du thorax.

FIGVRE II.

Cette figure monftre les dix-huict nœuds du thorax par le cofté, où font attachées les teftes des coftes, afin que l'on voye mieux les finuofitez, où elles s'articulent, & la difference des nœuds & des productions efpineufes.

A A. L'extremité de la production du premier nœud du thorax qui s'enchaffe dedans le caue du premier nœud du col.

B B. La production ronde du premier nœud du thorax, qui s'articule auec la cauité du dernier nœud du col.

C C C C C C C C. Les finuofitez des nœuds du thorax, où s'enchaffent les teftes du col.

IIIIII. IV. V. VI. VII. VIII. IX. X. Les productions efpineufes des dix-huict nœuds du thorax.

FIGVRE III.

Cette figure monftre la palette de l'efpaule du cofté de deffous.

H. La cauité où s'enchaffe la tefte de l'os de l'efpaule.

M, Q. La cofte fuperieure de la palette.

N. La production qui fait partie de la pointe de l'efpaule.

FIGVRE IV.

Cette figure monftre la palette de l'efpaule par le cofté de deffus.

M. La cauité où s'enchaffe l'os de l'efpaule.

N. L'eminence qui eft quafi ronde de la palette qui tourne en dedans, & qui fait partie de la pointe de l'efpaule.

O, P. Le cofté fuperieur de la palette, & les deux cauitez qui font de long des coftes de l'efpine, pour receuoir les mufcles de l'efpaule.

S. La production de la palette, appellée efpine.

S

TABLE XXIX.

FIGVRE I.

Cette figure monſtre le premier nœud du thorax de coſté.

A. L'extremité de la production épineuſe.

B B. Le coſté de deſſus des deux productions interieures du nœud, qui s'articulent auec les productions du dernier nœud du col.

C C. Le coſté de deſſous des deux productions exterieures du nœud, qui s'enchaſſent auec les productions anterieures du ſecond nœud du thorax.

D. La cauité où s'articule la teſte de la premiere coſte, qui en partie s'articule auſſi dedans vne cauité du dernier nœud du col.

S. La cauité du nœud où s'enchaſſe la rondeur du ſecond nœud du thorax.

FIGVRE II.

Cette figure monſtre le premier nœud du thorax de la partie poſterieure.

A. L'extremité de la production épineuſe.

B B. Le coſté de deſſus des deux productions anterieures qui s'articulent auec les productions du dernier nœud du col.

C C. Le coſté de deſſus des deux productions poſterieures, qui auec le coſté de deſſous, s'articulent auec les deux productions du ſecond nœud du thorax.

D D. Les deux productions qui ſont des coſtez de la cauité du nœud.

E. La partie interieure du trou du nœud par où paſſe la moëlle de l'eſpine.

H. La cauité à laquelle s'enchaſſe la production ronde du ſecond nœud.

FIGVRE III.

Cette figure repreſente le premier nœud du thorax, ſes parties anterieures.

A. la production de l'eſpine.

B B. Le coſté de deſſus de la production anterieure qui s'inſere à la production du dernier nœud du col.

C C. Le coſté de deſſus de la production poſterieure, qui auec le coſté de deſſous, s'articule auec les productions du dernier nœud du col.

E. La production ronde qui s'enchaſſe dedans la cauité du dernier nœud du col.

O. La partie interieure du trou du nœud.

V V. Les productions qui ſont aux coſtez de la production ronde du nœud.

FIGVRE IV.

Cette figure monſtre le coſté de deſſous du premier nœud du thorax.

B B. Le coſté de deſſous des deux productions anterieures du nœud, qui s'articulent auec les productions du dernier nœud du col.

H H. La production ronde qui s'enchaſſe à la cauité du dernier nœud du col.

O. L'oropte de l'emboucheure de la cauité où s'enchaſſe la production ronde du ſecond nœud du thorax.

P P. Les cauitez qui ſont aux coſtez de la production aiguë qui deſcend le long du nœud.

Q Q. Les cauitez auſquelles s'articulent vne partie de la ſeconde petite teſte de la premiere coſte, s'articulant au dernier nœud du col de l'autre partie.

S. Les cauitez auſquelles s'articulent la premiere teſte de la premiere coſte.

FIGVRE V.

Cette figure monſtre le dernier nœud du thorax de coſté.

A. La pointe de la production eſpineuſe.

BB. Les productions interieures du nœud, auſquelles s'articulent les dernieres productions du nœud anterieur.

C. Les productions poſterieures du nœud qui s'enchaſſent auec les productions du premier nœud des lombes.

E. La cauité du nœud à laquelle s'enchaſſe la rondeur du premier nœud des lombes.

N. La teſte du nœud qui s'enchaſſe à la cauité du nœud anterieur.

FIGVRE VI.

Cette figure monſtre le dernier nœud du thorax de la partie poſterieure.

A. La pointe de l'eſpine.

B. Le trou du nœud où paſſe la moëlle de l'eſpine.

C. La cauité du nœud à laquelle s'enchaſſe la rondeur du premier nœud des lombes.

E E. Les eminences anterieures du nœud, auſquelles s'articulent les dernieres productions du nœud qui ſont en auant.

FIGVRE VII.

Cette figure monſtre le coſté de deſſous du dernier nœud du thorax.

D. La partie interieure des productions poſterieures du nœud, qui s'articulent auec les productions anterieures du premier nœud des lombes.

H. La teſte du nœud.

O. Le cofté de deffous du nœud.

FIGVRE VIII.

Cette figure monftre vn nœud du thorax de cofté de ceux qui ont la production épineufe.

A. La production épineufe.

B. La tefte du nœud qui s'enchaffe dedans la cauité du nœud qui eft en auant.

C. La cauité où s'enchaffe la premiere petite tefte de la cofte.

FIGVRE IX.

Cette figure monftre l'os de la poictrine de cofté, qui eft en partie fpongieux, & partie cartilagineux.

A. La partie fuperieure de l'os de la poictrine, autrement pointe.

B. Le cofté de deffous de l'os de la poictrine.

C. Le cartilage.

E E E E E. Parties de l'os de la poictrine.

1. 2. 3. 4. 5. 6. 7. 8. Les parties cartilagineufes de l'os de la poictrine, où s'articulent les parties inferieures des coftes qui font aux Cheuaux.

FIGVRE X.

Cette figure reprefente la premiere cofte du cofté de deffus, qui a deux petites teftes fans appendices.

A. Les deux teftes des coftes.

B. La partie de deffous de la cofte qui fe conioint auec l'os de la poictrine.

FIGVRE XI.

Cette figure monftre la feconde cofte de cofté de deffus, auec fes petites teftes, & fes appendices.

A. La feconde petite tefte de la cofte.

B. La premiere petite tefte de la cofte.

D. L'appendice de la cofte qui eft d'os.

FIGVRE XII.

Cette figure monftre la feconde tefte de cofté de deffus, auec fes petites teftes, & fes appendices.

A. La feconde petite tefte de la cofte.

B. La premiere petite tefte de la cofte.

D. L'appendice de la cofte qui eft d'os.

FIGVRE XIII.

Cette figure monftre la fixiéme cofte par le cofté de deffus, qui eft plus large que les autres, & fon appendice.

C. La premiere petite tefte.

D. La feconde petite tefte.

E. L'extremité de la cofte qui s'articule auec l'appendice de l'os.

F. L'appendice de l'os qui fe conioint auec l'os de la poictrine.

FIGVRE XIV.

Cette figure monftre la premiere cofte baftarde de cofté, auec les petites teftes, & l'appendice longue qui fe termine en pointe.

C. La feconde petite tefte.

E. La premiere petite tefte.

G. L'extremité de l'appendice qui fe ioint par le moyen d'vn cartilage auec la derniere fauffe cofte.

H. Le commencement de l'appendice.

FIGVRE XV.

Cette figure monftre du cofté de deffus la derniere cofte fauffe la plus eftroite, & la plus petite de toutes les autres.

L. La feconde petite tefte.

N. L'extremité de la cofte qui fe ioint auec l'appendice.

O. L'extremité de l'appendice qui finit en pointe, & fe ioint auec les autres, auec leurs extremitez aiguës.

V. La petite tefte.

TABLE XXX.

FIGVRE I.

Cette premiere figure monftre le foye, le cofté d'en-haut tourné en bas, afin que l'on voye mieux la veine-caue, & fes rameaux.

A A A A A A. Le diafragme.

C C C C C C. Le foye tourné en bas.

D D. Les deux premiers rameaux, qui viennent de la veine-caue au diafragme.

S. La veine-caue qui fort du foye.

TABLE XXXI.

FIGVRE II.

Cette figure monftre la fituation de la veine-caue, & de la grande artere, & le chemin qu'ils font par tout le corps.

A A. Les veines iugulaires externes.

B B. Les veines axillaires qui defcendent aux iambes de deuant, enuoyent des rameaux à la poictrine, au ventre, au membre, & aux tefticules.

C C C C. Le tronc de la veine-caue.

D D D D. Le foye.

E. Vn petit rameau qui vient de la veine-caue au cofté droit.

F. La veine coronalle.

H H. Les roignons.

N N. L'os facré, & l'os pubis rompu.

O O O. Le tronc de la grande artere.

P. La veine qui nourrit les quatre intercoftaux par deffus.

R. Le cœur.

S. La veine fans pair.

T T T T. Les rameaux de la grande artere, qui fe diftribuent par les cuiffes, par
le ventre, par les tefticules, par le membre,
par la veffie, par la queuë, & par les iambes.

V V V V. Les rameaux de la grande veine, qui font le mefme chemin que les rameaux de la grande artere.

TABLE XXXII.

FIGVRE III.

Cette figure reprefente le diafragme, le
foye, le conduit qui porte la cholere du
foye à l'inteftin duodenum, le ventricule,
& les inteftins déliez.

A A A. Le diafragme.

B B B B B B. Le foye.

C, F. Le conduit qui porte la cholere à
l'inteftin duodenum.

D D. Le ventricule ou eftomach.

E. L'inteftin colõ, premier des inteftins.

TABLE XXXIII.

FIGVRE IV.

Cette figure monftre le ventre interieur
du Cheual ouuert, & la fituation des inteftins.

A A A A A A A. L'inteftin colon qui eft
attaché à l'efchine du cofté gauche de la
veine-porte, auec des liens tres-forts, prouenants du peritoine, & eft lié par le moyen
de l'omentum à la ratte.

B B. L'inteftin droit.

C C. L'inteftin aueugle.

D D. Le diafragme.

E. Le membre du Cheual.

TABLE XXXIV.

FIGVRE I.

Cette premiere figure monftre la ratte
faite en forme d'vn graud de boucher.

E E E E. La ratte.

FIGVRE II.

La feconde figure monftre le ventricule auec fes orifices.

A. L'orifice fuperieur du ventricule.

B. L'orifice inferieur du ventricule.

C C C C C. L'eftomach.

D D. Les rameaux de la veine-porte, qui
eft femée par tout le ventricule.

FIGVRE III.

Cette figure reprefente la grande quantité de boyaux qu'a le Cheual.

G G G G G. Les gros inteftins.

H H H H H H. L'inteftin droit.

R. Les inteftins déliez.

TABLE XXXV.

FIGVRE V.

Cette figure monftre le ventre inferieur
du Cheual, les gros inteftins eftants oftez,
la fituation du ventricule, de la ratte, des
inteftins déliez, le rameau de la veine-porte, qui fe diftribuë par la ratte, par le petit
rets, & par l'eftomach.

A A A. Le ventricule.

B B B B B B B. Le premier rameau de la
veine-porte, qui eft diuifé en deux rameaux
qui paffent à l'eftomach, à la ratte, & au
petit rets.

C C C C C C C. Le petit rets efpandu
fur l'eftomach.

D D. La ratte.

E E E E E. Le foye.

F F F F. L'inteftin duodenum.

G G G G G. Les inteftins grefles.

H H H. L'inteftin droit.

I. Le pancreas.

K K. Le diafragme.

TABLE XXXVI.

FIGVRE I.

Cette figure reprefente le roignon droit
entier, & les veines, & arteres qui y font
diftribuées.

M M M. L'artere emulgente.

N N. La veine emulgente.

V V. Le conduit l'vrine.

T T T. Le roignon droit.

FIGVRE II.

Cette figure monftre le roignon gauche,
auec fes vaiffeaux bien differents du droit.

O O O. Le roignon gauche.

P P. Le conduit de l'vrine.

Q Q. La veine emulgente.

R. L'artere emulgente.

S. Vne partie du roignon.

FIGVRE III.

Cette figure monftre le roignon droit
ouuert du cofté de derriere, afin que l'on
voye l'origine du conduit de l'vrine, & les
finuofitez où finit la veine & l'artere du roignon.

A A A A A. Le conduit de l'vrine.

B B. L'artere du roignon.

C C C. La veine du roignon.

D D. Le roignon.

FIGVRE IV.

Cette figure monftre le roignon gauche
ouuert par deuant le trou par où fort le
conduit de l'vrine, les finuofitez où finif-
fent les veines & arteres emulgentes.

F F F F. Le roignon gauche.

G G G G. L'artere emulgente.
H H H. La veine emulgente.
I I I. Le conduit de l'vrine.

TABLE XXXVII.
FIGVRE V.

Cette figure monstre à costé six nœuds des lombes ioints auec l'os sacrum.

C C C C C C. Les extremitez des grandes productions qui sont penchantes vers l'espine du thorax, situez au milieu de costé par dessus les nœuds des lombes.

D D D D D D. Les productions longues qui sont du costé des nœuds.

E E. Les trous qui sont à la racine des productions appellées spinales.

G G. La production grande située à la partie anterieure de l'os sacré.

O O. Les trous par où sortent les nerfs de la medulle spinalle, & où entrent aussi les rameaux des veines & des arteres.

P P. La production longue de l'os sacré.

S S S S S S. Les petites productions qui tendent en haut du costé de deuant des nœuds, des lombes, & de l'os sacrum, qui s'articulent aux deux productions exterieures du nœud qui est interieur.

T. La partie de deuant du premier nœud, des lombes, lequel s'enchasse dedans la cauité du dernier nœud du thorax.

V V. Les petites productions situées au costé posterieur des nœuds, lesquels s'articulent aux cauitez des petites productions du nœud suiuant.

1. 2. 3. 4. 5. Les productions de l'os sacré, qui sont tournées au costé de la queuë, au contraire de ceux des lombes.

8, 8, 8, 8. Les trous qui sont entre les cinq productions spinalles.

FIGVRE VI.

Cette figure monstre le dernier nœud des lombes.

A. La production spinalle qui va en tournant du costé du thorax.

B B. Les deux longues productions du nœud.

C. Les deux petites productions de derriere du nœud, qui se ioignent auec les deux petites productions anterieures de l'os sacré.

E E. Les deux tubercules vnis en leur extremité, qui sont au costé deuant les longues productions du nœud, proche du lieu où sort la medulle spinale, qui ont à leurs racines vne grande cauité ronde, par où passent les nerfs de la moëlle, & entre les veines & arteres.

N. Vne partie ronde qui s'enchasse au nœud anterieur.

O. La partie interieure du nœud par où passe la moëlle de l'espine.

Q Q. Les deux petites productions du nœud, dedans lesquelles s'articulent les deux petites productions posterieures du nœud adiacent.

FIGVRE VII.

Cette figure represente le dernier nœud par où passe la moëlle de l'espine.

B. La cauité du nœud qui s'enchasse dedans vne partie aucunement ronde de l'os sacré.

C C. Les cauitez qui sont aux productions longues du nœud qui s'enchassent auec la partie releuée des productions anterieures de l'os sacré.

D D. Les petites productions situées à costé, auant le nœud.

G G. Les productions longues qui sont aux costez des nœuds.

R. La production spinale.

FIGVRE VIII.

Cette figure monstre le dernier nœud des lombes par le costé de dessous.

A A. Les deux petites productions situées à la partie posterieure du nœud.

B. La cauité du nœud dedans laquelle s'enchasse la petite eminence du nœud adiacent.

C C. Les cauitez qui sont aux productiõs laterales du nœud, qui s'articulent aux petites eminences des productions longues anterieures de l'os sacré.

D D. Les productions longues du nœud.

E. Le costé de dessous du nœud.

F F. Les tubercules qui se iettent en dehors du costé de deuant des productions longues du nœud proche du trou semblable à la lettre C.

I I. Les cauitez presque rondes qui sont à la racine des productions longues laterales du nœud proche du trou où passe la moëlle de l'espine, & par où passent les nerfs, & entrent les veines & arteres.

FIGVRE IX.

Cette figure monstre la partie de deuant de l'os sacré, & des os de la queuë.

A A. Les productions situées à la partie anterieure de l'os sacré, ausquelles s'articulent les deux petites productions exterieures du dernier nœud des lombes.

C. Vne partie releuée de l'os sacré, qui s'enchasse dedãs la cauité du nœud voisin.

D. Le costé interieur de dessous, par où passe la moëlle de l'espine.

S iij

G G. La cauité, & l'aſpreté des longues productions anterieures de l'os ſacré, qui s'articulent tres - eſtroitement à la partie de deſſous de l'os pubis.

H H. Les douze trous par où entrent les veines, & arteres, & paſſent les nerfs de la moëlle de l'eſpine.

1. 2. 3. 4. 5. Les productions eſpineuſes de l'os ſacré.

1. 2. 3. 4. 5. 6. 7. 8. 9. 10. 11. 12. 13. 14. 15. 16. 17. 18. Les dix-huit nœuds de la queüe.

FIGVRE X.

Cette figure monſtre la partie de deſſous de l'os ſacré.

A. La rotondité qui s'enchaſſe à la cauité du dernier nœud des lombes.

C C. Les productions anterieures qui s'articulent auec les petites productions du nœud des lombes.

C C. Les productions anterieures qui ſe ioignent auec les petites productions du nœud voiſin.

D D. Les productions longues de l'os ſacré, leſquelles aux Caualles ſont ſeparées par le long, vers les pointes, ayant ſeparé le premier nœud de l'os ſacré des autres.

E E. Les trous hors deſquelles ſortent les nerfs de la medulle ſpinale, & dedans leſquels entrent les veines, & arteres rameaux de la grande veine & artere.

FIGVRE XI.

Cette figure monſtre l'os ſacré par deuant.

A. Le petit rond qui s'enchaſſe dedans la cauité du dernier nœud des lombes.

B B. Les petites eminences des productions lateralles anterieures de l'os ſacré, qui s'enchaſſent dedans les cauités poſterieures des longues productions du dernier nœud des lombes.

E. La premiere production eſpineuſe.

F F. Les deux petites productions anterieures, auec leſquelles s'vniſſent les petites productions poſterieures du nœud voiſin.

O. Le commencement du trou de l'os ſacré par où entre la medulle ſpinale.

TABLE XXXVIII.

FIGVRE I.

Cette figure monſtre l'os pubis par le coſté de deſſus.

B B. La partie de deſſus de l'os des iles.

C C. Les deux pointes des productions anterieures de l'os des iles.

D D. Les pointes des coſtes de l'os des iles, qui regarde les flancs.

E E. Le coxendix.

F F. Les trous qui ſont remplis de deux muſcles, & par où paſſe vn nerf & vne veine.

G. La partie inferieure de l'os pubis, & la raye qui la diuiſe en deux parties égales.

H H. Le coſté de deſſous de l'os pubis qui ſe recourbe en haut de coſté.

FIGVRE II.

Cette figure monſtre l'os pubis par le coſté de deſſous.

I I. Les cauités où s'enchaſſent les reſtes des os de la cuiſſe.

M M. Les pointes de l'os pubis leſquelles ſe côtournent en bas, & vers les coſtés.

N N. Les trous qui ſont remplis de deux muſcles par où paſſent nerfs & veines.

O O. En cette partie s'articule les grandes productions du dernier nœud des lombes, & de l'os ſacré auec des ligaments tresforts, où les productions eſpineuſes s'inſerent entre les deux pointes de l'os pubis.

P P. L'oſilion.

Q Q. Les pointes des coſtes de l'os ilion.

R. La raye qui diuiſe l'os pubis en deux parties egales.

V V. Vne cauité ſituée dedans le fond, où s'enchaſſe la teſte de l'os de la cuiſſe, d'où naiſt vn ligament rond qui s'inſere au milieu de la teſte, de l'os de la cuiſſe.

TABLE XXXIX.

Cette figure monſtre la diſtribution de la veine-porte.

A A. Le tronc de la veine-porte.

B. Le premier rameau de la veine-porte, qui enuoye des rameaux à la bouche ſuperieure, & au coſté de deſſous du vêtricule, & en trauerſant le ventre du coſté gauche, iette deux rameaux, vn qui ſe va inſerer à la cauité de la ratte, vn autre montant en arc ſur le long de la ratte, enuironnant le ventricule de coſté en dehors, iuſques à tant qu'il arriue au commencement de l'inteſtin duodenum enuoyé par ce chemin, des rameaux infinis à la ratte, au ventricule, & au petit rets.

C. La veine qui va au coſté gauche, laquelle peu loing de ſon origine, enuoye vn rameau qui ſe contourne au coſté droit, ſe diſtribuë par la toile du meſentere à l'extremité de l'inteſtin colon, & puis deſcendant en bas, elle eſt diſperſé dedans le meſentere, de l'inteſtin droit.

D. La veine qui ſe bifurque & ſe diſtribuë en plusieurs rameaux au costé droit par la toile du mesentere, de l'intestin colon, & du cæcum.

E. Le rameau qui va au costé droit à la partie du mesentere de l'intestin colon.

F. La plus grande veine de toutes les autres, laquelle est diuisée en deux parties, & se distribuë au costé droit par le costé du mesentere & de l'intestin colon.

IIII. Ces nombres monstrent cinq rameaux de la veine-porte, qui naissent à la partie posterieure de la mesme veine qui regarde l'eschine sur la veine-caue, lesquels en cheminant par dessous les autres rameaux se vont terminer en petites parcelles aux mesenteres des intestins duodenum, ieiunum, & ileon.

OOO. Ces lettres monstrent la figure du foye, & les rameaux de la veine-porte, qui sont distribués en sa propre substance.

TABLE XL.

FIGVRE I.

La premiere figure represente le membre sans testicules.

BBBBB. Les deux muscles du membre qui prennent leur origine au fondement.

EEEE. Le corps du membre.

MMMM. Les veines qui se distribuent par le membre, & par les parties voisines.

NN. Le muscle du siege.

X. La teste du membre.

FIGVRE II.

Cette figure monstre le membre ouuert, sans testicules.

R. La teste du membre.

S. La peau rugineuse du membre.

T. La partie du membre en son entier.

V. La partie du membre ouuert.

FIGVRE III.

Cette figure represente le membre auec les testicules.

C. Les testicules.

FIGVRE IV.

Cette figure monstre les testicules ouuertes par le milieu, pleines de fibres blanches.

N. Le testicule ouuert.

FIGVRE V.

Cette figure monstre le costé de deuant du testicule gauche, le membre en estant osté.

A. L'epididime du testicule.

DD. Certains contours qui vont s'inserer à la plus haute partie du testicule, où sont les epididimes.

H. Le testicule.

FIGVRE VI.

Cette figure monstre le costé de dessous du testicule gauche, la bourse estant ostée.

TABLE XLI.

FIGVRE I.

Cette figure monstre le foye, le conduit de la cholere, & ceux de l'vrine, & aussi ceux de la semence, les roignons, la vessie, & vn morceau de l'intestin droit.

AAAAA. Le foye.

BBB. Le diafragme.

C. Le conduit qui porte la cholere du foye à l'intestin duodenum.

D. Vne partie de l'intestin droit.

E. La vessie.

F. La veine-caue.

GG. L'os de la poictrine & des costez.

H. La grande artere.

MM. Les testicules.

NN. Les epididimes.

OO. Les roignons ou reins.

PP. La premiere ramification de la grande veine au diafragme.

RR. Les veines & arteres qui vont à la substance du membre.

SS. Les veines emulgentes.

S. La grande veine reuestuë en cette partie-là.

TT. Les conduits qui portent la semence aux testicules, & au conduit commun.

V. Le membre.

XX. Les veines seminales.

Y. Les arteres seminales.

ZZZZ. Les conduits de l'vrine.

TABLE XLII.

FIGVRE I.

Cette figure represente la situation & forme naturelle de la matrice, & des autres membres qui sont au vetre inferieur d'vne Poline qui n'est encor née.

AA. Le commencement de la veine-porte, d'où elle sort du foye.

A. Les rameaux de la veine-porte, qui vont par la substance du foye.

B. La veine vmbilicale.

CC. La veine-caue.

DD. Les veines emulgentes, & les roignons.

EE. Les veines seminales.

FF. Les arteres seminales naissants de la grande artere.

HH. Les testicules.

II. Les cornes de la matrice.

K. La grande artere.

L. Le milieu de la matrice.

M. La veſſie.

N N N N. Les arteres vmbilicales qui ſont dedans & dehors du corps, & leur origine qui vient de la grande artere.

O O. Certaines veſſies pleines de ſemence, qui ſont ſur le haut des teſticules.

R. Le principe des cornes de la matrice.

S S S S. Les membranes qui lient la matrice auec les teſticules, & autres parties.

V. La veine de la ratte, rameau de la veine-porte.

X X X X X X X X. Le foye.

Y. Le ventricule ou eſtomach.

3,3,3,3,3. Les rameaux de la veine-porte, qui ſe diſtribuent par les boyaux.

7,7. Les conduits qui portent la ſemence des teſticules à la corne de la matrice.

8,8,8,8,8,8. L'origine & le chemin qui font les conduits de l'vrine.

9,9,9,9,9,9,9. Les rameaux inferieurs de la grande artere.

TABLE XLIII.

FIGVRE II.

En cette figure on void la matrice d'vne Iument qui a eſté pleine, renuerſée de coſté en dehors, afin que l'on voye les arteres qui y abordent, & le beau rets que forment les veines qui deſcendent à ſes parties.

A A A. Le tronc de la grande veine qui deſcend.

B B. Les roignons.

D D D. Le tronc de la grande artere qui deſcend en bas.

F F F F F F F. Les rameaux de la grande artere, qui ſe diſtribuent aux teſticules, & au coſté interieur de la matrice.

G G G G G G G G. Les rameaux de la veine-caue, qui ſont diſperſez aux teſticules, & au coſté interieur de la matrice.

H. Les teſticules.

M M M M M. Les rameaux de la veine-caue qui deſcendent aux iambes, & qui vont en ſe tournant en haut, au milieu, & deſſous la matrice.

N N N N N N N N. Les rameaux de la grande artere qui vont aux iambes, leſquelles ſe tournants en haut, enuoyent des rameaux au coſté inferieur, & au bas de la matrice.

P P P P P P. Le coſté ſuperieur de la matrice renuerſée en dehors, en tirant en bas.

Q Q. Le coſté de deſſous de la matrice, auquel ſe diſtribuent les rameaux inferieurs de la veine-caue, & de la grande artere.

R. Le trou de la vulue.

S. La peau rugineuſe de la nature.

T. La veſſie.

TABLE XLIV.

FIGVRE III.

En cette figure on void la matrice d'vne Caualle pleine, ouuerte & eſtenduë, le Poulain eſtant tiré dehors, & l'emboucheure de la matrice découuerte, afin que l'on voye mieux la ſituation & forme d'icelle.

A A. Les cornes de la matrice.

B B. Le corps du milieu de la matrice.

C C. Les teſticules de la matrice.

D. L'emboucheure de la matrice.

E. L'emboucheure de la vulue.

F. La veſſie.

TABLE XLV.

FIGVRE IV.

Cette figure repreſente la matrice d'vne Iument pleine par le coſté de deſſous, renuerſée en bas, & les veines & arteres qui y concourrent.

A. Le fond de la matrice.

B B. Les cornes de la matrice.

C. La partie du milieu de la matrice.

D D. Les teſticules.

E E. Les rameaux de la veine-caue, qui vont à la matrice.

F. Les arteres qui aboutiſſent à la matrice.

G. Vn autre rameau de la veine-caue qui deſcend à la matrice.

L L. Les roignons.

M M. Le foye.

TABLE XLVI.

FIGVRE V.

Cette figure repreſente la matrice auec ſon col, & le Poulain en dedans, le ventricule eſtant oſté, la ratte, & les boyaux.

A A A A A A. Le corps de la matrice.

B B B B B. La corne gauche de la matrice.

C. Le teſticule gauche.

D D D. Le foye.

E. La veſſie.

F F F F. Le ligament de la veſſie.

G G G G. Les conduits de l'vrine.

H H H. Les veines de la cuiſſe.

I I I I. Les veines inferieures de la matrice, & les droites ſont plus groſſes que les gauches touſiours, le Poulain eſtant maſle, & eſt tourné à droite.

M M M. L'os pubis coupé.

N. La vulue.

O. La queuë.

P P. Le diafragme.

Q. Le col de la veſſie qui ſe conioint a-
uec le col de la matrice.

S S. Les veines de l'emboucheure de la
vulue.

TABLE XLVII.
FIGVRE VI.

Cette figure monſtre comme la matrice
de la Iument pleine eſt entre les boyaux,
ayant du coſté de deſſus, vers l'eſchine les
boyaux greſles, & en bas les gros, & comme le Poulain eſtant maſle, eſt du coſté
droit, & la teſte haute.

A A A A. L'inteſtin cæcum.

B B B B B B. L'inteſtin colon.

D D. Vne tres-petite partie des inteſtins greſles, venuë à coſté par deſſus dedans le mouuement que l'on a fait en ouurant la Cauale.

H. La matrice, & le Poulain qui eſt ſerré dedans la matrice auec la teſte haute,
eſtant au coſté droit.

TABLE XLVIII.
FIGVRE VII.

Cette figure monſtre vn Poulain non né,
ayant le ventre inferieur ouuert, & ſeparé
des membranes deſquelles il eſt enueloppé dans le ventre de la mere, afin que l'on
voye mieux les veines & les arteres vmbilicales, & les membranes.

A A. Le foye.

B. Le diafragme.

C C C. L'inteſtin colon.

D. Vn teſticule.

E. La veſſie.

F F. La veine vmbilicale.

G G. Les arteres vmbilicales.

H H H H H. La membrane amnios.

I I I I I. La membrane appellée Corion,
où ſont épandus pluſieurs rameaux des veines & arteres vmbilicales.

L L. Le placenta.

M M M M M. Des rameaux de veines,
& d'arteres vmbilicales, épandus par la
membrane amnios, ce qui ne ſe void pas à
celle des hommes, car elle eſt ſimple ſans
veine & artere.

S. Cette figure repreſente vn petit corps
en forme oualle, épais d'vn demy doigt de
ſubſtance viſqueuſe, & de couleur de plób,
tiſſu de pluſieurs mébranes miſes l'vne ſur
l'autre, & au milieu ſe void vne cauité remplie d'vne humeur blanche, qui eſtoit à la
corne droicte de la matrice de la Cauale
pleine de maſle, ſeparée tout à fait du placenta, & des autres membranes.

TABLE XLIX.
FIGVRE VIII.

Cette figure monſtre vn Poulain tiré
hors de la matrice, enueloppé de ſes membranes, & ſa ſituation.

A A A A. Les membranes qui enuelop-
pent le Poulain.

C C. Les iambes de derriere du Poulain.

FIGVRE IX.

Cette figure repreſente vn Poulain tiré
hors de la matrice, & déueloppé de ſes
membranes.

B B B. Le Poulain ſans membrane.

P. Les vaiſſeaux de l'vmbilique.

S S. La peau de l'vmbilique renuerſée.

V V. Les veines & arteres vmbilicales.

TABLE L.
FIGVRE I.

La premiere figure monſtre les oſſe-
ments de la iambe gauche de deuant du
coſté exterieur.

A. Le coſté de deſſus, & de dehors de l'os
de l'eſpaule, qui a pluſieurs productions
grandes & aſpres, auſquelles s'inſere vne
infinité de muſcles.

B. La teſte de l'os de l'eſpaule, qui s'enchaſſe dedans la cauité de la palette.

C. La production concaue qui eſt ſous la
partie ſuperieure de l'os de l'humerus en
dehors.

D. Vne grande cauité oblongue, ſituée à
la partie inferieure de l'os de l'humerus en
derriere, là où s'enchaſſe le rayon de l'os
du coude.

E. Le coſté de dehors du premier oſſelet
du premier ordre du genoüil.

F. Le rayon de l'os du coude.

G. L'os du coude.

I. Le premier rang des oſſelets du genoüil.

L. Le ſecond rang des oſſelets du genoüil.

M. Le rayon de l'os de la iábe de deuant.

N. L'os de la iambe.

O. L'extremité.

Q. Le grand paſturon.

Y. Les deux oſſelets conioints auec le
grand paſturon.

Z. L'os du pied.

FIGVRE II.

Cette figure monſtre l'oſſement de la
iambe droite de deuant par ſa partie interieure.

A. La partie ſuperieure de l'os de l'humerus, qui fait partie de la pointe de l'eſpaule.

T

C. Vn tubercule presque rond au milieu de la longueur de l'espaule.

D. Vne petite cauité qui est à la teste de l'os de l'espaule, en dehors.

E. Le premier osselet du premier rang du genoüil en dedans, où il y a vne cauité.

F. Le rayon de l'os du coude.

G. L'os du coude.

H. La teste de dessous de l'os du coude.

I. Le premier rang des osselets du genoüil.

M. Le rayon de l'os de la iambe.

N. L'os de la iambe.

O. Le costé de dessous de l'os de la iambe.

P. Le grand pasturon.

S. Le petit pasturon.

V. L'os du pied.

Y. Les osselets triangulaires qui sont attachez au grand pasturon.

FIGVRE III.

Cette figure monstre l'os de l'humerus par la partie anterieure.

A A. Les parties superieures de l'os de l'humerus.

B. La grande production longue & courbe de l'os de l'humerus.

C, D. La grande cauité de l'os où s'enchasse le rayon de l'os du coude.

E. Le costé de dessous de l'os, qui s'articule à la cauité de l'os du coude.

O. Vne petite eminence presque ronde, enuiron le milieu de la longueur de l'os.

FIGVRE IV.

Cette figure monstre l'os de l'humerus par sa partie posterieure.

A. La teste de l'os de l'humerus.

B. La productiõ grande & courbe de l'os.

C, D. La diuision de la teste de dessous l'os.

O. La petite eminence ronde de l'os de l'humerus.

Q. La grande cauité où s'enchasse le rayon du coude.

FIGVRE V.

Cette figure monstre l'os du coude par sa partie anterieure.

A. Le haut du rayon de l'os du coude.

B. La cauité du rayon du coude qui s'enchasse auec la teste au dessous de l'os de l'humerus.

C. Les cauitez de l'os où s'articule la teste ronde dessous l'os de l'humerus.

G. L'os du coude.

H H. La partie large dessous l'os du coude.

G. Le costé de dessous de l'os du coude.

FIGVRE VI.

Cette figure represente l'os du coude par sa partie interieure.

A. Le rayon de l'os du coude.

B B. La teste superieure de l'os.

C C. Les hauteurs qui se conioignent auec la iointure du genoüil.

F. Les cauitez qui s'articulent auec les osselets du genoüil.

H. L'os du coude.

FIGVRE VII.

Cette figure monstre l'os de la iambe par deuant.

A. Le costé de dessus de l'os qui s'articule auec la iointure du genoüil.

D D. Les rayons de l'os de la iambe.

O. Les trois sourcils de l'os de la iambe, qui s'enchassent aux cauitez du grand pasturon.

FIGVRE VIII.

Cette figure monstre l'os de la iambe par derriere.

N. L'os de la iambe.

O. Les rayons de l'os de la iambe.

P P, C. Les trois sourcils qui s'enchassent aux cauitez du grand pasturon.

FIGVRE IX.

Cette figure monstre le grand pasturõ par deuant.

A. Les cauitez où s'enchassent les sourcils de l'os de la iambe.

B. Les productions rondes qui s'articulent aux cauitez des pasturons.

FIGVRE X.

Cette figure monstre le grand pasturõ par derriere.

A. La cauité à laquelle se lient des liens tres-forts, les deux osselets triangulaires qui y sont attachez.

B B, C. Les productions rondes qui s'enchassent à la cauité du petit pasturon.

FIGVRE XI.

Cette figure monstre le grand pasturõ par deuant conioint auec les deux osselets triangulaires.

R R. Le deuant des deux osselets triangulaires, sur lesquels tournent les sourcils de l'os de la iambe.

V V. Les cauitez des pasturons où s'enchassent les sourcils de l'os de la iambe.

Z. Le grand pasturon.

FIGVRE XII.

Cette figure monstre le petit pasturõ par derriere.

FIGVRE XIII.

Cette figure monstre le petit pasturon de deuant.

FIGVRE XIV.

Cette figure monstre le grand os du pied conioint auec le petit osselet.

Q. Le plan de l'os qui donne la forme circulaire au pied.

S. Le lieu où se fait l'articulation du pied.

FIGVRE XV.

Cette figure monstre le grand os du pied auec l'osselet de la partie superieure.

V. Le sourcil du grand os qui auance sur la coronne de l'ongle.

FIGVRE XVI.

Cette figure monstre le petit osselet du pied du dessous.

FIGVRE XVII.

Cette figure monstre le petit osselet du pied de la partie superieure.

TABLE LI.

FIGVRE I.

Cette figure represente le genoüil de la iambe de deuant par sa partie interieure en grand volume, afin qu'on en voye mieux les os qui la composent.

A. Le second osselet du premier rang du genoüil.

C. Le troisiéme osselet du second rang.

H. Le grand focile.

N. Le premier osselet du premier rang du genoüil caué, & tournant en dehors.

O. Le rayon du focile.

V. Le quatriéme osselet du premier rang.

FIGVRE II.

Cette figure monstre la mesme iointure par deuant.

A. Le second osselet du second rang.

B. Le premier osselet du genoüil du second rang.

C. Le troisiéme osselet du second rang.

E. Le troisiéme osselet du premier rang.

S. L'os de la iambe.

H. La cauité du premier rang où s'articule le costé de la teste inferieur de l'os du coude.

O O. Les rayons.

S. Le second osselet du premier rang.

V. Le quatriéme osselet du premier rang.

FIGVRE III.

Cette figure monstre la mesme iointure du genoüil par dehors.

A. Le second osselet du genoüil du premier rang.

B. Le premier osselet du second rang.

E. Le troisiéme osselet du premier rang du genoüil.

G. L'os de la iambe.

T. Premier osselet du genoüil du premier rang courbé en haut vers le dedans.

O. Le rayon.

S. Le second osselet du premier rang.

T. La cauité du premier osselet du premier rang, où s'articule le costé de la teste inferieure de l'os du coude.

FIGVRE IV.

Cette figure monstre le second rang des osselets du genoüil du costé superieur en grande figure, afin qu'ouuertement on voye les cauitez, les productions, & la figure qu'ils ont.

A A A. Le second osselet.

B. Le premier osselet.

C. Le troisiéme osselet.

O O. Le costé superieur des demy-rayons.

FIGVRE V.

Cette figure monstre le mesme second rang des osselets du genoüil par dessus.

A A. Le second osselet.

B B. Le premier osselet.

C. Le troisiéme osselet.

P P. Les cauitez qui sont entre les osselets.

FIGVRE VI.

Cette figure monstre les osselets du genoüil du premier rang par dessous.

E E. Le troisiéme osselet.

N. Le premier osselet.

R. La petite eminence du premier osselet qui se ioint auec la petite cauité du second osselet.

S S. Le second osselet.

V V V V. Le quatriéme osselet.

FIGVRE VII.

Cette figure monstre les osselets du genoüil du premier rang par dessus.

E. Le troisiéme osselet.

N. Le premier osselet.

S. Le second osselet.

R. La cauité du premier osselet où s'articule le costé de la teste de l'os du coude.

V V V. Le quatriéme osselet.

TABLE LII.

FIGVRE I.

Cette figure monstre l'ossement de la iambe gauche de derriere par la partie externe.

A, B. La plus grande production qui se retrouue en tous les os situez au costé de derriere de l'os de la cuisse qui surpasse sa teste.

C. La teste de l'os de la cuisse, qui s'en-chasse dedans la cauité de l'os ischion.

D. La production situeé à la racine de la plus grande production qui panche en de-hors.

E. Vne cauité sous l'os de la cuisse.

F, G. Les deux testes de dessous l'os de la cuisse, qui se conioignent auec les os de la hanche.

H. La rotule qui s'insere au milieu des deux testes de l'os de la cuisse.

I I. La partie interieure & exterieure du second os du iaret, semblable à vne polie.

K. Le grand os du pied.

L. Vne cauité qui forme vne areste.

M. Le premier rang des os sous le iaret.

N. Le premier os du iaret.

O. Vn osselet tres-petit qui est dedans vne petite cauité de la production, qui est au costé exterieur de l'os de la hanche, le-quel cause la grasselle.

P. Le rayon.

Q. Les deux productions triangulaires, qui sont attachées au haut du grand pa-sturon.

R. Le grand pasturon.

S. La partie de dessus de l'os de la han-che.

T. La production de l'os de la iambe qui embrasse ▪ costé en dehors, les deux peti-tes eminences de la polie.

V. La production de l'os de la hanche, qui se fiche dedans la cauité qui est entre les deux petites costes de la polie.

X. Le second rang des osselets.

Y. La production de l'os de la hanche, qui embrasse par dedans la coste de la polie.

Z. Les sourcils qui sont aux costez de dessous de l'os de la iambe.

R. Le petit pasturon.

FIGVRE II.

Cette figure represente l'ossement de la iambe droite de derriere à la partie po-sterieure.

A, B. La production tres-grande qui est au costé de derriere, & en dehors de l'os de la cuisse.

C. La teste de l'os de la cuisse, qui s'ar-ticule à la grande cauité de l'os ischion.

D. La production situeé à la racine des plus grandes productions de l'os de la cuisse.

E. Le second rang des osselets situé sous le iaret.

F. Le costé interieur de la teste de l'os de la hanche qui est tourné en dehors.

G. La teste de dessus de l'os de la hanche.

H. La polie situeé entre les deux testes de l'os de la cuisse.

I, S. Le costé interieur des deux testes de l'os de la cuisse.

K. Le grand os du pied.

M. Le second os du iaret.

N. Le premier os du iaret, où viennent les tumeurs que l'on appelle chapelets.

O. Le premier rang des osselets sous le iaret.

P. Le rayon.

Q. Les deux osselets qui sont attachez au grand pasturon sur le costé de derriere.

R. Le grand pasturon.

T. L'os de la iambe.

V. La production de l'os de la hanche qui embrasse vn costé de la polie.

X. La production de la hanche qui est plantée au milieu des deux testes de la po-lie sur le deuant.

Y. La production de l'os de la hanche qui embrasse vn costé de la polie proche le talon.

Z. Les sourcils qui sont au costé de des-sous de l'os de la iambe.

R. Le petit pasturon.

FIGVRE III.

Cette figure monstre l'os de la cuisse en dedans.

A, B. La teste de l'os qui s'enchasse à la grande cauité de l'os ischion.

C, D. La plus grande production de tous les os.

S. Vne petite eminence situeé à la racine de la plus grande production.

F. Vne grande cauité à la racine de l'os de la cuisse.

G G. Les deux testes de l'os qui se ioi-gnent à l'os de la hanche.

Q. Vne cauité situeé entre les deux testes de la cuisse.

Z. Le costé de dessous de l'os de la cuisse.

FIGVRE IV.

Cette figure monstre l'os de la cuisse par deuant.

A. La teste de l'os femur.

B, C. La plus grande production de tous les os.

E. La petite production sous la grande production.

H H. La cauité qui est au milieu des deux testes dessus l'os, où est attaché l'os fait en forme de polie.

II. Les coſtez des teſtes, leſquelles s'enchaſſent à l'os de la hanche.
FIGVRE V.
Cette figure monſtre l'os de la polie où rotule de coſté.

Q. Les ligaments qui lient la polie dedans la cauité de l'os de la cuiſſe.

R. La polie.
FIGVRE VI.
Cette figure monſtre l'os de la hanche par derriere.

A, B. Deux productions auec vne cauité au milieu, pour receuoir les teſtes inferieures de l'os de la cuiſſe.

C. Le rayon de l'os de la hanche qui forme la hauteur de cette partie-là, appellée graſſelle.

D. La production exterieure de l'os de la hanche.

E. La production qui s'attache au milieu des petites teſtes de la polie du iaret.

F. La production qui embraſſe de coſté, vn coſté de la polie.

G. La production qui s'enchaſſe dedans la cauité interieure, à la teſte de la polie.

FIGVRE VII.
Cette figure monſtre l'os de la hanche par deuant.

A A, B. La production de l'os de la hanche qui fait l'eſpine.

C. Le rayon de l'os de la hanche.

D. La pointe qui s'articule auec les deux teſtes de l'os de la cuiſſe.

E. La production anterieure où s'attache le rayon de l'os de la cuiſſe.

H. La production qui ſe ioint à vn coſté de la polie.

I. La production qui ſe fiche au milieu des coſtez de la polie.

L. La production qui ſe ioint auec vn coſté de la polie.
FIGVRE VIII.
Cette figure repreſente l'os de la hanche par deſſous, qui s'articule auec la polie.

A. La production de l'os où eſt attaché le rayon de l'os de la hanche.

B. La grande production appellée areſte.

O. La production interieure de l'os.

P. Les ſinuoſitez où s'enchaſſent les teſtes de la polie.
FIGVRE IX.
Cette figure monſtre les deux os du iaret enſemble par deuant.

F. Les productions de la cauité qui ſont au coſté interieur de la polie, où par concours d'humeurs, & par intemperie s'en-

gendrent des veſſies, iauards, & autres ſemblables infirmitez.

II. Les coſtez de la polie.

N. L'os du talon, à l'extremité duquel viennent les tumeurs que l'on appelle chapelet.
FIGVRE X.
Cette figure monſtre l'os du talon à coſté par dedans, ſeparé de la polie.

S, T. Les cauitez du talon qui ſe ioignent auec la polie.
FIGVRE XI.
Cette figure monſtre la polie ſeparée du talon du coſté du talon meſme.

II. Les deux teſtes de la polie.

S, T. Les coſtez de la polie qui ſe ioignent auec les cauitez du talon.
FIGVRE XII.
Cette figure monſtre l'os de la iambe par dedans.

A. La partie de l'os de la iambe, qui ſe ioint auec le ſecond rang des oſſelets du genoüil.

B. L'os de la iambe.

DD. Les deux ſourcils qui ſont à coſté de l'os de la iambe en deſſous.

O. Le ſourcil du milieu de la partie de deſſous de l'os de la iambe, lequel s'enchaſſe auec les autres, aux cauitez du grand paſturon.

PP. Les rayons.
FIGVRE XIII.
Cette figure monſtre l'os de la iambe en dehors.

A. La partie ſuperieure de l'os de la iambe.

C. L'os de la iambe.

DD. Les trois ſourcils, leſquels s'enchaſſent aux cauitez du grand paſturon.

O. Le ſourcil du milieu de deſſous l'os de la iambe.

PP. Les Rayons.
FIGVRE XIV.
Cette figure monſtre le grand os du pied ſeparé du petit par deſſous.

A. La partie vnie de deſſous l'os.

B. Le lieu où eſt le petit os du pied.

TABLE LIII.
FIGVRE I.
Cette figure repreſente la iointure des oſſelets, ſituée ſous le iaret du coſté exterieur.

A A A A A. Le ſecond oſſelet du premier rang, qui eſt commun au ſecond rang des oſſelets du iaret.

B. Le ſecond oſſelet du ſecond rang.

C C C. Le premier offelet du premier rang.

D. Le rayon.

E. L'os de la iambe.

FIGVRE II.

Cette figure monftre la iointure des offelets du iaret en deuant.

A A. Le fecond offelet du premier rang commun au fecond.

B. Le troifiéme offelet du fecond rang.

C C C. Le premier offelet du premier rang.

D D. Les rayons.

E E. L'os de la iambe.

P. Le premier offelet du fecond rang.

S. Le fecond offelet du fecond rang.

FIGVRE III.

Cette figure monftre la iointure de deffous le iaret, en dedans du cofté.

B. Le troifiéme offelet du fecond rang.

C C C. Le premier offelet du rang fuperieur.

D. Le rayon.

E. Le fecond offelet du fecond rang.

P. Le premier offelet du fecond rang.

S. L'os de la iambe.

FIGVRE IV.

Cette figure monftre la iointure fous le iaret par derriere.

A A. L'offelet commun aux deux coftes de la iointure.

C C C C. Le premier offelet du rang fuperieur.

D D. Le rayon.

E. Le fecond offelet du fecond rang.

G. L'os de la hanche.

P. Le premier offelet du fecond rang.

FIGVRE V.

Cette figure monftre le premier rang des offelets du cofté fuperieur.

A A. Le fecond offelet du premier rang commun au fecond.

B B B B B. Le premier offelet du premier rang.

FIGVRE VI.

Cette figure monftre le premier rang des offelets fous le iaret par deffous.

A A A A A. Le fecond offelet du premier rang commun au fecond.

B B B B B. Le premier offelet du premier rang.

FIGVRE VII.

Cette figure monftre le fecond rang des offelets fous le iaret au cofté de deffous.

A A A A A. Le quatriéme offelet commun au rang de deffus.

B B B B B. Le troifiéme offelet.

E E. Le premier offelet.

P. Le fecond offelet.

FIGVRE VIII.

Cette figure monftre le fecond rang des offelets, fituées fous le iaret au cofté de deffus.

A A A A A. Le quatriéme offelet commun au rang de deffus.

B B B B. Le troifiéme offelet.

E. Le premier offelet.

P. Le fecond offelet.

TABLE LIV.

FIGVRE I.

Cette figure monftre vne main de Cheual du cofté pofterieur, auec tous les mufcles qui s'y peuuent voir.

A A A. Le cinquiéme mufcle du genoüil.

B B. Le quatriéme mufcle du genoüil.

C C. Le feptiéme mufcle du pafturon, & du pied.

E. Le huictiéme mufcle du pafturon, & du pied.

G G G. Le tendon du fixiéme mufcle des pafturons, & du pied.

I I. Le tendon du cinquiéme mufcle des pafturons, & du pied.

N. Le rayon.

T. Le ligament qui couure & lie toute la iointure de l'os de la iambe & des pafturõs.

V. L'os de la iambe.

FIGVRE II.

Cette figure reprefente la mefme iambe par deuant auec les mufcles.

A A A. Le fixiéme mufcle du genoüil.

B. Le huictiéme mufcle des pafturons, & du pied.

O. Le ligament qui couure toute la iointure du genoüil.

I. Le premier mufcle du genoüil.

S S. La veine axillaire.

V V. L'os de la iambe.

TABLE LV.

FIGVRE III.

Cette figure monftre la iambe de deuant par dehors.

A A. Le fixiéme mufcle du genoüil.

B B. Le huictiéme mufcle des pafturons, & du pied.

C C C. Le cinquiéme mufcle du genoüil.

D D. Le quatriéme mufcle du genoüil.

E E E. Le feptiéme mufcle du pafturon, & du pied.

N. L'os de la iambe.

N. Le rayon de la iambe.

O. Le premier mufcle du genoüil.

P. Les veines & arteres, & les nerfs qui descendent par les costez des iambes qui se vont ietter au pied.

R R. Le tendon du cinquiéme muscle du pasturon, & du pied.

S S S. Le tendon du sixiéme muscle du pasturon, & du pied.

V V. Le ligament qui enuironne la iointure de l'os de la iambe & du pasturon.

FIGVRE IV.

Cette figure monstre la iambe de deuant par la partie anterieure.

A A. Le second muscle du genoüil.

D D. Le quatriéme muscle du genoüil.

F. Le sixiéme muscle du genoüil.

G G. Le troisiéme, quatriéme & cinquiéme muscle du pasturon & du pied, meslez ensemble.

Λ Λ. L'os du coude.

M M. La iointure de l'os de la iambe, & du pasturon.

N N. La veine qui descend apparemment le long de la iambe.

O. Le rayon de la iambe.

P. Les veines, arteres, & nerfs qui descendent au pied.

R R. Le tendon du cinquiéme muscle du pasturon & du pied.

S S S. Le tendon du sixiéme muscle du pasturon, & du pied.

V. Le ligament qui lie toute la iointure.

TABLE LVI.

FIGVRE V.

Cette figure represente la iambe de derriere, & la cuisse du Cheual, auec les muscles qui se voyent du costé interieur.

A. Le troisiéme muscle du iaret.

C. Le cinquiéme muscle du iaret.

D D D. Le huictiéme muscle du pasturon, & du pied.

E. Le sixiéme muscle du iaret.

F. L'os de la hanche.

G G. Le septiéme muscle de la hanche.

K. Le rayon de la iambe.

L L. L'os de la iambe.

M M M. La veine qui descend au dedans de la iambe que l'on ouure aux maladies.

o o. Le sixiéme muscle de la hanche.

O. Les ligaments.

P P P P. Le sixiéme muscle du pasturon, & du pied.

Q. Les ligaments qui couurent & lient tous les pasturons, plusieurs parties estants ostées, pour découurir celles qui sont au dessous.

S S. Le troisiéme muscle du pasturon & du pied.

T T T. Le quatriéme muscle de la hâche.

V. Le ligament qui couure & lie la iointure du genoüil, où l'on void le chemin que font les tendons qui estoient couuerts.

Y Y. Le troisiéme muscle de la hanche.

11. Les veines & arteres, & nerfs qui se vont espandre au pied.

FIGVRE VI.

Cette figure monstre la iambe & la cuisse de derriere par le costé exterieur, & les muscles qui y paroissent.

A A A A. Le douziéme muscle de la cuisse.

B B. Le sixiéme muscle du iaret.

D D D. Le huictiéme muscle du pasturon & du pied.

E E E. Le huictiéme muscle de la cuisse.

I I. L'os de la iambe.

K. Le rayon.

N N. Le troisiéme muscle du pasturon, & du pied.

O O O. Le sixiéme muscle de la hanche, & les ligaments.

P P P. Le sixiéme muscle du pasturon, & du pied.

Q. Les ligaments.

R R R R R R. Le septiéme muscle du pasturon, & du pied.

V V. Le ligament qui couure toute la iointure, & qui tient les tendons des muscles.

X X X X X X. Le cinquiéme muscle du iaret.

ii. Veines, arteres & nerfs.

a. Le lieu où vient le chapelet.

7. L'os de la hanche.

TABLE LVII.

FIGVRE VII.

Cette figure monstre la iambe & la cuisse de derriere, par deuant.

A A A A A. Le huictiéme muscle du pasturon, & du pied.

B. Le septiéme muscle de la hanche.

C C. Le septiéme muscle du pasturon, & du pied.

D D. Vn petit muscle charneux.

H, E E. La veine qui se saigne.

H H. Le ligament qui couure la iointure.

M M. L'os de la iambe.

N. Le tendon du premier muscle du genoüil, & de l'os de la iambe.

O O. L'os du genoüil.

FIGVRE VIII.

Cette figure monstre la iambe de derriere, & la cuisse auec ses muscles par derriere.

A. Le quatriéme muscle de la hanche.

B. Le sixiéme muscle du iaret.
C. Le cinquiéme muscle du iaret.
D. Le troisiéme muscle de la hanche.
H. Le septiéme muscle de la cuisse.
Q. Le troisiéme muscle du iaret.
P. Le septiéme muscle de la hanche.
Q. Le troisiéme muscle du pasturon, &
du pied.
S. Le lieu où vient le chapelet.
T. Le septiéme muscle du pasturon, &
du pied.
X. Les ligaments du pasturon.
Y Y. Le troisiéme muscle du pasturon,
& du pied.

TABLE LVIII.

Cette figure est la schelette du Cheual.
A A. La palette de l'espaule.
A. L'os de la poictrine auec son car-
tilage.
B. L'os de l'humerus.
B. Le grand pasturon.
C, E, F. L'os pubis.
E. Les osselets de la iointure du genoüil.
N N. L'os de la cuisse.
L. Les osselets qui sont liez au pasturon.
N. Le rayon.
O. Le talon.
P. La rotule.
R. L'os de la iambe.
S, X. L'os de la hanche.
T. La polie du iaret, sous laquelle sont
deux rangs d'osselets.
Y. Le petit pasturon.
Z. L'os du pied.
ω. L'os du coude.
Λ. L'os de la teste.
III. III. IV. V. VI. VII. VIII. Ces
figures monstrent ses sept nœuds du col.
1. 2. 3. 4. 5. 6. 7. 8. 9. 10. 11. 12. 13. 14. 15. 16.
17. 18. Ces nombres representent les dix-
huict nœuds du thorax.
1. 2. 3. 4. 5. 6. Les six nœuds des lombes.
1. 2. 3. 4. 5. 6. 7. 8. 9. 10. 11. 12. 13. 14. 15. 16.
17. Les dix-sept nœuds de la queuë.
18. Les dix-huict costes du thorax.

TABLE LIX.

Cette figure represente toute la veine-
caue, & la forme qu'elle tient à se distri-
buer par tout le corps.
A A A A. Le foye d'où sort la grande
veine.
C C. Les veines qui vont aux roignons,
appellées emulgentes.
D D. Les veines seminales, desquelles
la dextre naist de la grande veine, & la si-

nistre de l'emulgente.
E E. La diuision que fait la grande veine
sur l'os sacré.
F F. Les veines qui vont au diafragme.
G. Les veines coronales qui nourrissent
le cœur.
H. La veine-porte.
I. Vn rameau qu'enuoye la grande veine
au costé droit sur le cœur.
I I. Les veines axillaires qui iettent des
rameaux à la poictrine, au ventre, aux cir-
conferences des costes, & aux iambes de
deuant.
L L. Les veines du ventre prenant leur
origine du plus haut rameau de la grande
veine, diuisé en deux parties sur l'os sacré.
M. Les veines iugulaires externes qui se
distribuent aux parties externes & internes
de la teste.
O. La grande veine, ou la veine-caue.
P P. La diuision des veines axillaires par
les iambes.
Q Q. La veine interieure de la iambe que
l'on saigne.
R R. La veine exterieure de la iambe.
S S. La veine commune des deux rameaux
qui descend aux iambes.
I I. Le rameau qui nourrit la partie superieure des quatre muscles intercostaux.
X X. Les veines qui vont à la queuë.

TABLE LX.

Cette figure monstre la grande artere
separée de toutes les parties du corps, que
a le cœur au costé droit, afin que l'on voye
mieux la naissance de ladite grande artere.
A. Le cœur & les arteres coronales.
B. La naissance de la grande artere.
C C. Les arteres axillaires qui vont a
iambes, à la poictrine, & au ventre.
D D. Les arteres iugulaires exterieur
E E. Les arteres axillaires qui vont a
iambes.
G. Les arteres iugulaires internes.
H. Les arteres iugulaires externes qui
trent à la teste.
I. La diuision de la grande artere sur
sacré.
N N. Les arteres emulgentes qui desc
dent aux roignons.
O O, P P. Les arteres seminales.
Q. Les arteres qui vont aux lombes.
R. Les arteres qui sont distribuées
ratte, au foye par le mesentere, & par
membres de la nutrition.
S S. Les arteres qui vont à la queuë.
T T. Les arteres qui descedent aux lo
V

V V. Les arteres qui sont distribuées dedans le diafragme.

1. 2. 3. 4. 5. 6. 7. 8. 9. 10. 11. 12. 13. 14. 15. 16. 17. 18. Les arteres qui vont entre les costes.

TABLE LXI.
FIGVRE I.

Cette figure monstre la partie interieure de la medulle spinale du cerueau, de la glande pituiteuse, le costé interieur des nœuds du col, de l'eschine, des lombes, de l'os sacré, de la queuë, & les nerfs qui naissent de la medulle spinale, qui s'estendent entre eux.

A A. Les nerfs qui seruent au mouuement de l'oreille.

B B. Les nerfs du goust.

C C. Les nerfs qui vont au palais.

D D. Les nerfs de l'oüie.

E E. Les nerfs du ventricule du milieu, qui font les recurrents.

F F. Les nerfs qui apportent le mouuement à la langue.

H. L'os sacré.

I I. Les nerfs de la veuë.

O O. Les yeux.

O, P. Les premiers trous de l'os par où sortent le trente-troisiéme, trente-quatriéme & trente-cinquiéme trous des nerfs de la medulle spinale, qui estâts vnis ensêble, tombêt dedans les iambes de derriere.

R. Le quatriéme trou de l'os sacré d'où sort le trente-sixiéme pair des nerfs de la moëlle.

S. Les nerfs qui font dedans la queuë.

V V. Les nerfs recurrents.

X X. La medulle spinale, les cerueaux, & la glande pituiteuse renuersée.

1. 2. 3. 4. 5. Les cinq nœuds du col, auec les nerfs qui en naissent.

6. 7. 1. 2. Le sixiéme & septiéme nœud du col, & le premier & second du thorax, entre lesquels sortent le septiéme, huictiéme & neuhémé pair de nerfs de la medulle spinale, lesquels vnis ensemble descendent aux iambes de deuant.

3. 4. 5. 6. 7. 8. 9. 10. 11. 12. 13. 14. 15. 16. 17. 18. Les seize nœuds du thorax, auec les nerfs qui se iettent dedans les costes, & les parties adiacentes.

1. 2. 3. 4. 5. 6. Six nœuds des lombes, & les nerfs qui naissent d'iceux.

I I I I I I. Les nœuds de la queuë.

TABLE LXII.
FIGVRE I.

Cette figure monstre vn Cheual d'vn costé, duquel on a osté le cuir & la membrane charneuse, excepté celle qui sert comme de muscle.

A. Le vingt & vniéme muscle du col.

B B. Le vingt-neufiéme muscle du col.

C C. L'os de la iambe de derriere.

D D D. Le vingt-septiéme muscle du col.

E. Le premier muscle de l'espaule.

F. Le quatriéme muscle de l'humerus.

G. Le vingt-huictiéme muscle du col.

H H H. Le septiéme muscle de la cuisse.

I. Le nerf sur lequel font les crins.

L. Le quatriéme muscle de l'espaule.

M M M. Le sixiéme muscle de la hanche.

N N. Le troisiéme muscle du pasturon, & du pied.

N. Le quatriéme muscle du genoüil.

O. Le cinquiéme muscle de l'humerus.

O O. Le premier muscle du thorax.

O O O. Le huictiéme muscle du pasturon & du pied.

P P. Le sixiéme muscle du iaret.

R R R. Le septiéme muscle du pasturon, & du pied de derriere.

R R R. Le septiéme muscle du coude.

S S S. Le huictiéme muscle de la cuisse.

S. Le second muscle de l'espaule.

T. Le quatriéme muscle du genoüil.

X X X. Le cinquiéme muscle du iaret.

Y. Le second muscle du thorax.

Y Y. La veine du col.

Z Z Z. Le douziéme muscle de la cuisse.

a. Le ligament qui lie la iointure.

b. Le muscle des oreilles marqué par les precedentes lettres C C, & N.

b. Le rayon.

c c. Le sixiéme muscle du genoüil.

e. Le tendon du sixiéme muscle du pasturon, & du pied de deuant.

e e. Le muscle de la maschoire inferieure.

f. L'os de la iambe.

g. Les veines & nerfs qui vont aux maschoires & aux yeux.

h. Le premier muscle des genoüils.

n. Le cinquiéme muscle des levres.

p. Le septiéme muscle des levres & des nazeaux.

q. Le ligament.

r r. Le tendon du cinquiéme muscle du pasturon, & du pied.

f f. Le quatriéme muscle des levres.

t. Le neufiéme muscle des levres.

x x. Le huictiéme muscle du pasturon, & du pied de deuant.

y. Le cinquiéme muscle du genoüil.

v v. Le ligament qui couure & lie toute la iointure.

v. Le septiéme muscle du pasturon, & du pied.

z. Le ligament.

1.2.3.4.5. Le troisiéme muscle du thorax.

22. Le cinquiéme muscle du iaret.

μμμμ. Le cinquiéme muscle du thorax.

A. Le sixiéme muscle de l'humerus.

33. L'os de la hanche.

3. Le quatriéme muscle du iaret.

44. Le septiéme muscle du iaret.

55. Le quatriéme muscle de la hanche.

7. L'os de la iambe.

88. Le huictiéme muscle du pasturon, & du pied.

50. Le douziéme muscle des levres.

8. Veines, arteres & nerfs qui descendent aux iambes.

10. Le sixiéme muscle du genoüil.

13. La veine qui descend.

14. Le troisiéme, quatriéme & cinquiéme muscle du pasturon & du pied meslez ensemble.

19. L'os du coude.

90. La veine que l'on saigne.

100. Le huictiéme muscle du pasturon, & du pied.

TABLE LXIII.

FIGVRE II.

Cette figure monstre la partie de deuant du Cheual auec ses muscles.

A A. Le sixiéme pair des muscles de l'oreille.

B B. Le quatriéme pair des muscles de l'oreille.

C C. Le neufiéme pair des muscles de l'oreille.

D D. Les muscles des tempes.

E E. Le troisiéme muscle des paupieres.

G G. Le deuxiéme pair des muscles des levres, & des nazeaux.

III I. Le premier muscle du coude.

I. Le muscle du larinx couuert de la membrane charnuë.

M M M M M. Le vingt-neufiéme muscle du col & de la teste.

N. La veine sous la membrane.

O O. L'origine du vingt-sixiéme pair des muscles du col, & de la teste.

P P P P. Le cinquiéme muscle du coude.

Q Q. Les veines de la poictrine.

R R. Le premier muscle du genoüil.

S S. Le sixiéme muscle du genoüil.

T T T T. Le vingt-septiéme muscle du col.

V V V. Le huictiéme muscle du pasturon & du pied.

X X. L'os de la iambe.

4444. Le huictiéme muscle du pasturon, & du pied de derriere.

5. Veines, nerfs, & arteres.

TABLE LXIV.

FIGVRE III.

Cette figure monstre la partie posterieure d'vn Cheual écorché, afin que l'on voye ses muscles.

A A A A. Le quatriéme pair des muscles des hanches.

B B B. Le sixiéme pair des muscles des hanches.

C C C. Le septiéme pair des muscles de la cuisse.

D D D D. Le sixiéme muscle du iaret.

E. Le cinquiéme muscle du iaret.

F. Le douziéme muscle de la cuisse.

S. Le huictiéme muscle de la cuisse.

H H. Le troisiéme muscle du pasturon, & du pied.

I I. Le septiéme muscle du pasturon.

I I I. Le sixiéme muscle du pasturon, & du pied de derriere.

M M. Le rayon.

O O. Le ligament de la iointure.

P P. Le troisiéme muscle du pasturon, & du pied de derriere.

R. L'os de la iambe.

I I. Le tendon du sixiéme muscle du pasturon, & du pied de deuant.

2. Le ligament de la iointure & du grand pasturon.

F I N.

Nota que pour l'intelligence des Tables & Figures, le Graueur a suiuy les Originaux qui luy ont esté mis en main, afin de ne s'éloigner des premiers traits de l'Autheur: C'est pourquoy lors qu'il s'agira de considerer les costez les vns à la difference des autres, tu prendras le droit pour le gauche, & le gauche pour le droit, ou tu te figureras les figures renuersées, ainsi tu auras les vrays costez, comme en la Table 26. és Figures I. II. III. IV. & aux Figures des Tables 27. 30. 31. 32. 33. 35. 39. 41. 42. 43. 44. 45. 46. 47. 59. & 60.

A

B

C

D

E

F

G

H

I

L

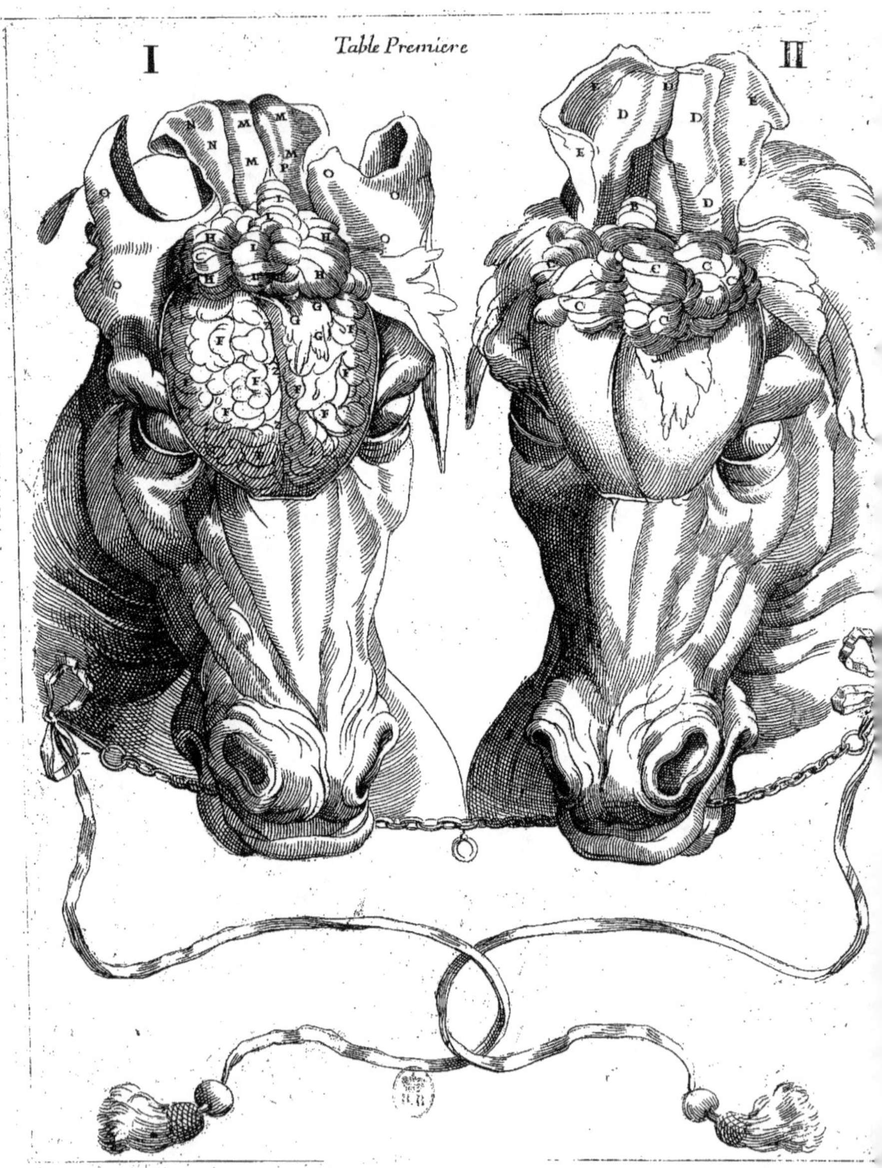

I
Table Premiere
II

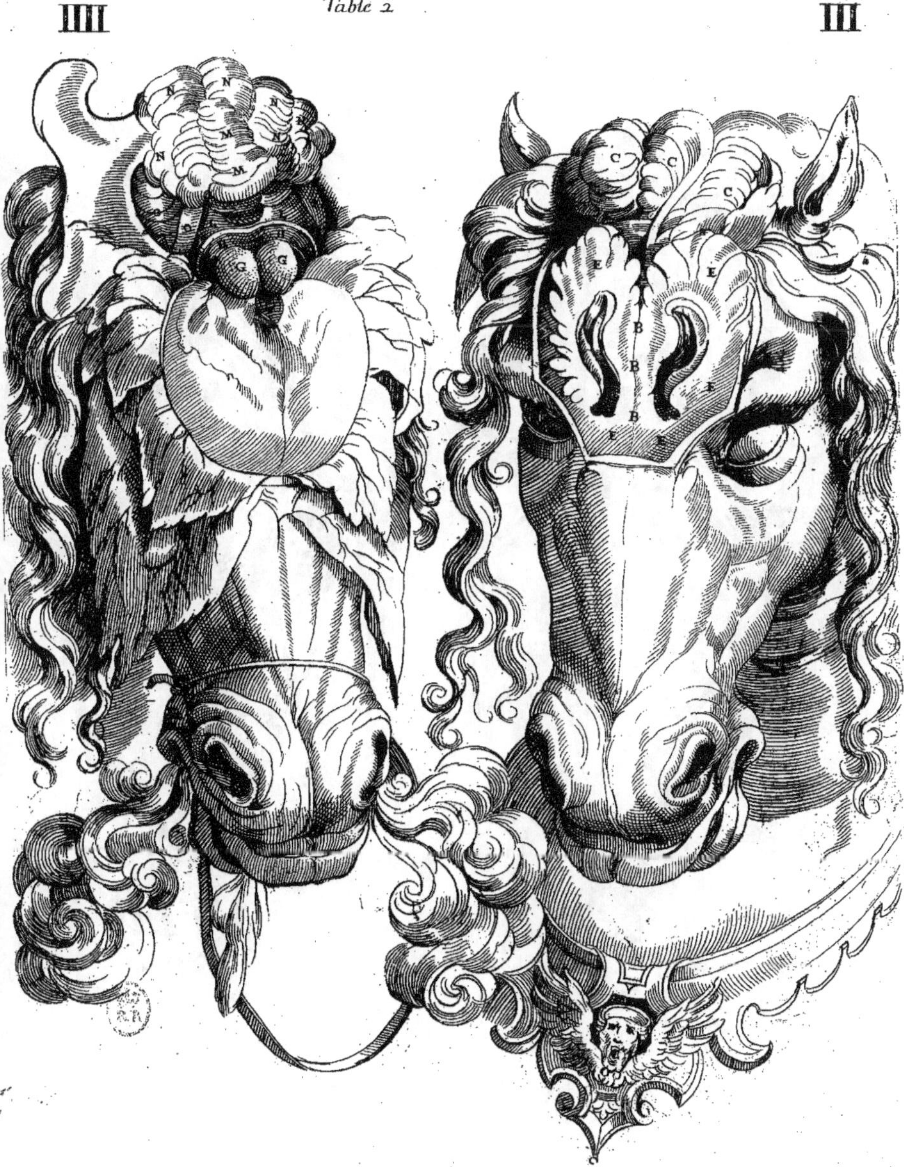
N
N
N
M
G G
C
C
C
E
E
B
B
B
E
E

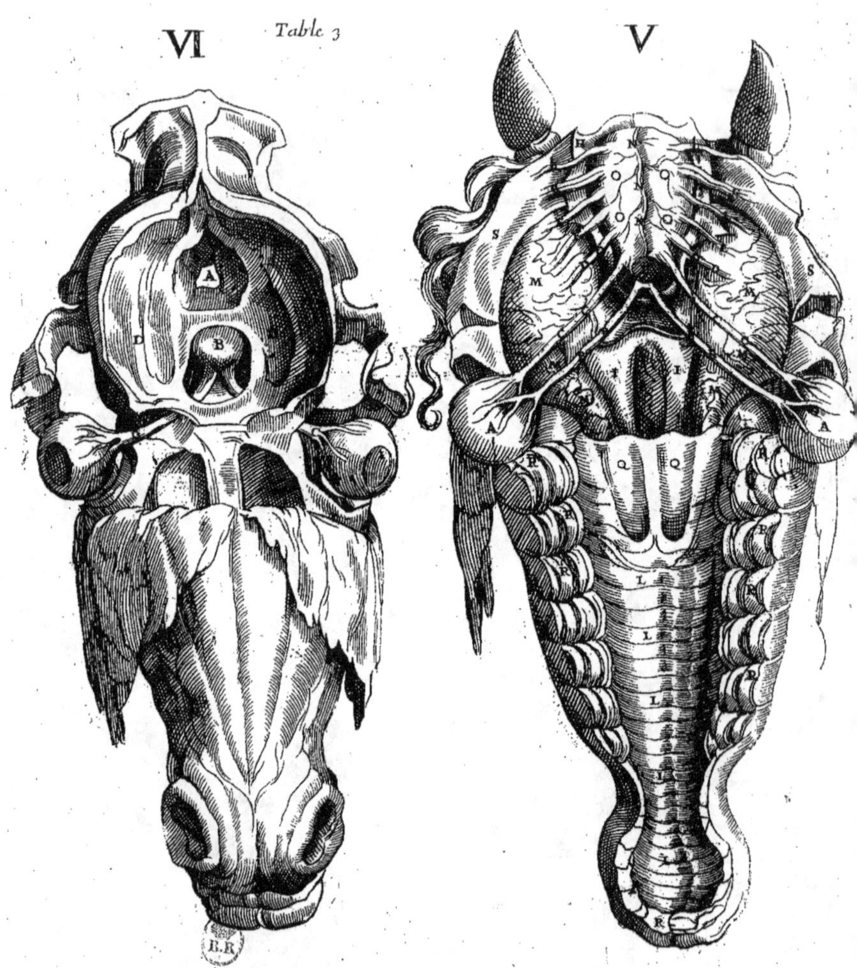

VI
Table 3
V
A
B
B.R.

Table 4
VII

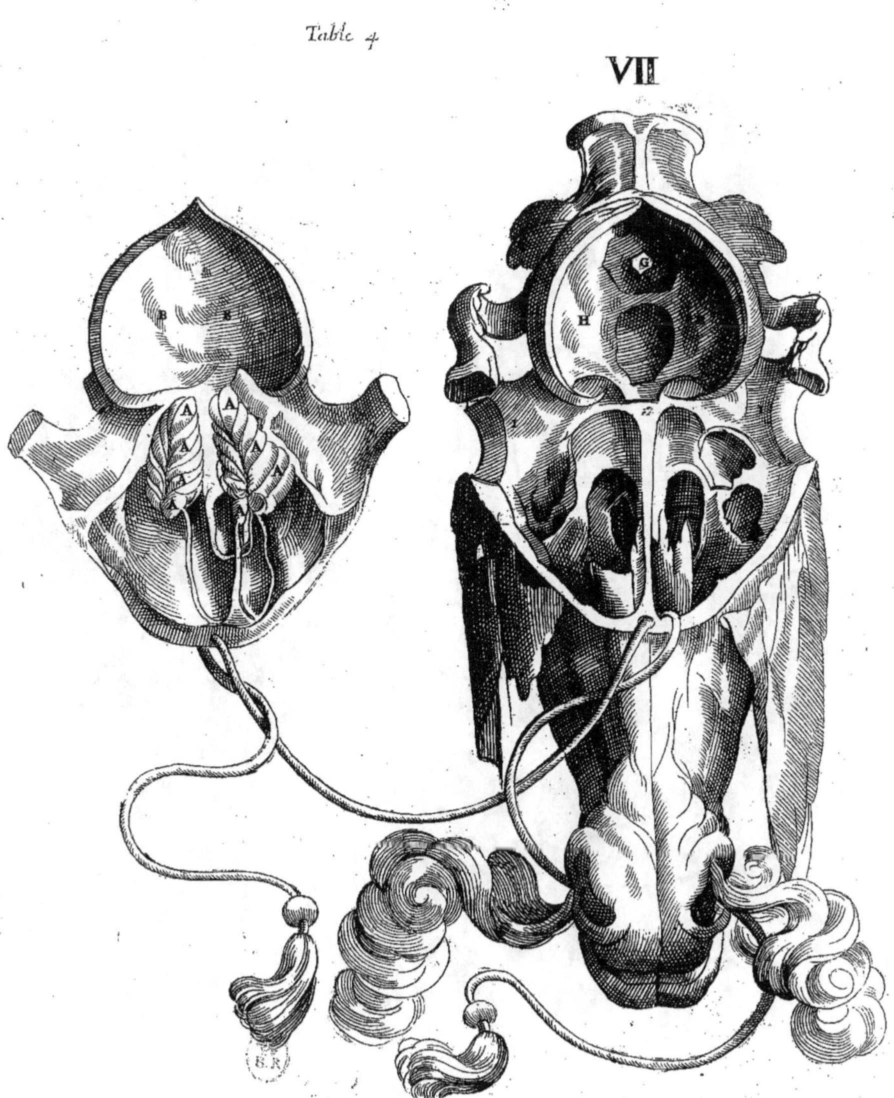

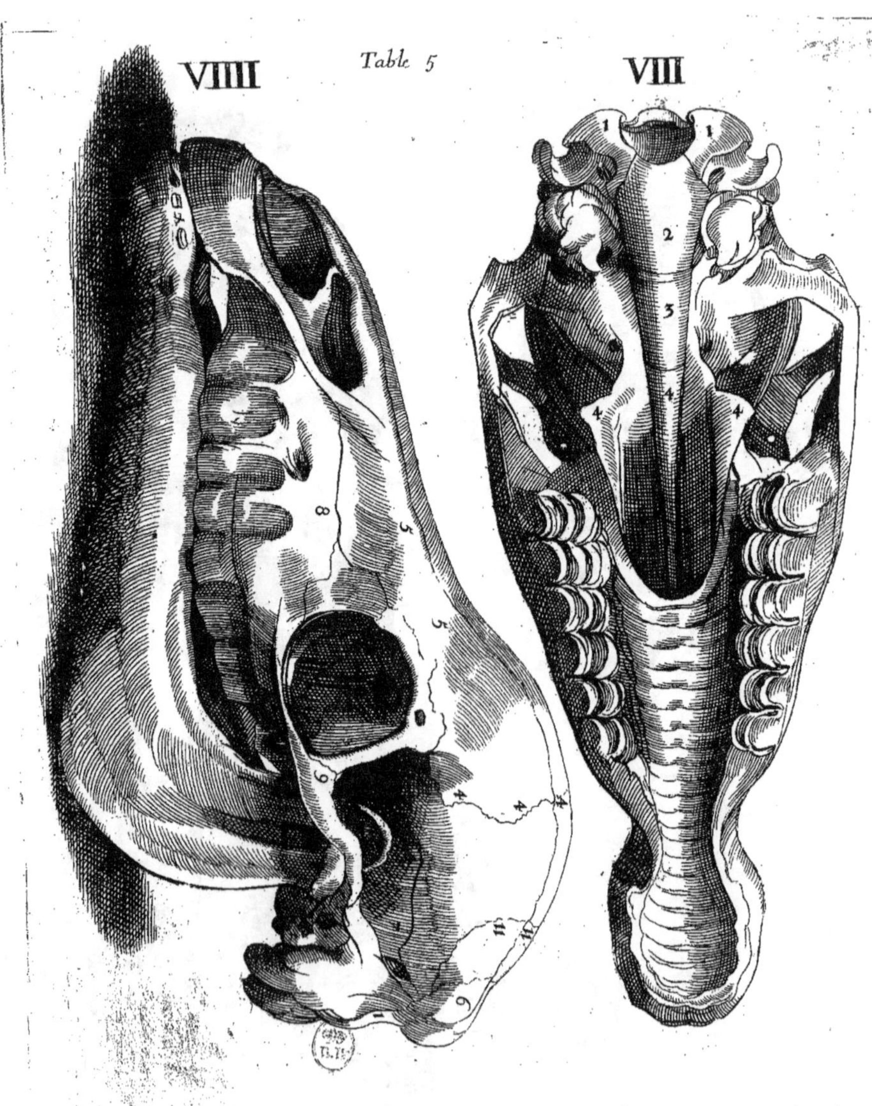
VIIII
Table 5
VIII
1
1
2
3
4
4
4
8
5
5
6
4
4
III
III
9

Table 6

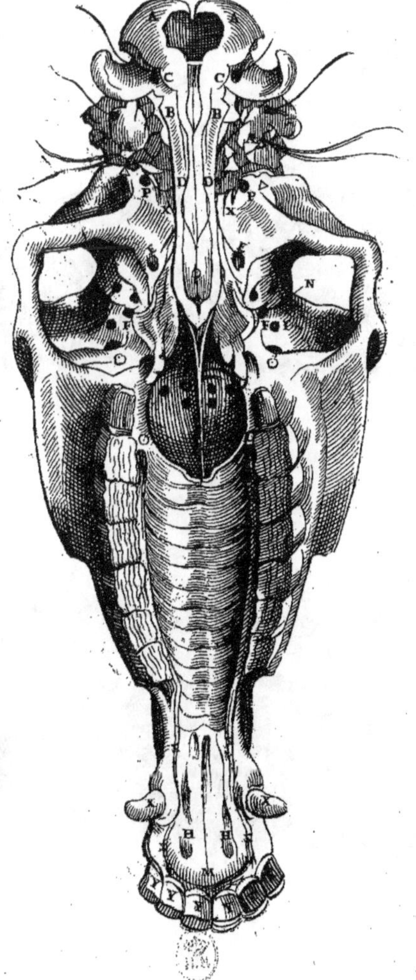
XI

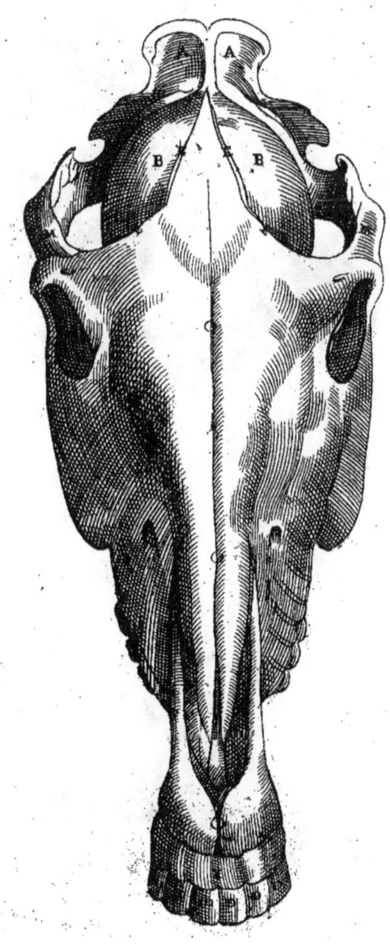
X

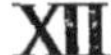

XII

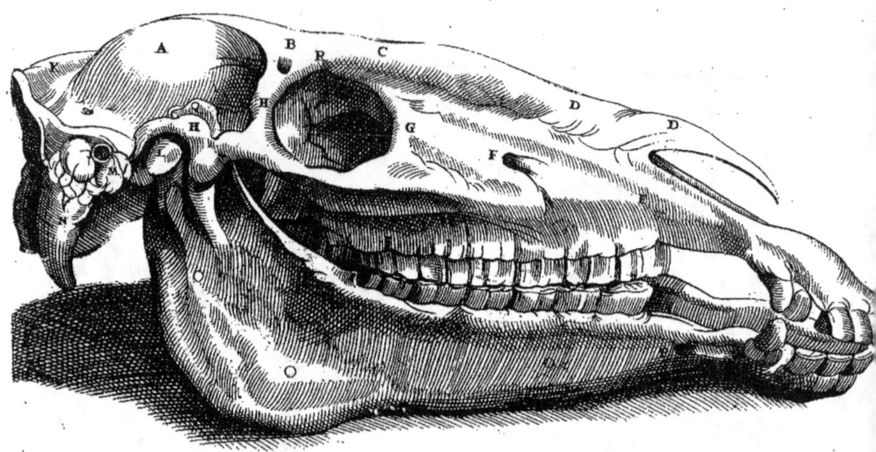

XIII

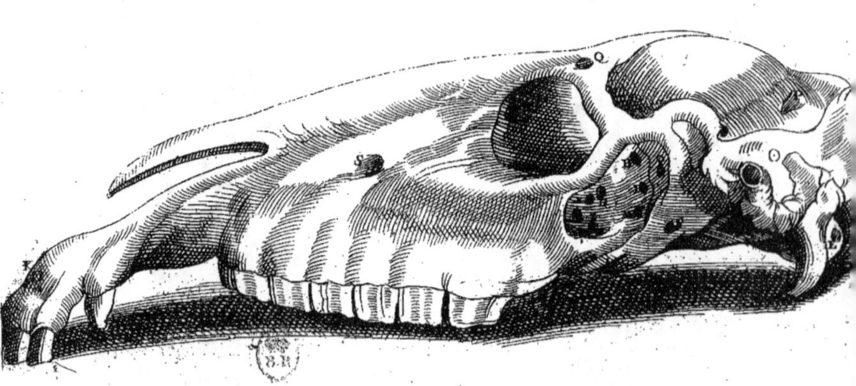

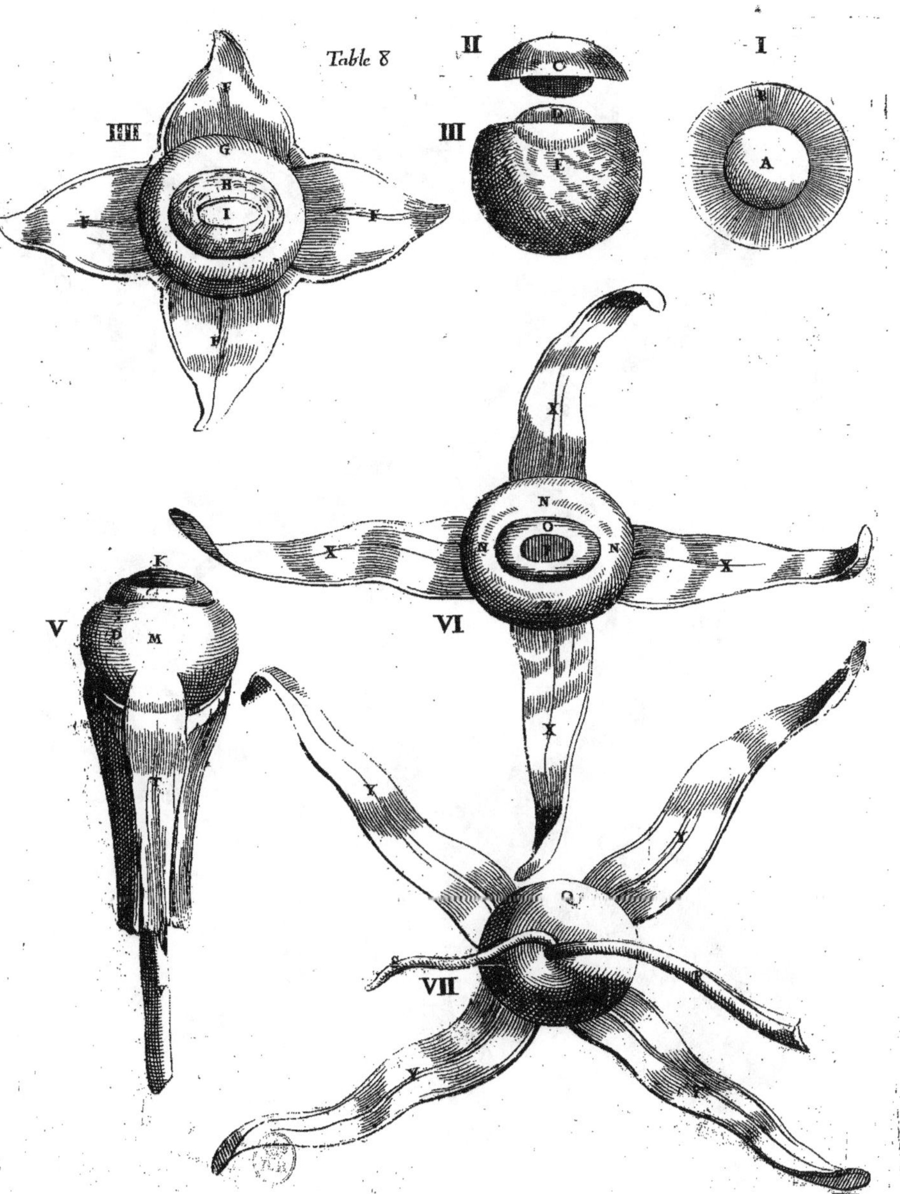

Table 8
I
II
III
IIII
V
VI
VII
A
B
C
D
E
F
G
H
I
K
L
M
N
O
P
Q
R
X

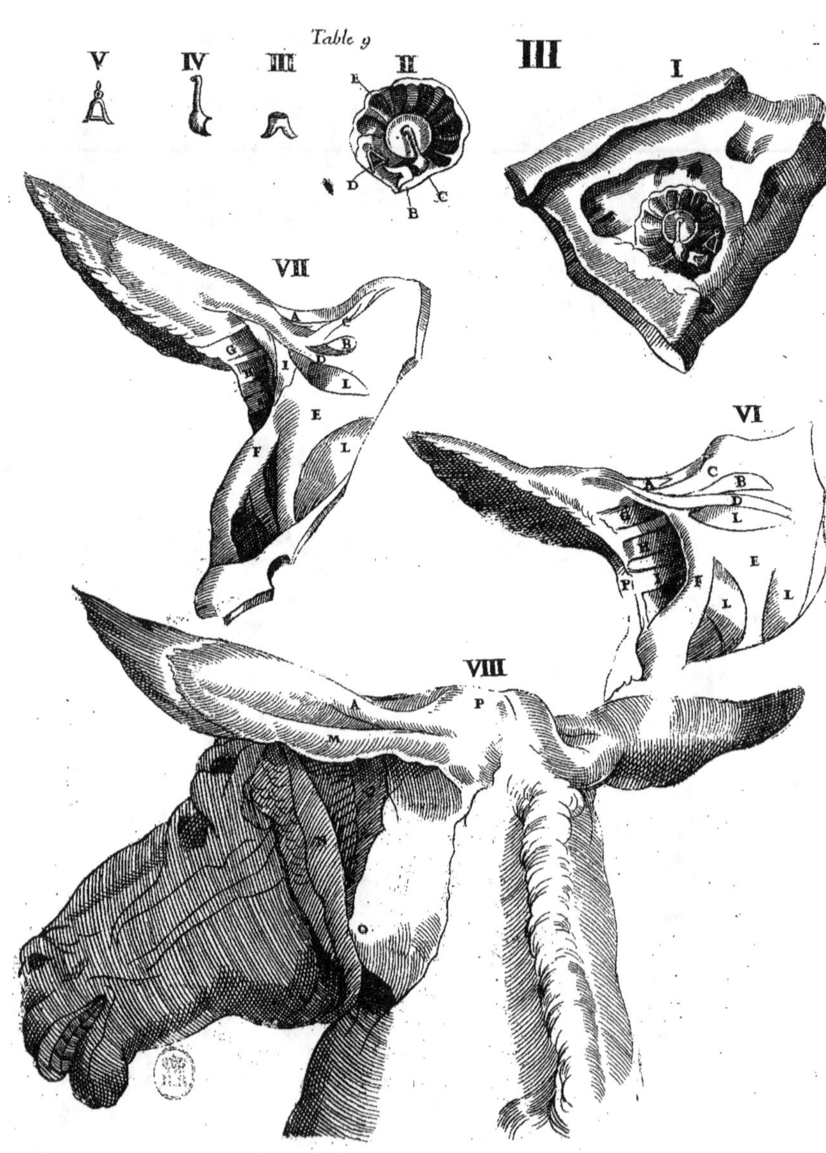
Table 9
V
IV
III
II
III
I
E
D
B
C
VII
A
B
G
I
D
L
E
F
L
VI
A
C
B
D
L
E
L
F
L
VIII
A
P
M

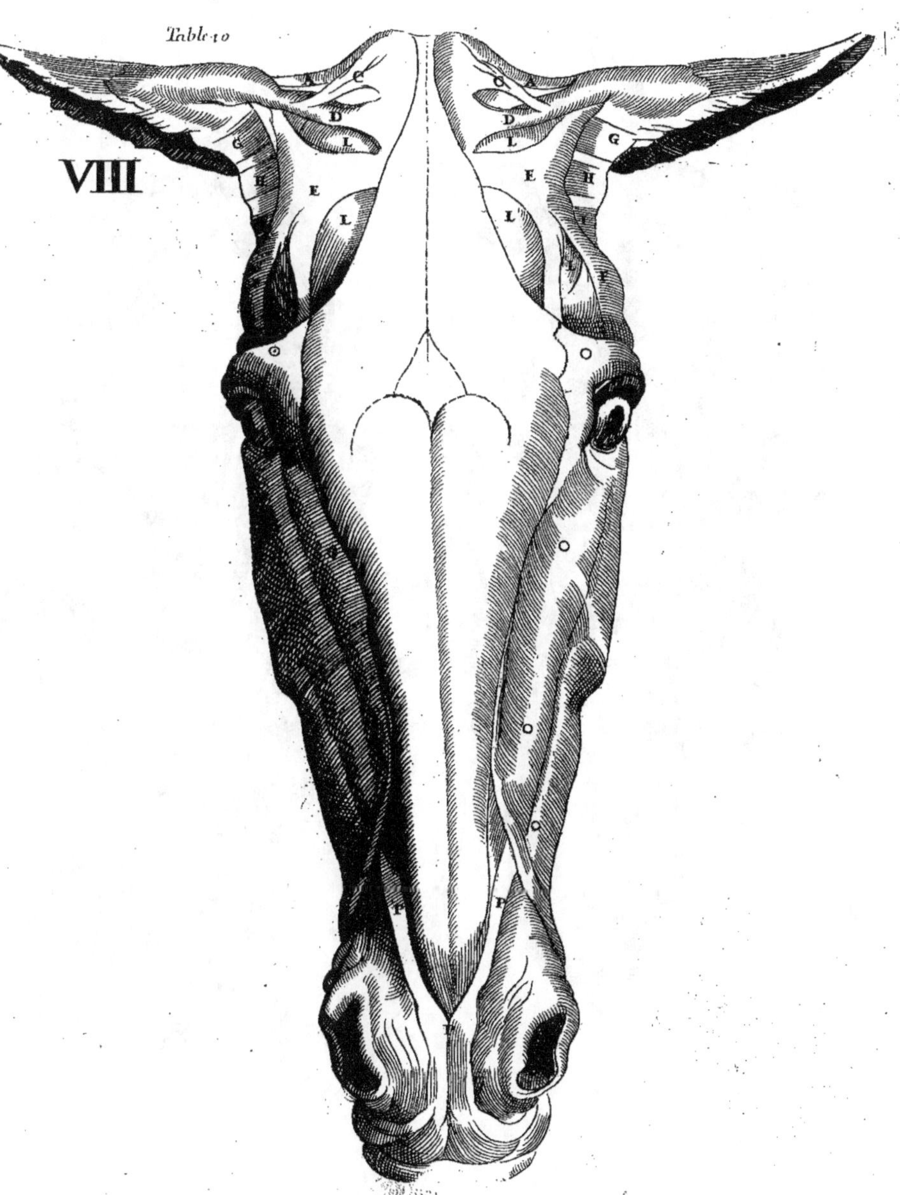

Table.9
VIII

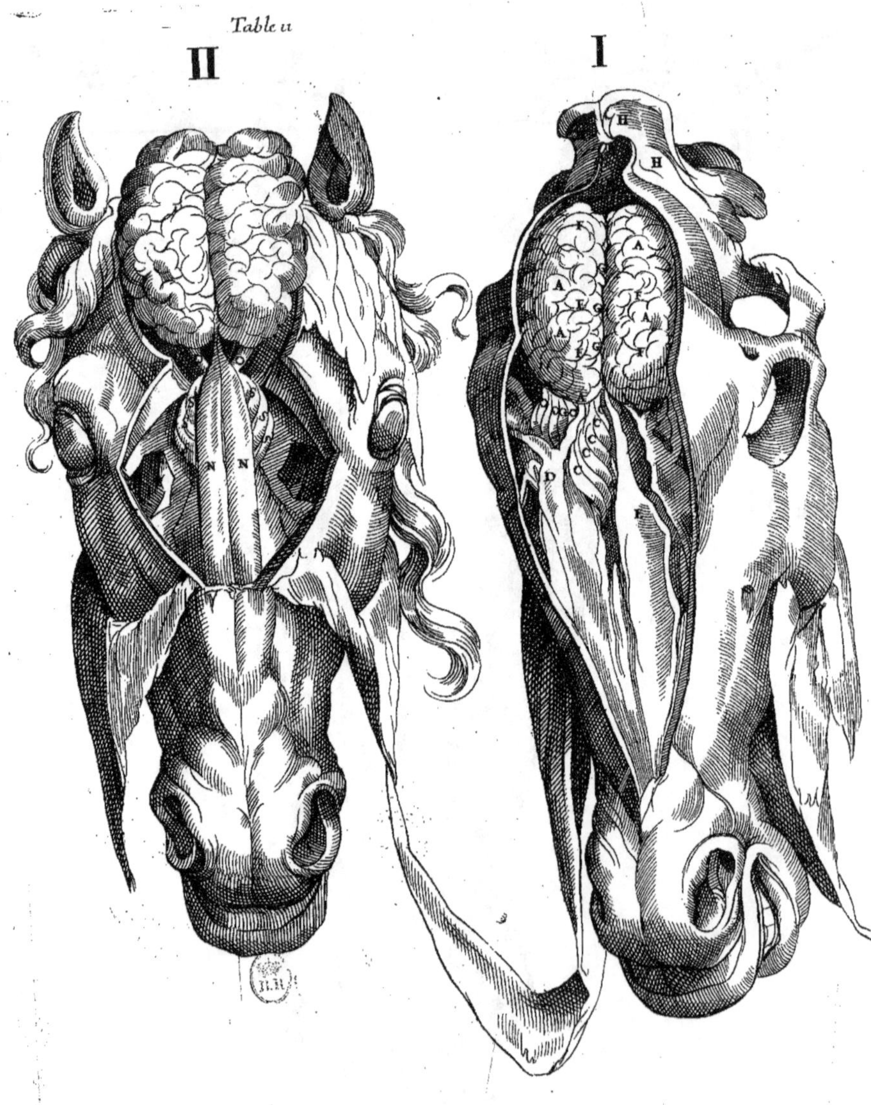

Table II
II
I

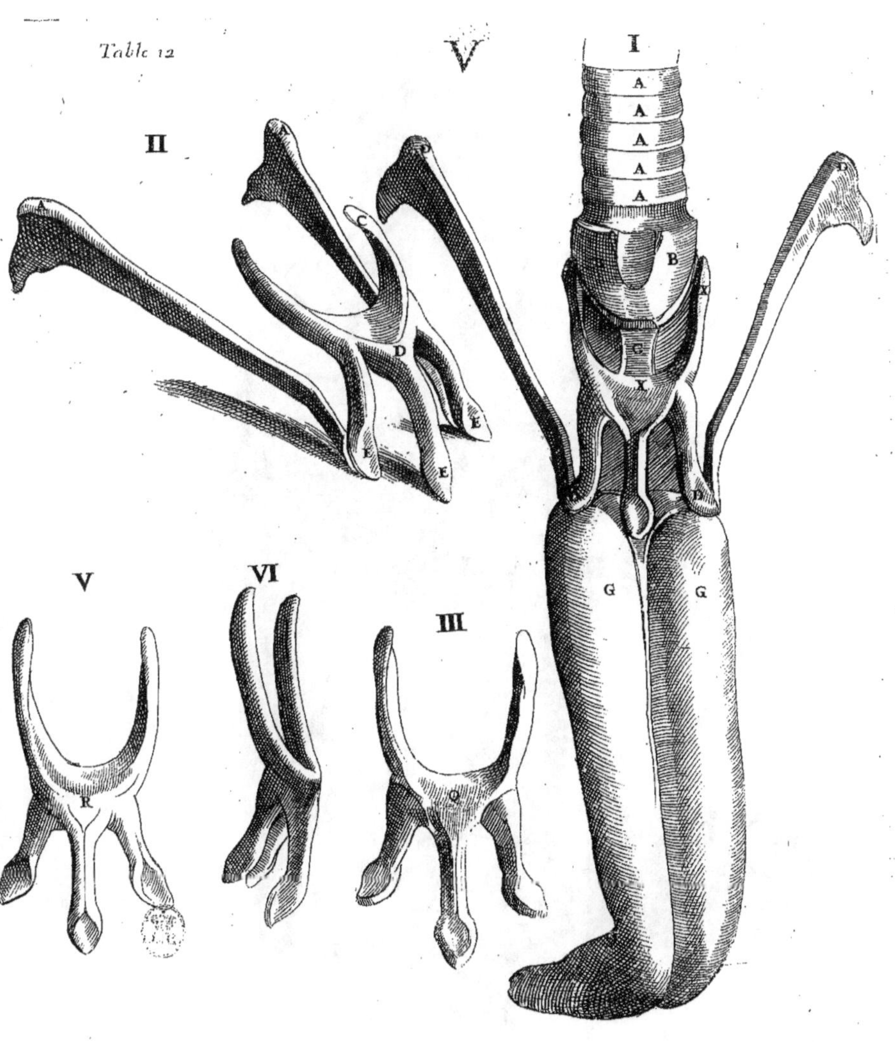

Table 12
V
I
A
A
A
A
A
B
C
X
X
D
G
G
D
II
A
C
D
E
F
E
V
F
VI
III
Q

Table 13
VI

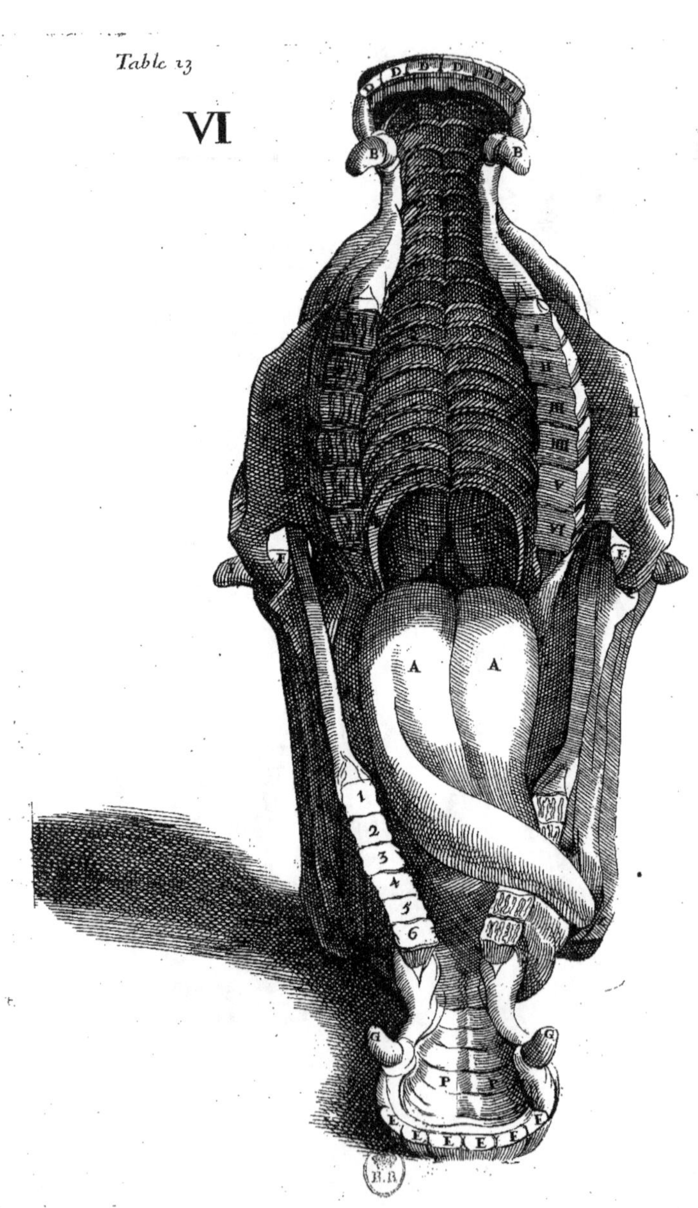

Table 14
VII
VIII

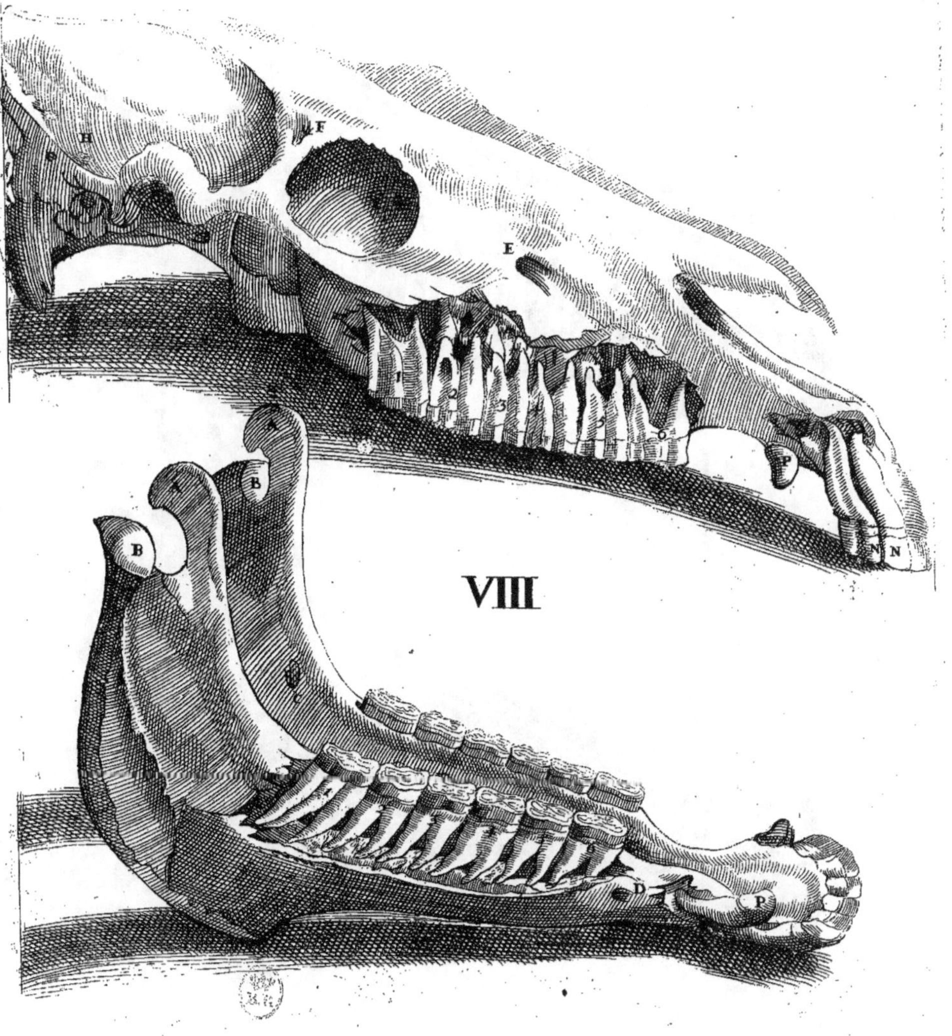

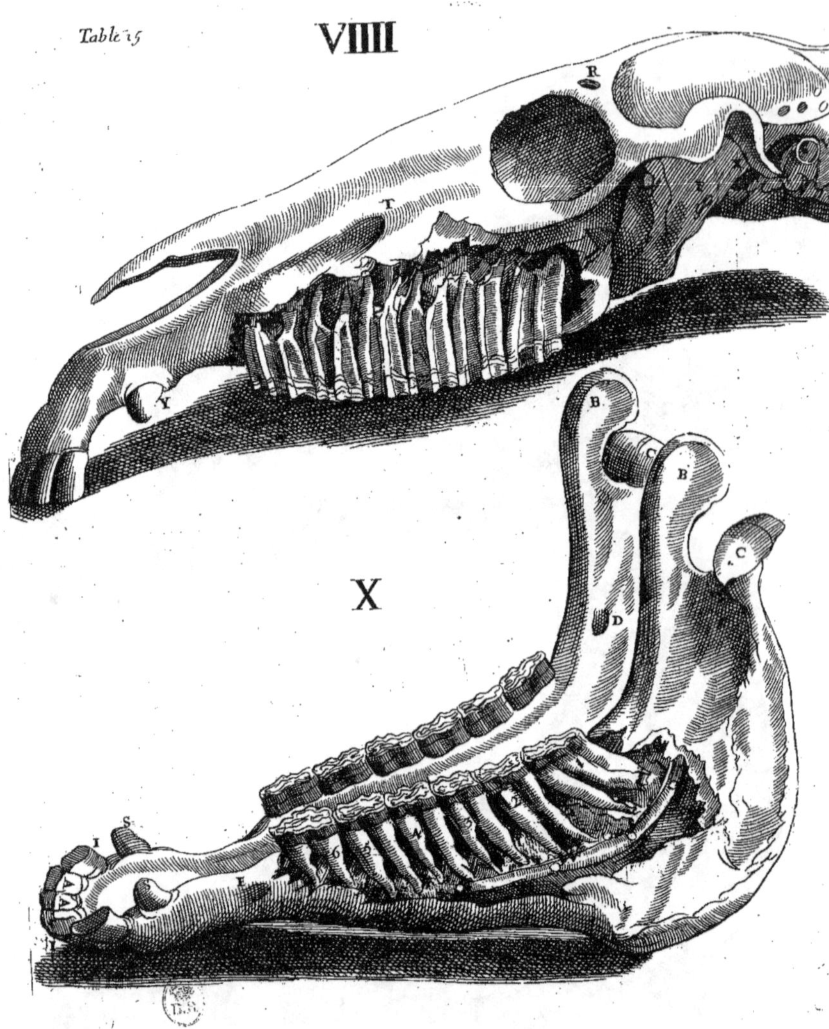

Table 15
VIIII
R
T
Y
B
C
B
C
D
X
S
I

XI

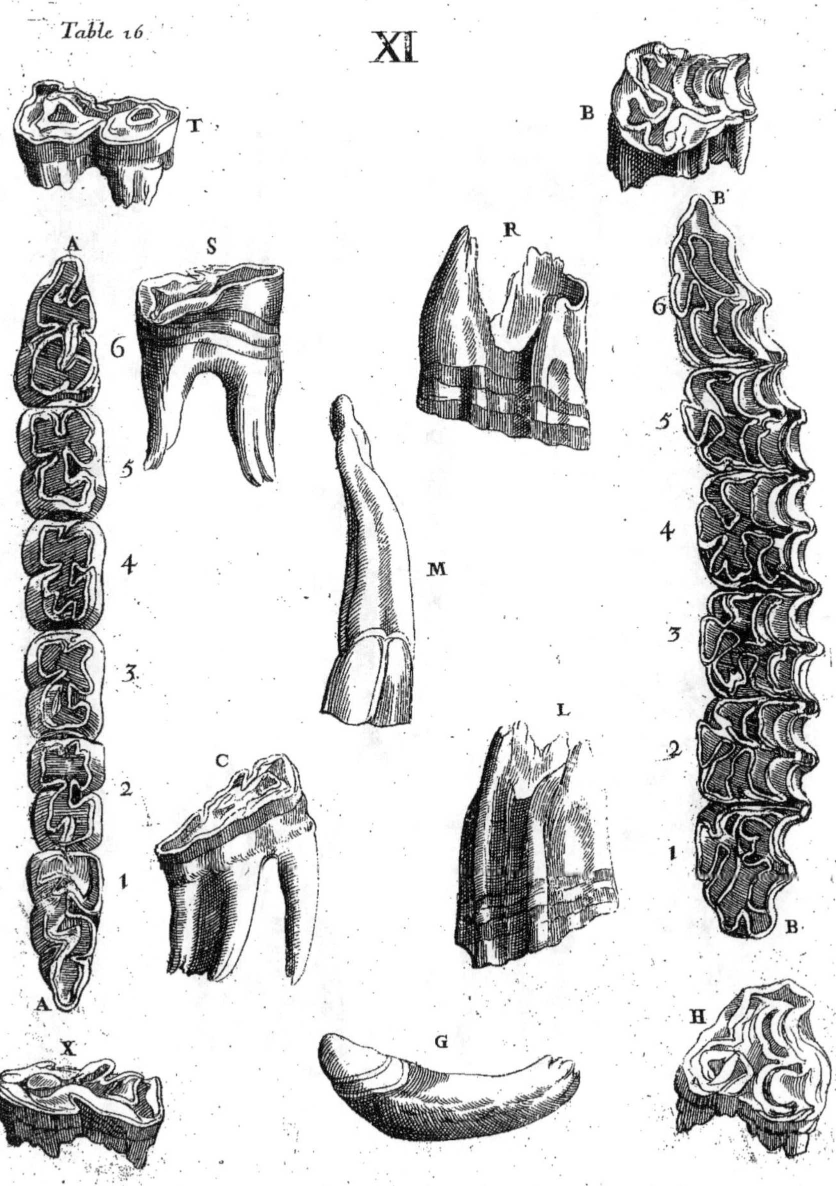

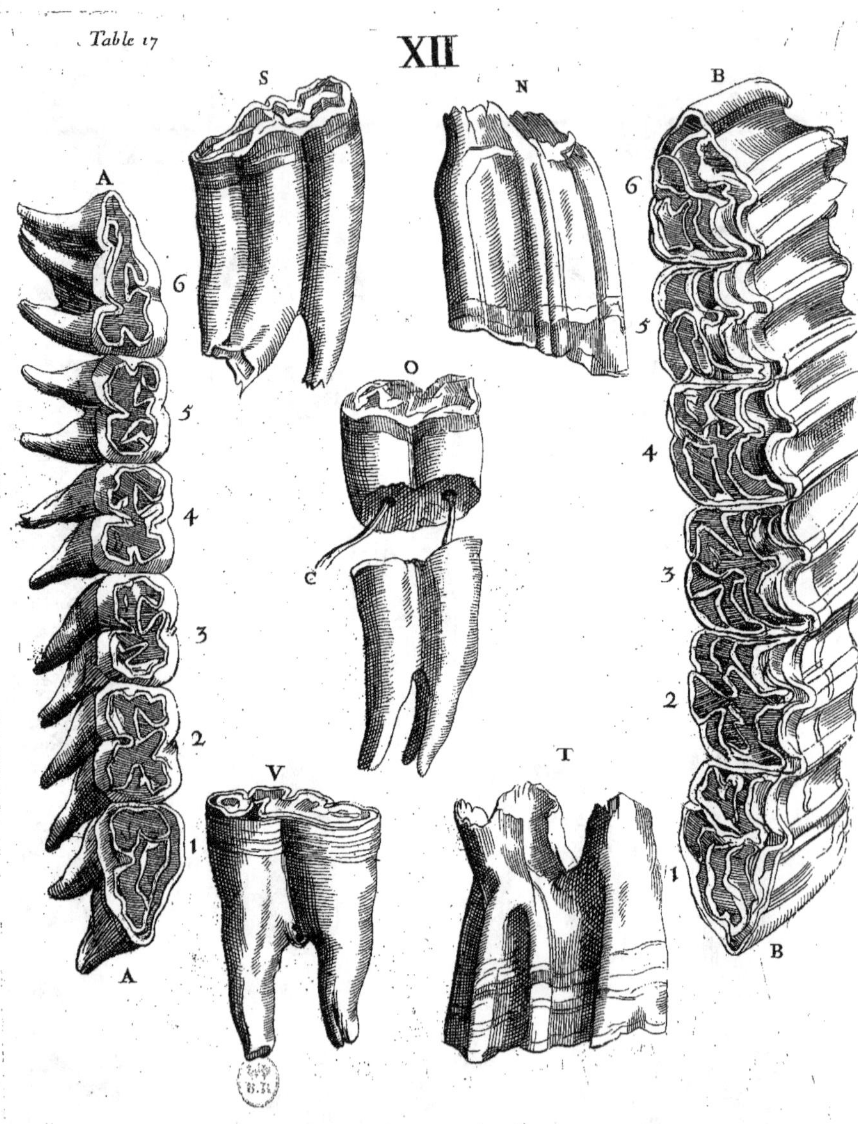

Table 17
XII
A
S
N
B
6
5
4
3
2
1
O
C
V
T
A
B

Table 18
XIII

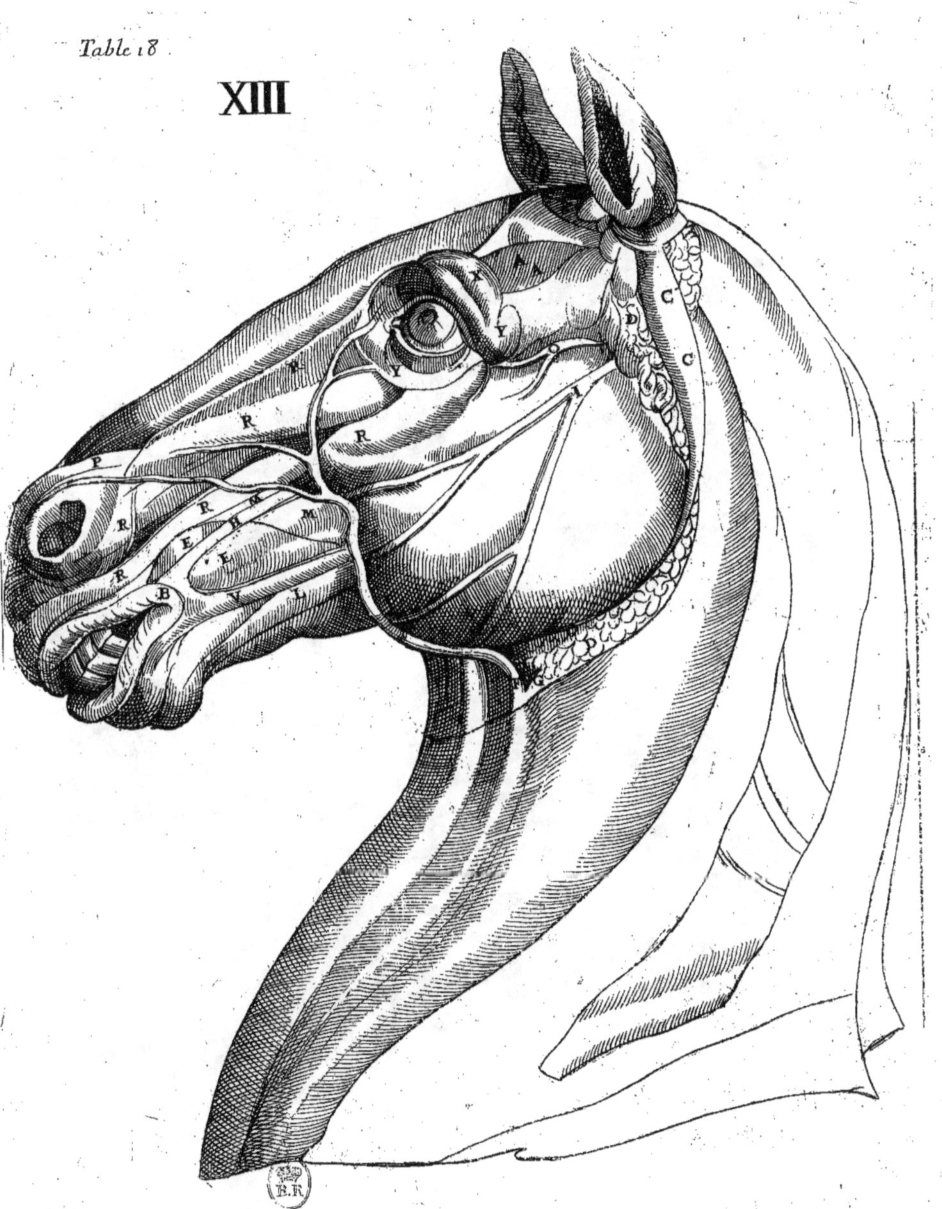

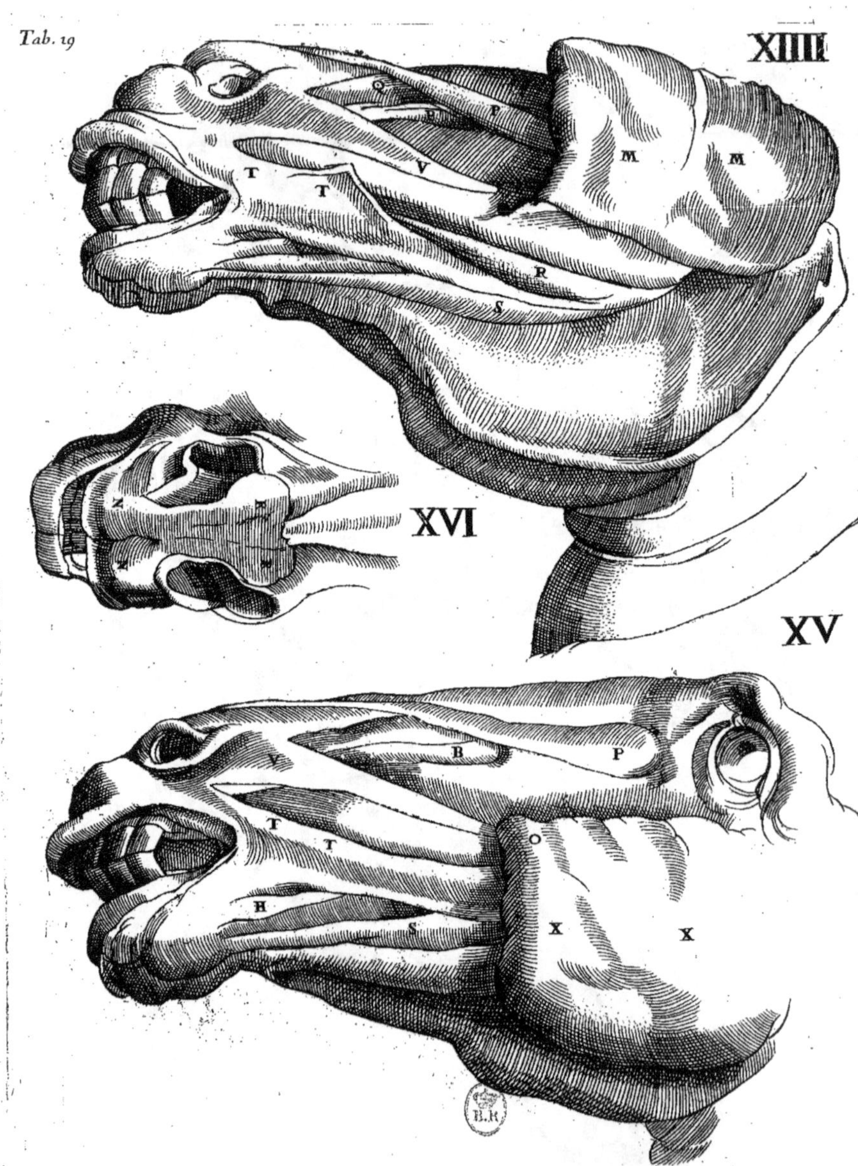

Tab. 19
XIIII
XVI
XV

XIIII

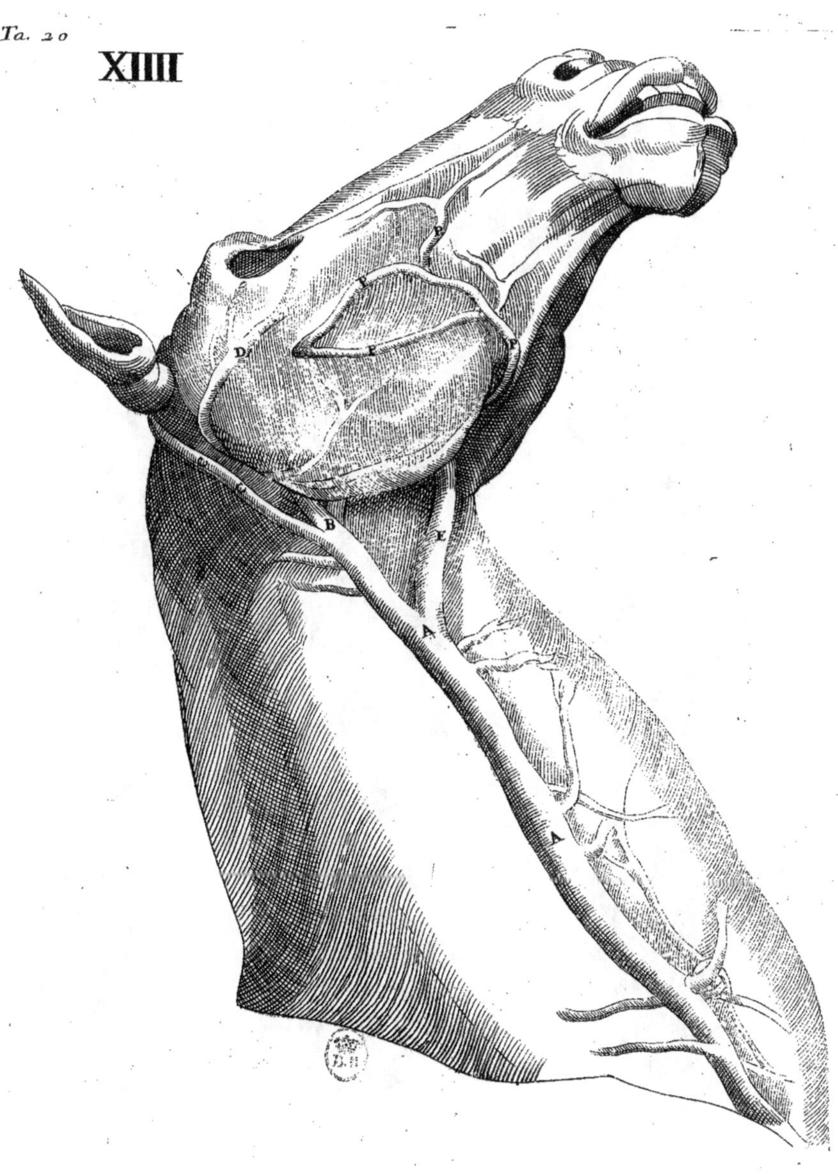

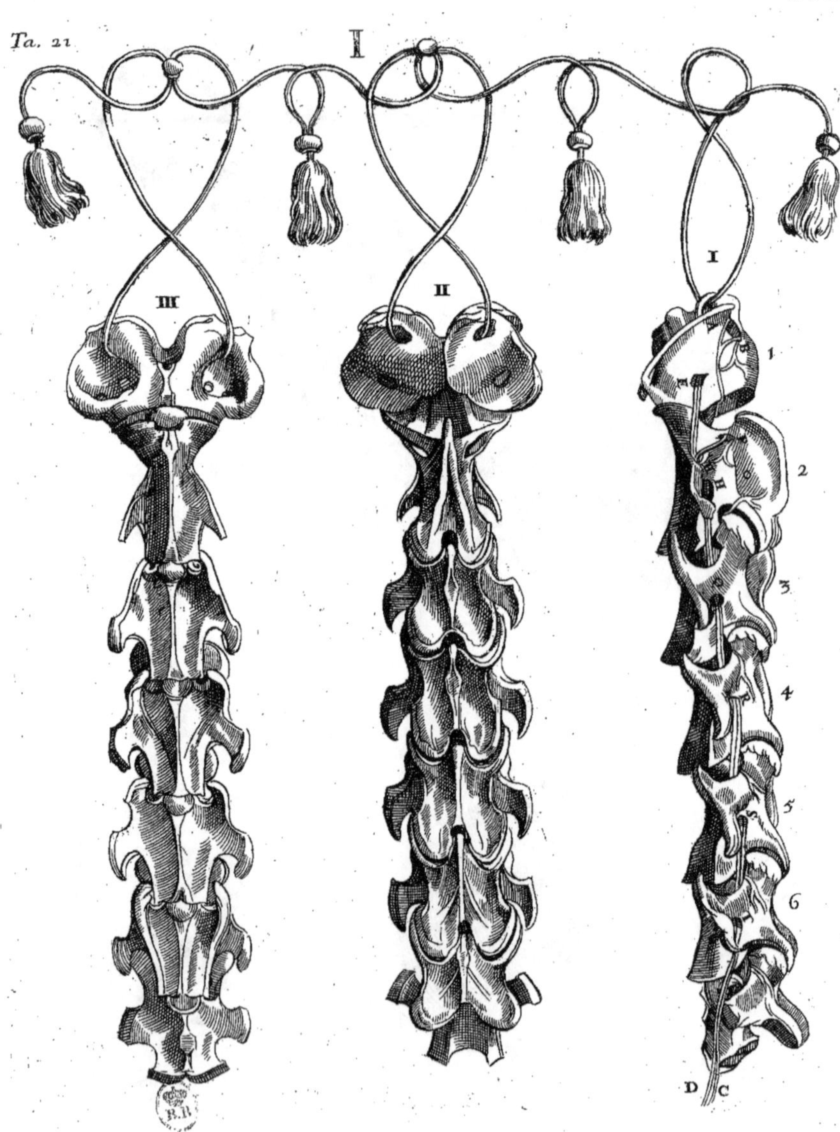

Ta. 21
I
III
II
I
1
2
3
4
5
6
D C

Ta. 22
III
II
I
VI
V
IV
IX
VIII
VII

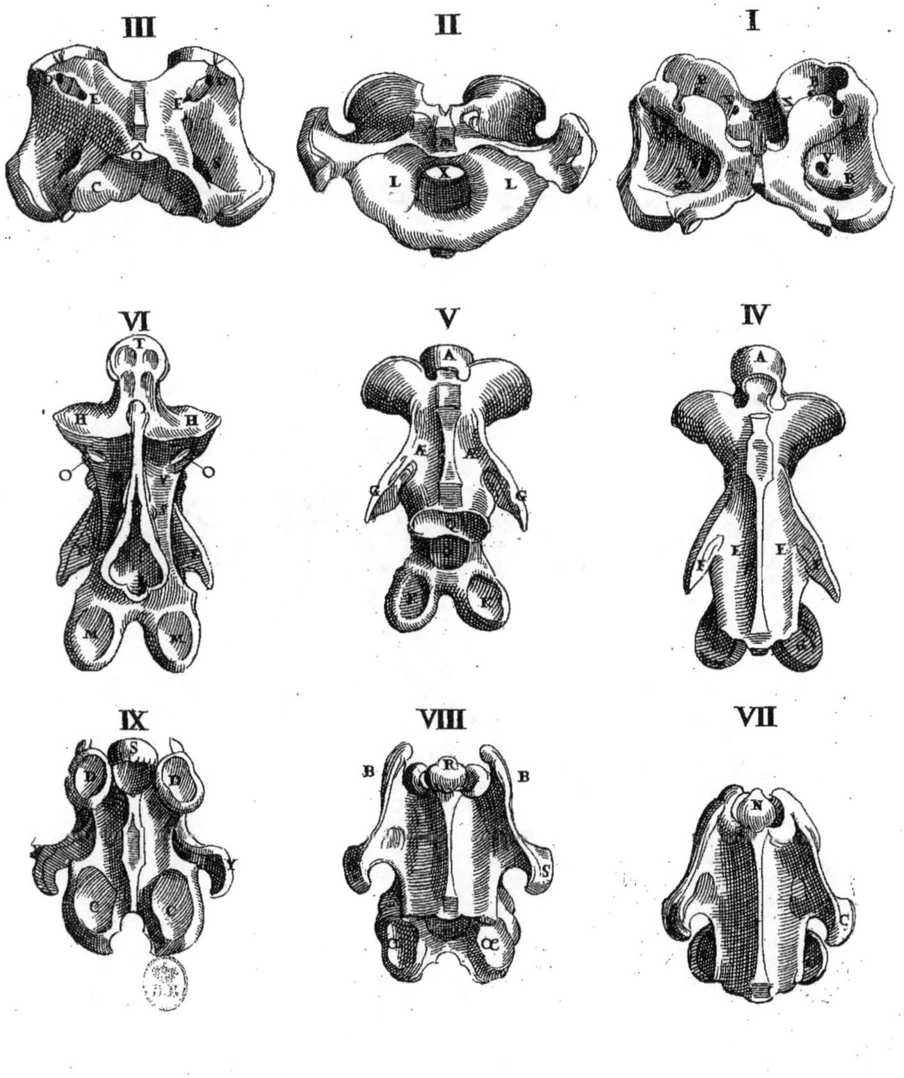

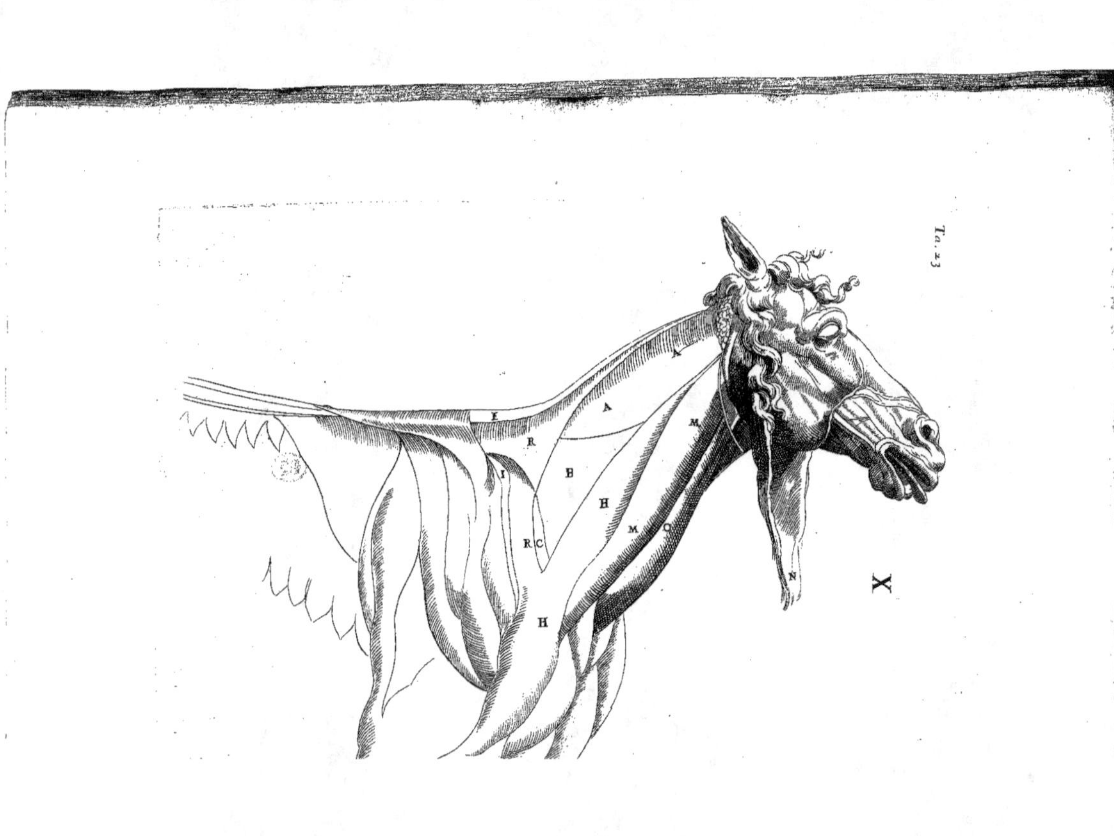
Ta.13
X
A
I
R
B
H
RC
M
Q
N
H

XI

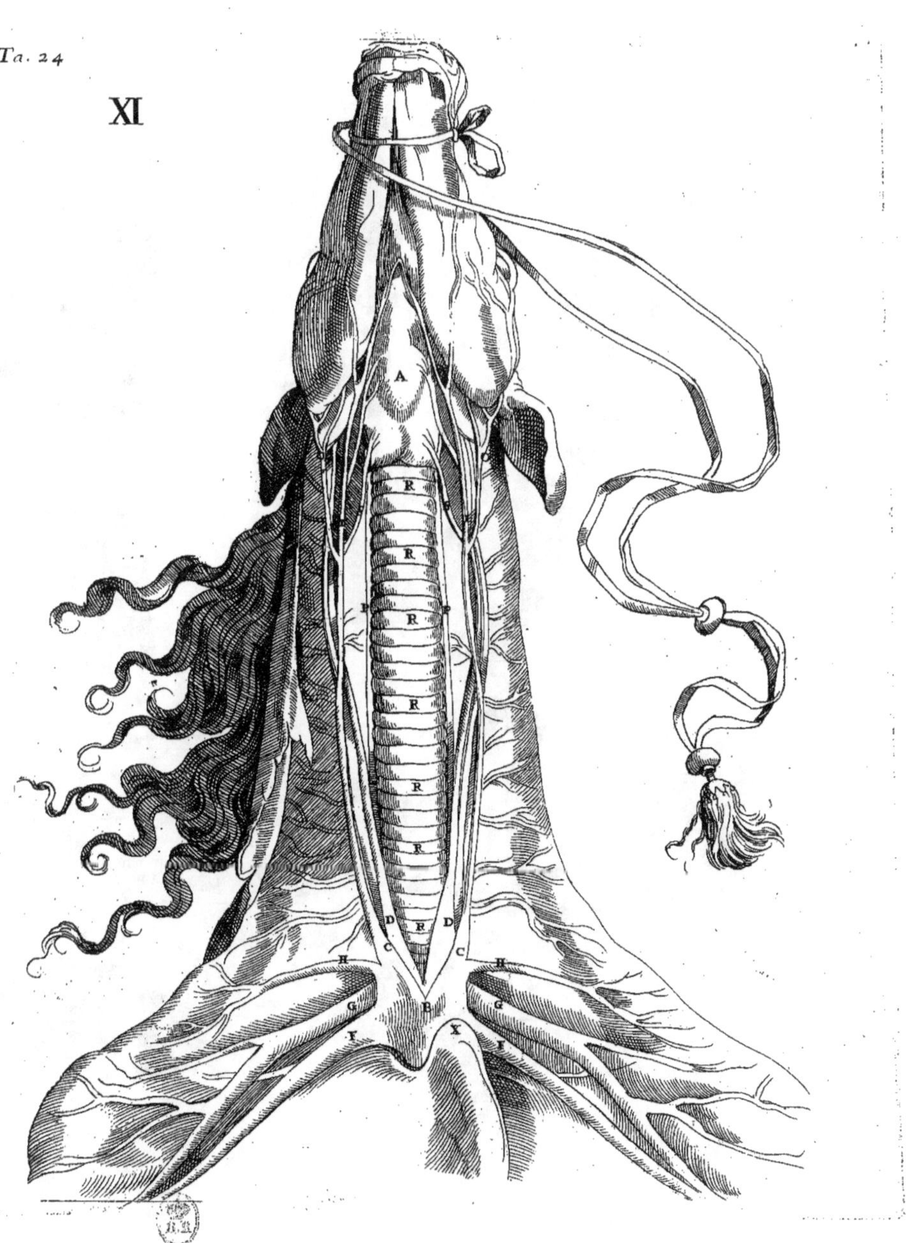

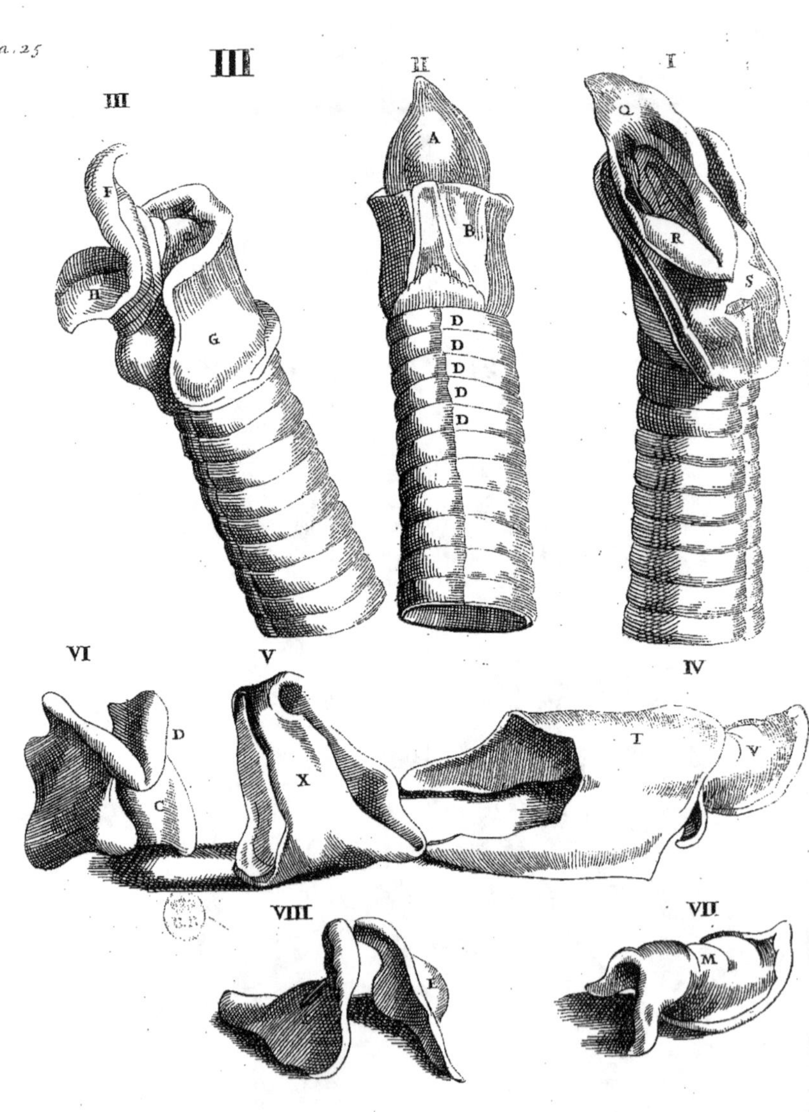

Ta.25
III
III
II
I
A
B
Q
R
S
D
D
D
D
D
F
H
G
VI
V
IV
D
C
X
T
V
VIII
VII
I
M

Ta. 26

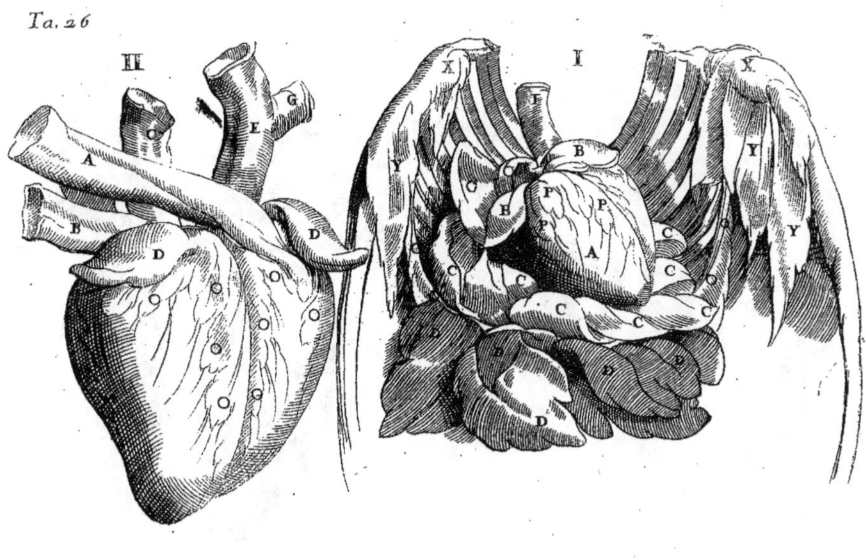

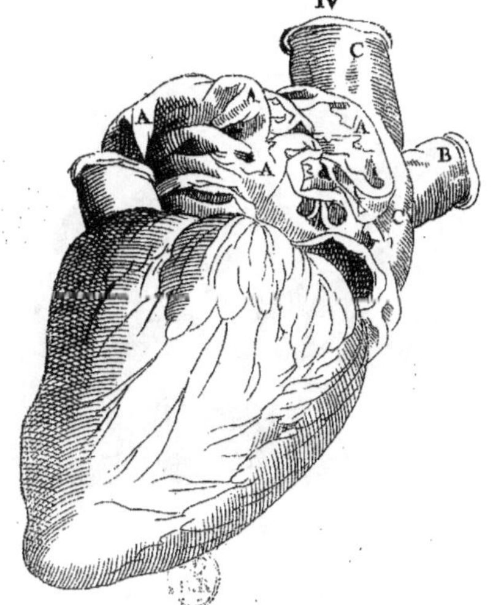

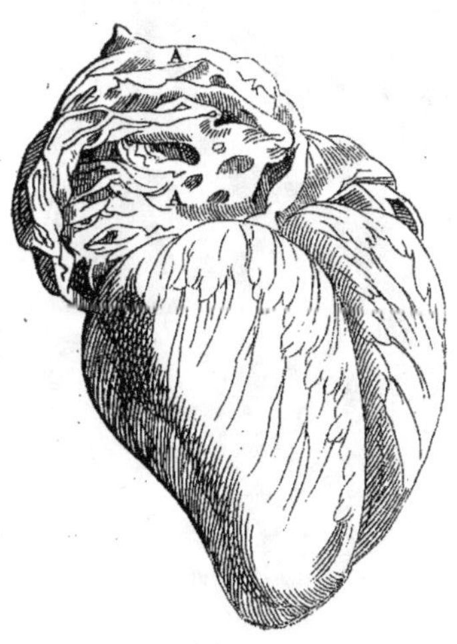

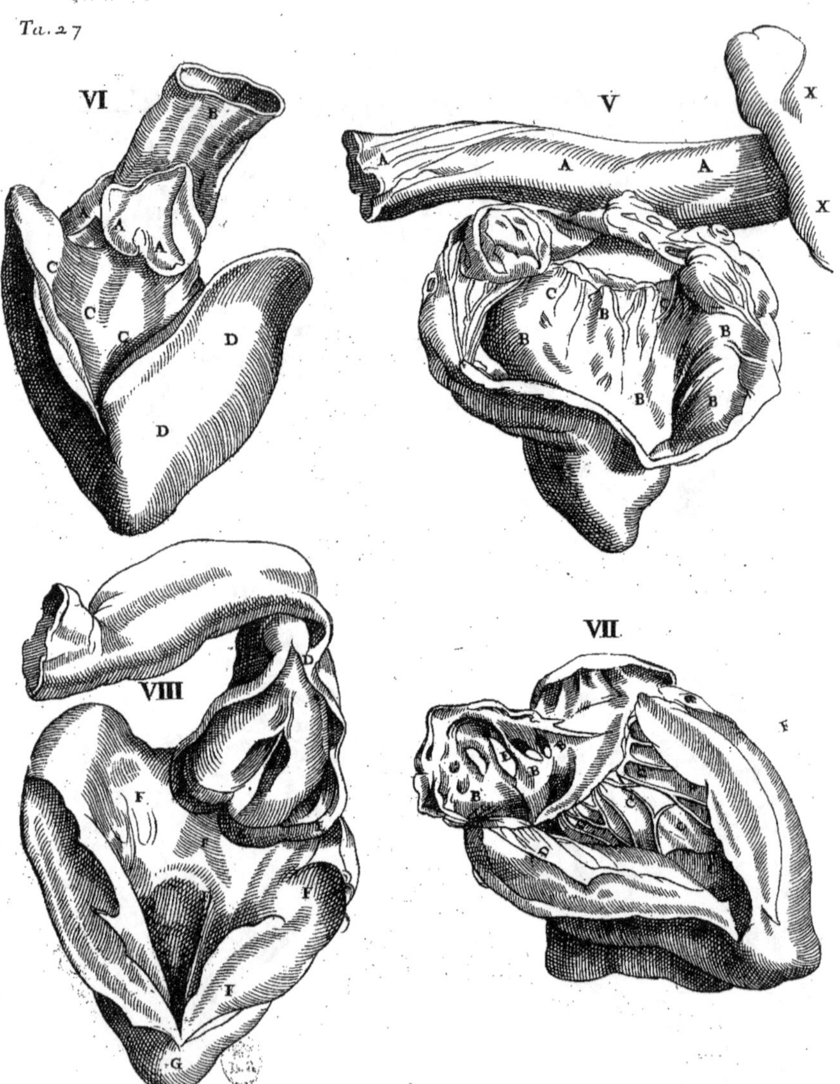
Ta. 27
VI
V
VII
VIII
X

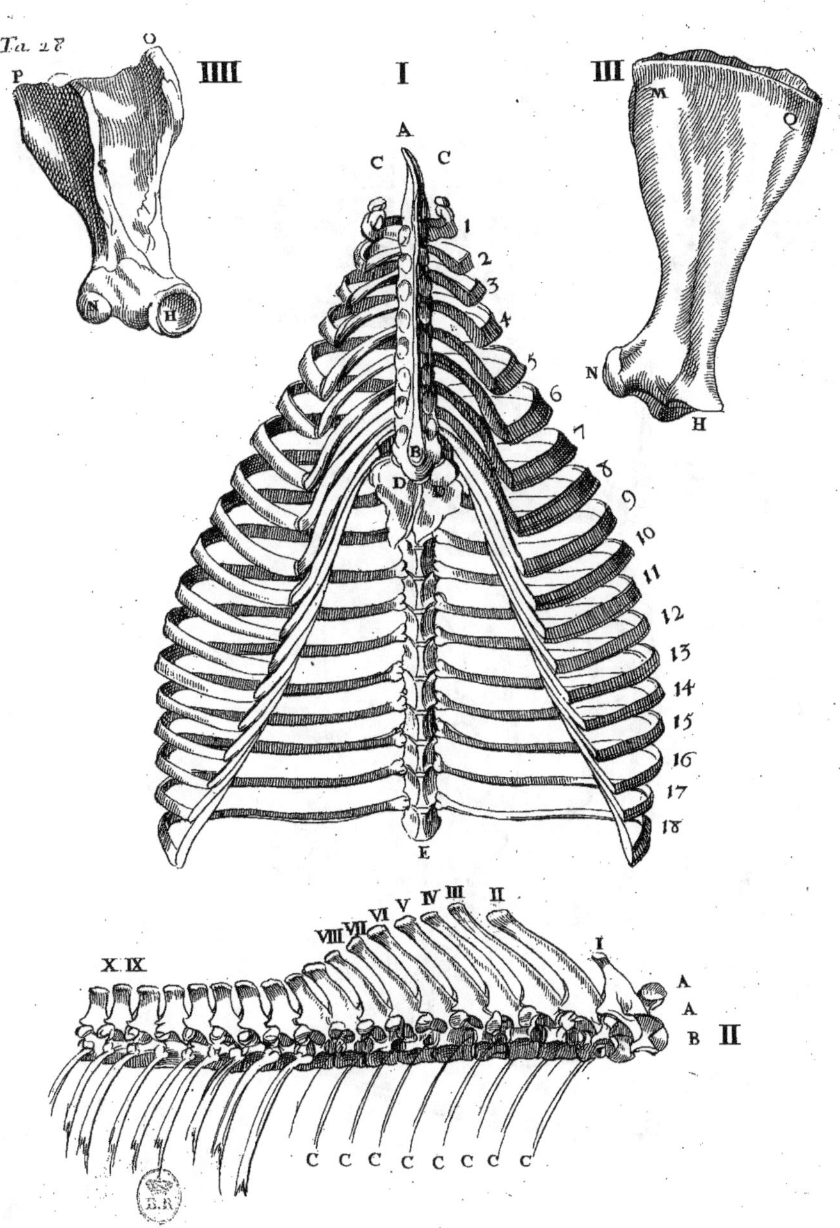
Ta. 28
IIII
I
III
III
O
P
S
N
H
M
O
N
H
A
C C
1
2
3
4
5
6
7
8
9
10
11
12
13
14
15
16
17
18
B
D
E
VIII VII VI V IV III II
X IX
I
A
A
B
II
C C C C C C C C C

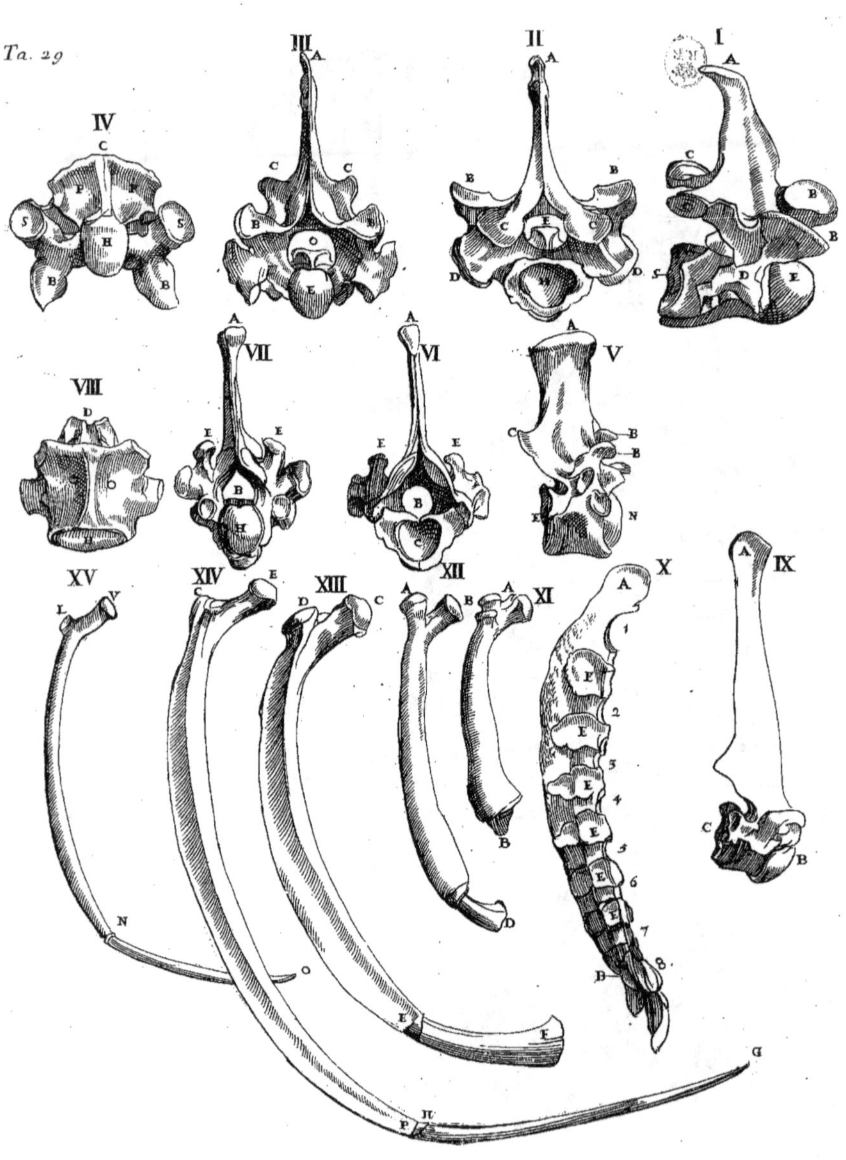
Ta. 29

I

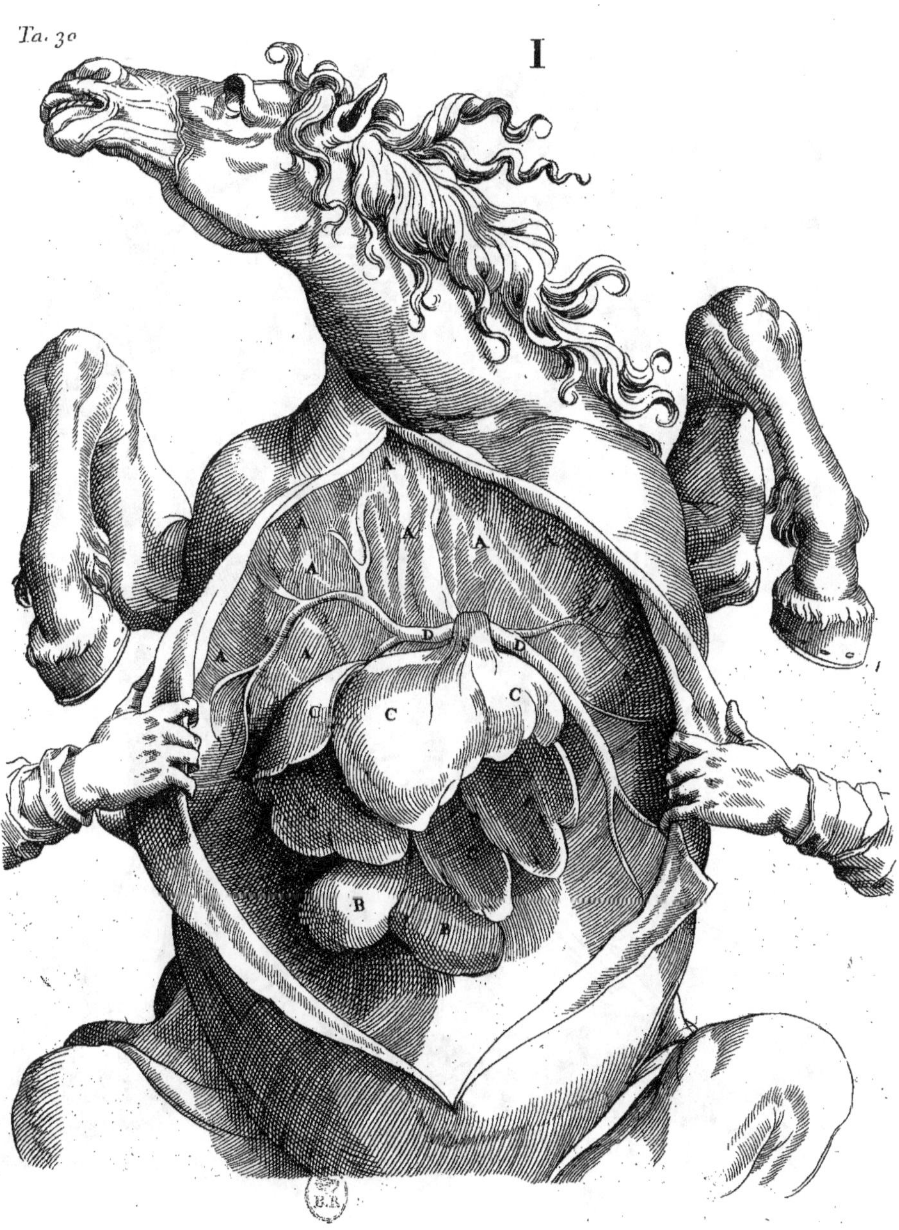

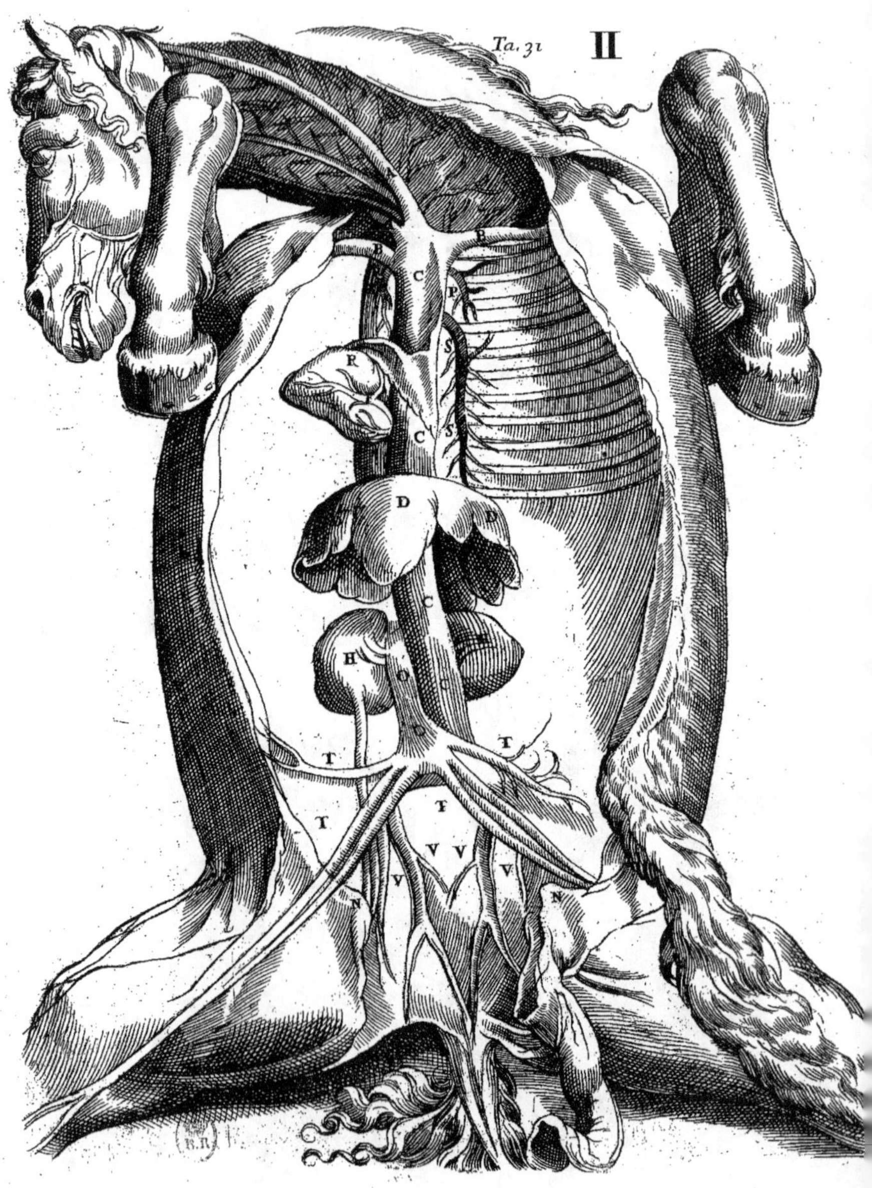
II
P
C
P
S
F
S
C
D
D
C
H
O
T
T
T
F
N
V V
V V
N

III

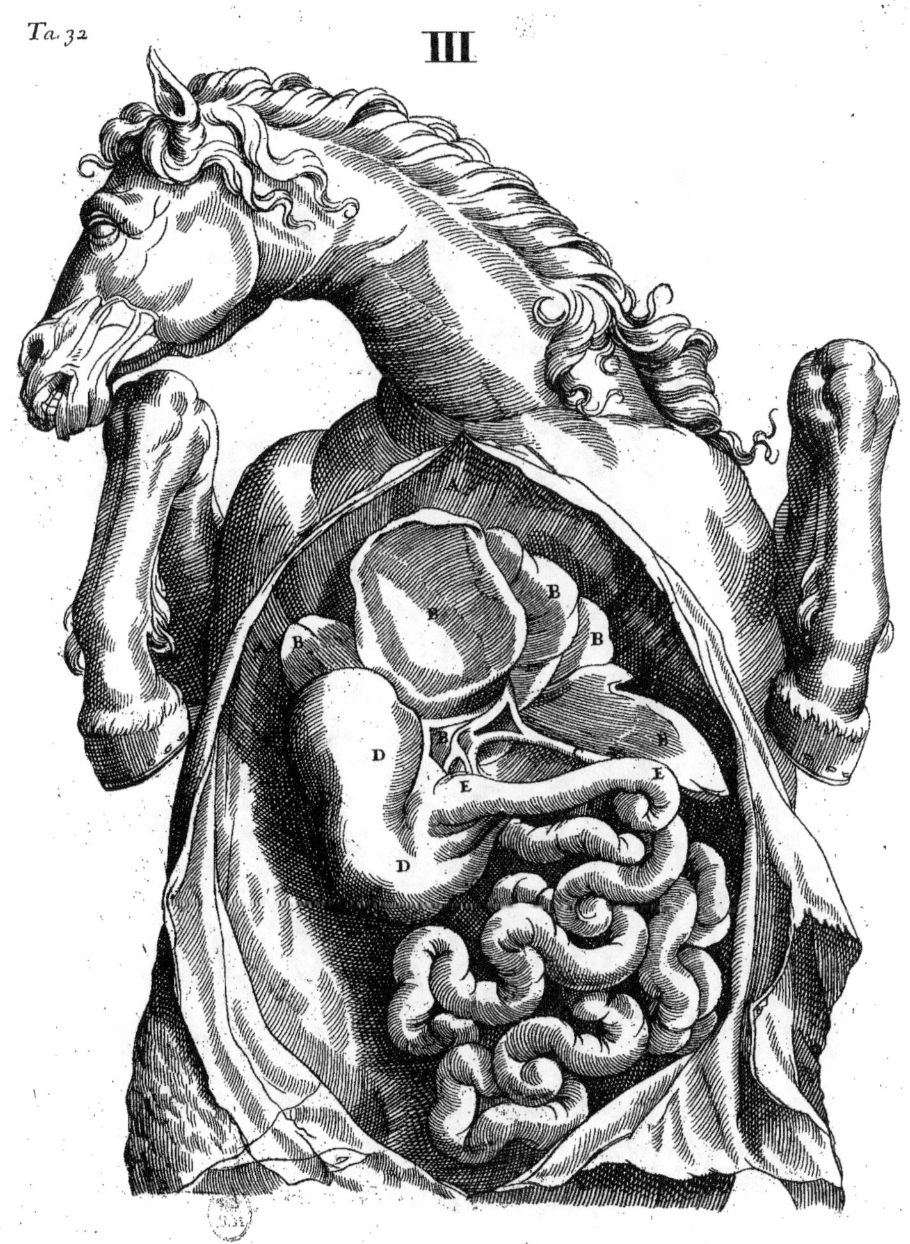

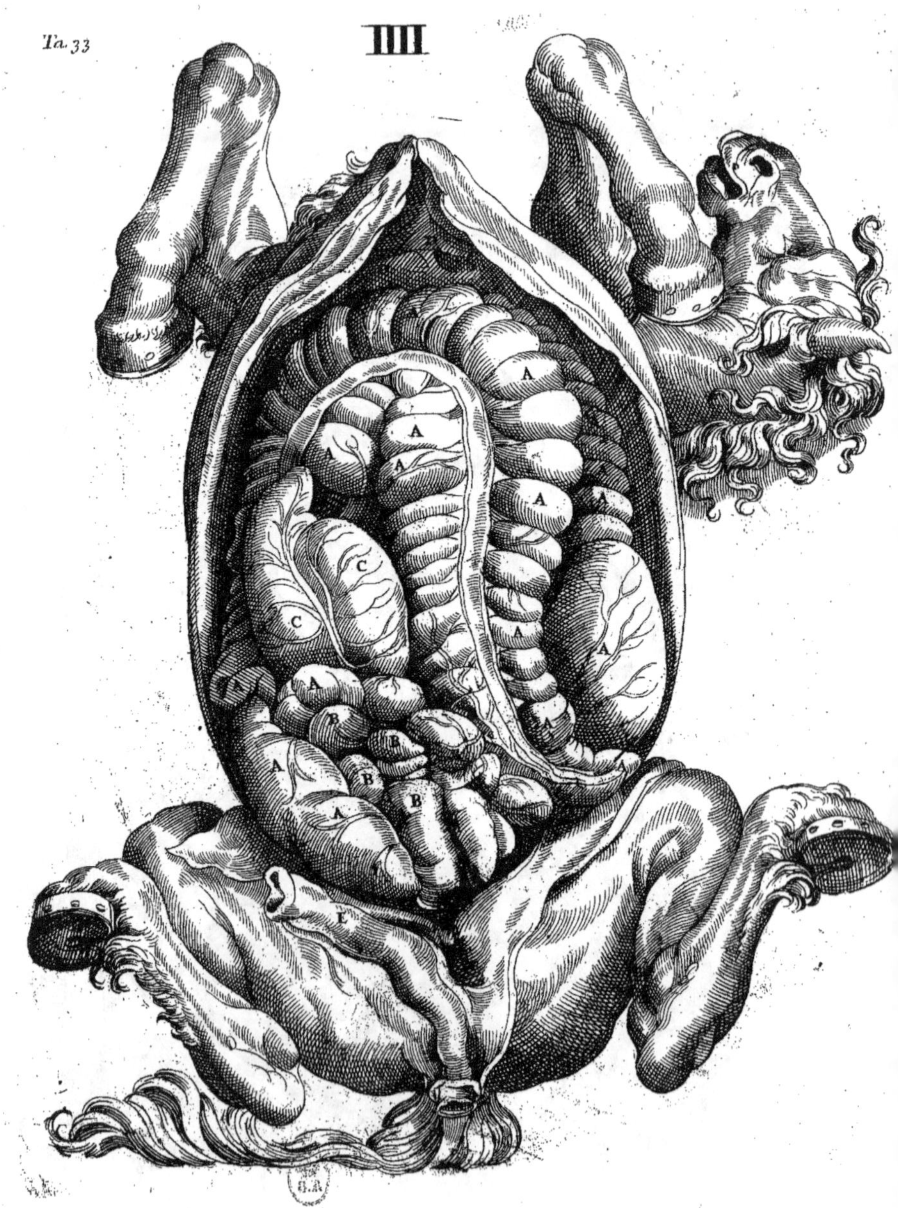
Ta. 33
IIII

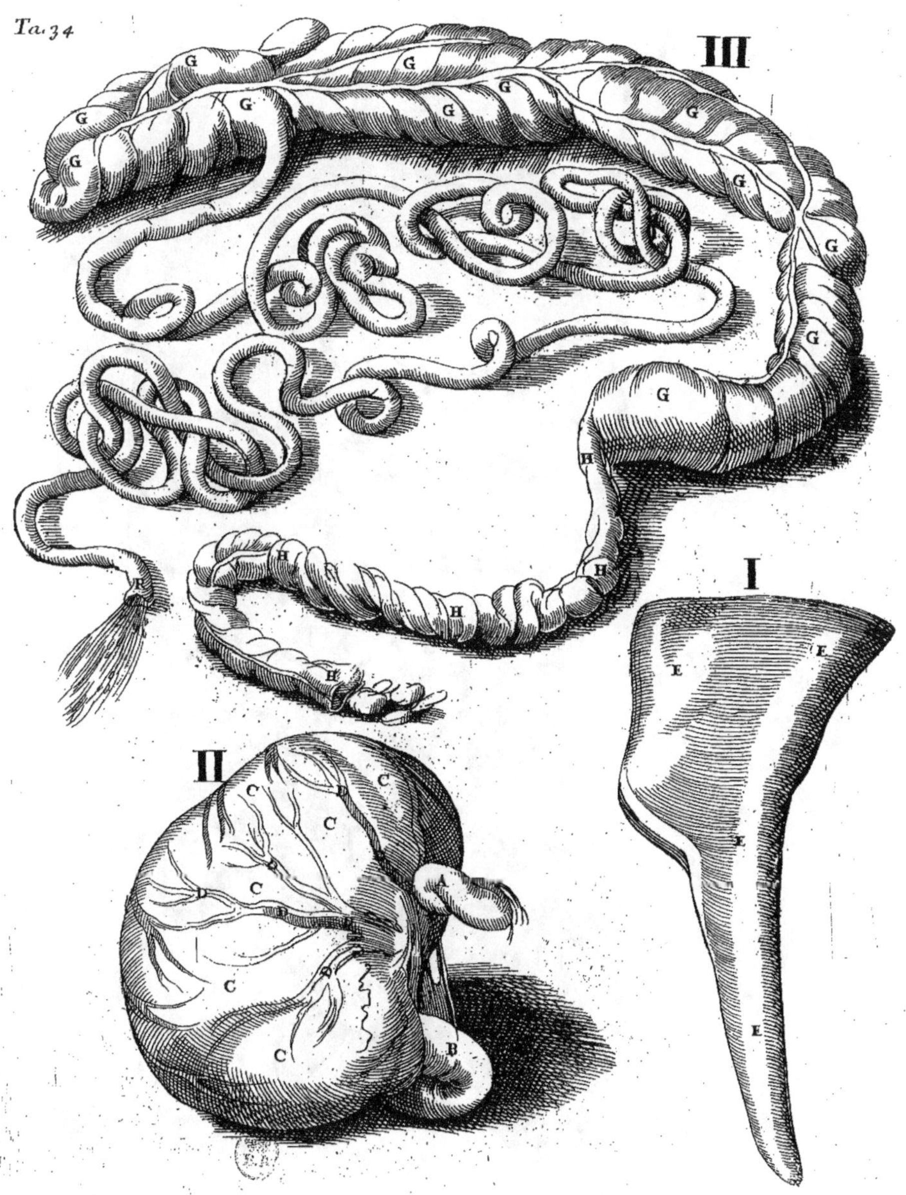

Ta. 34
III
I
II

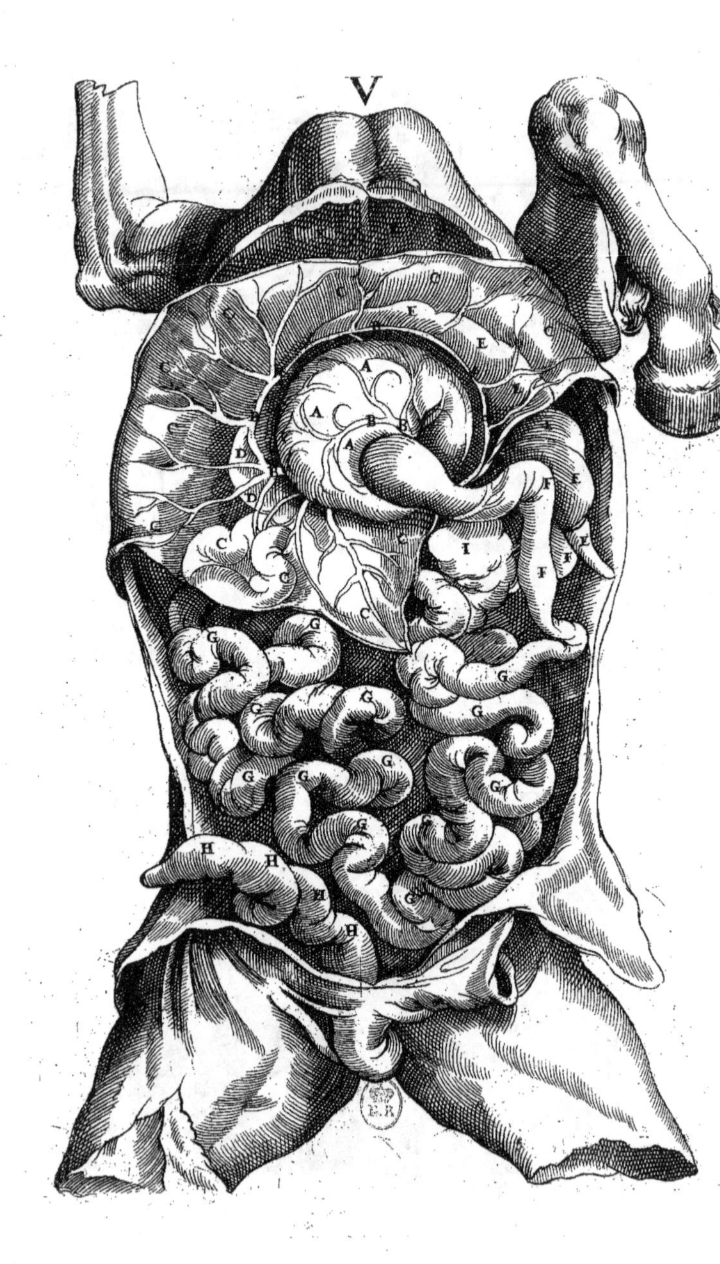
V

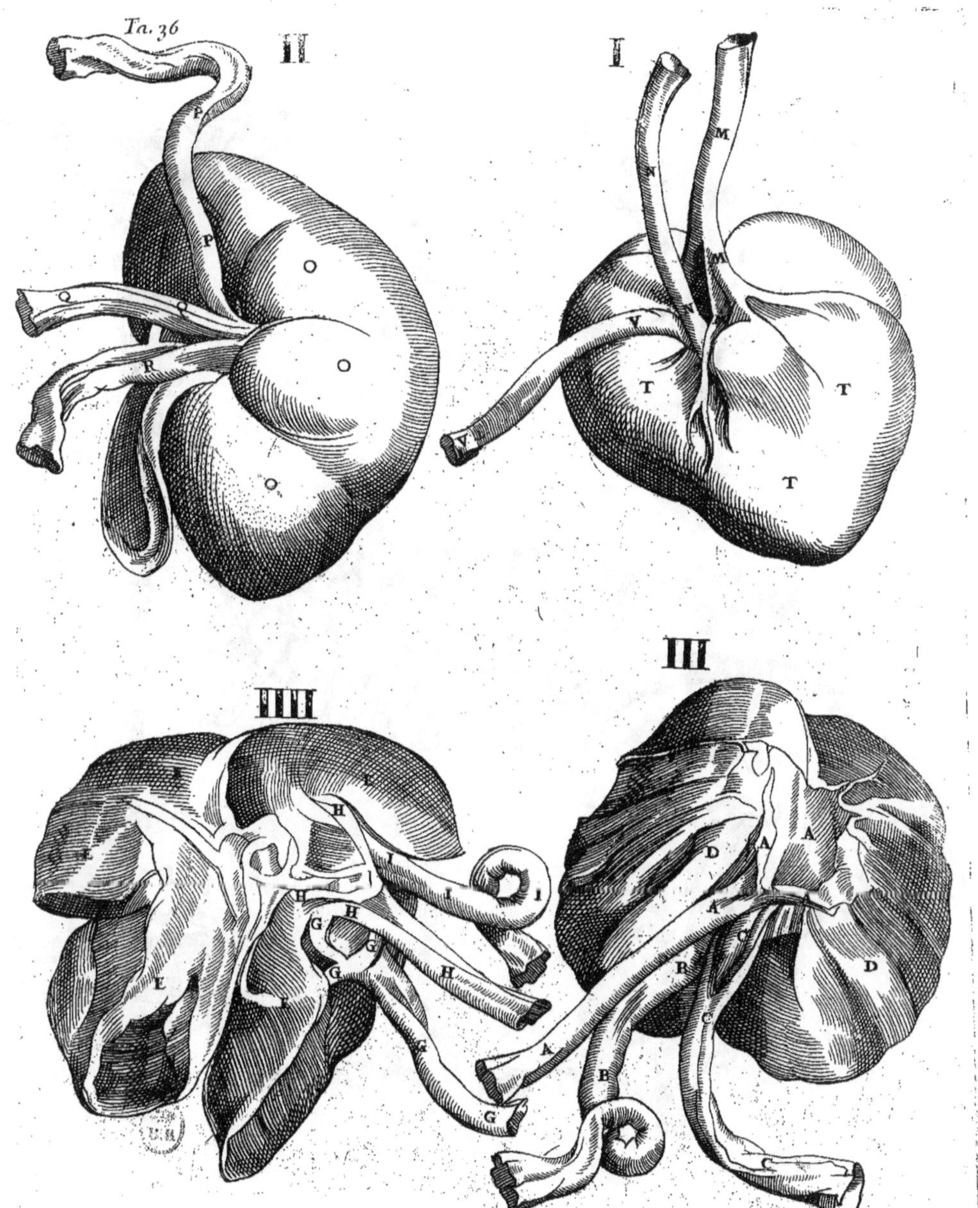

Ta. 36
II
I
III
IIII

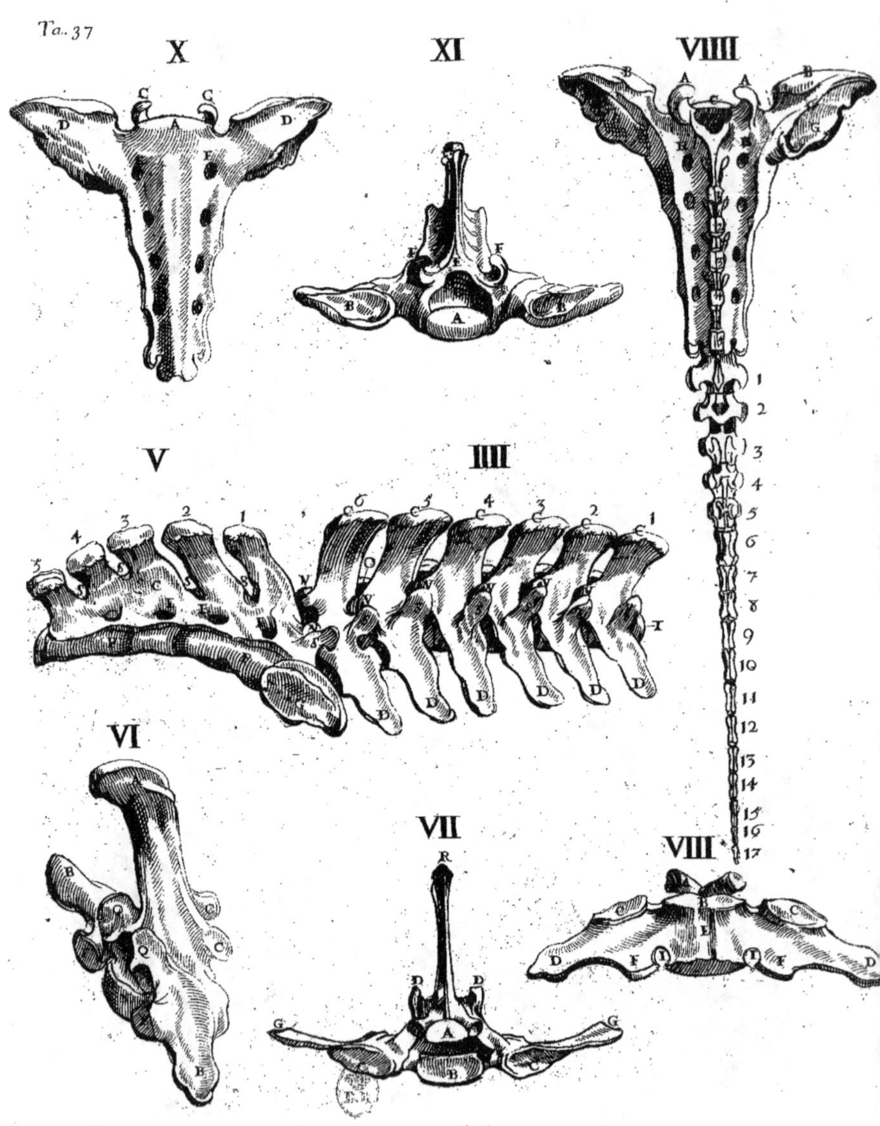

Ta. 37
X
XI
VIIII
V
IIII
VI
VII
VIII

Ta. 38

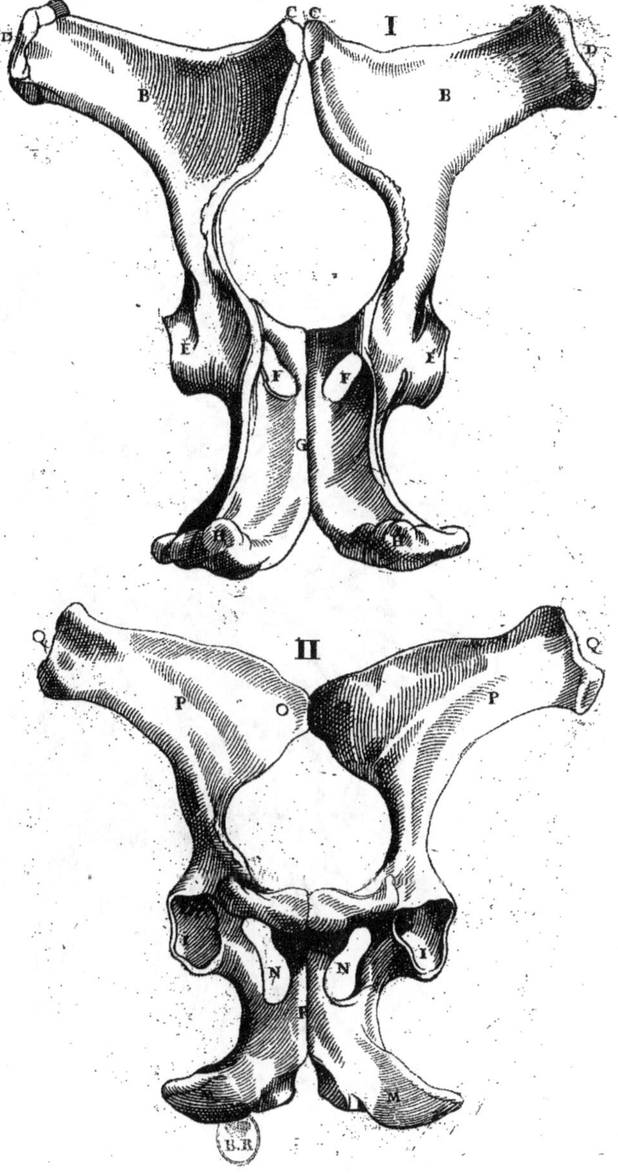
I
C C
D
B
B
D
E
F
F
E
G
H
H
II
Q
Q
P
O
P
N
N
L
I
M
B.R.

I

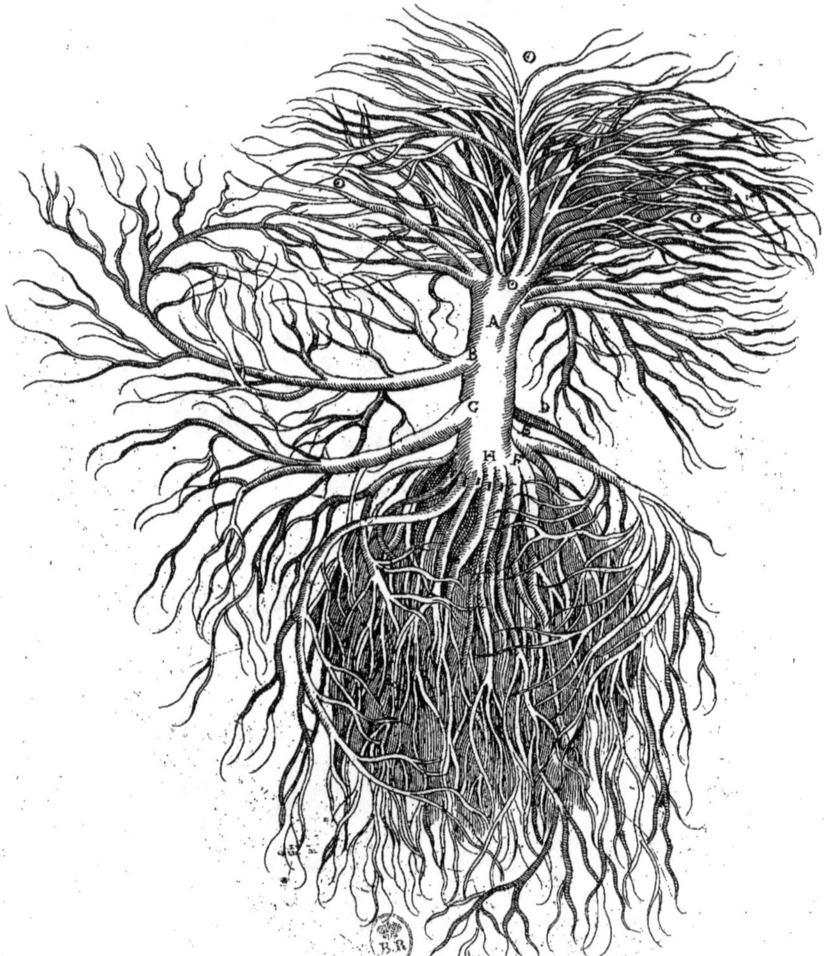

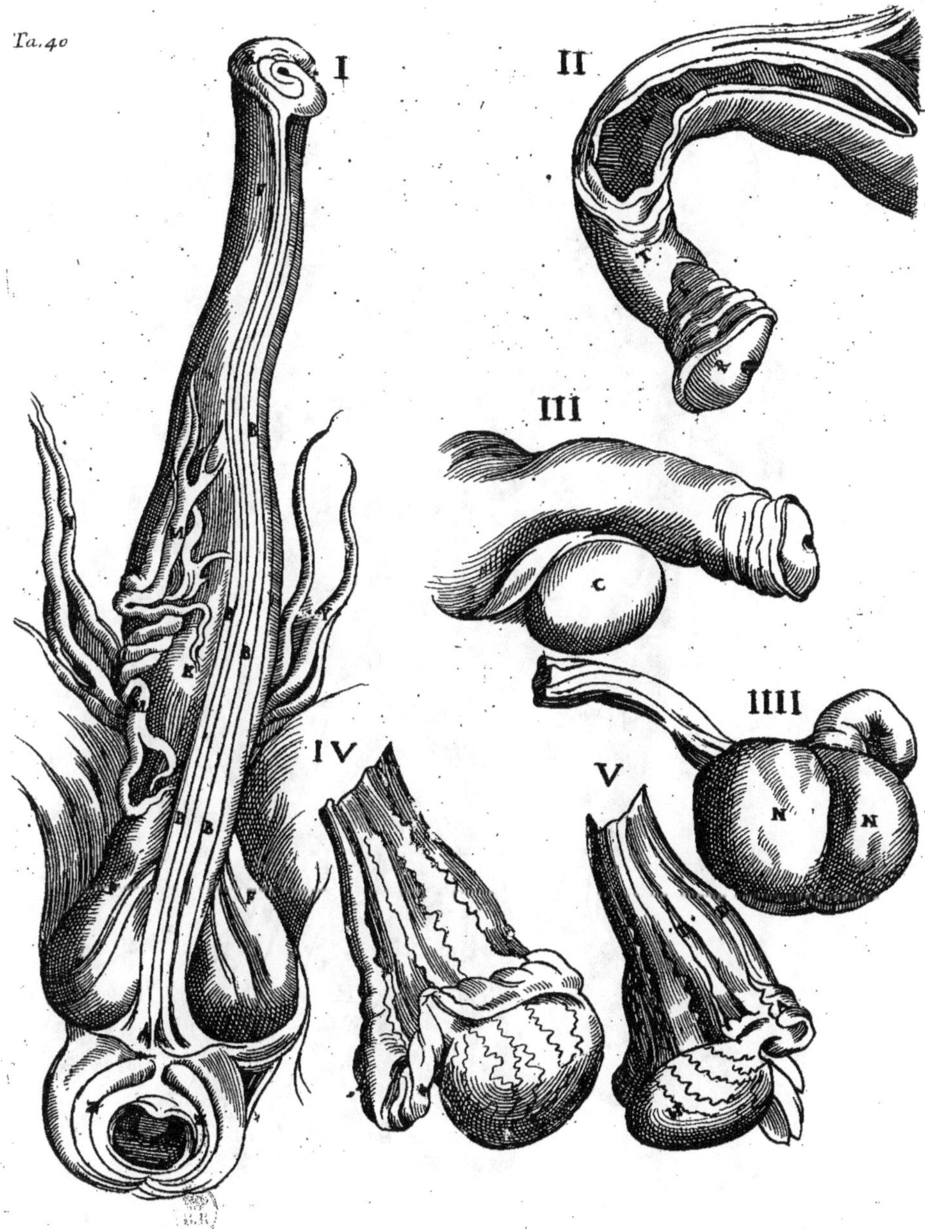
Ta.40
I
II
III
IIII
IV
V

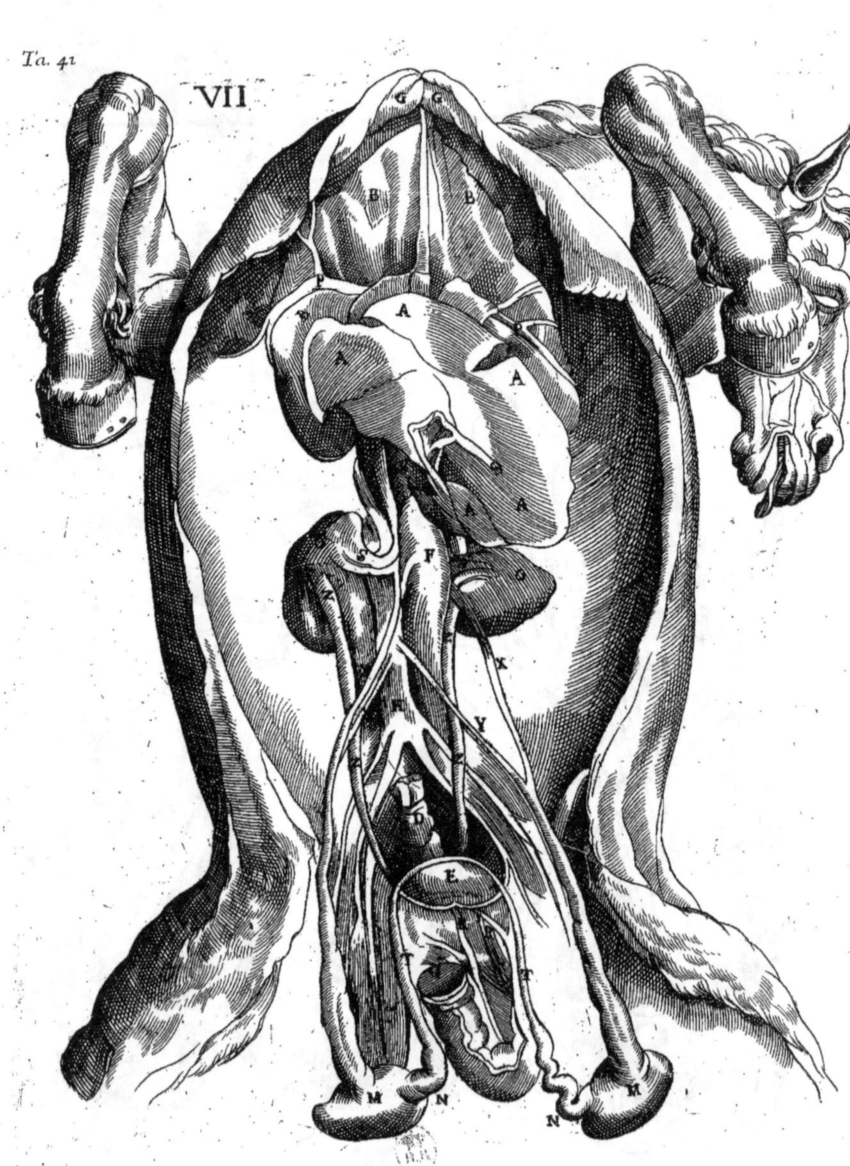

Ta. 41
VII
G G
B B
A
A
A
A
A
F
O
X
Y
E
M N N M

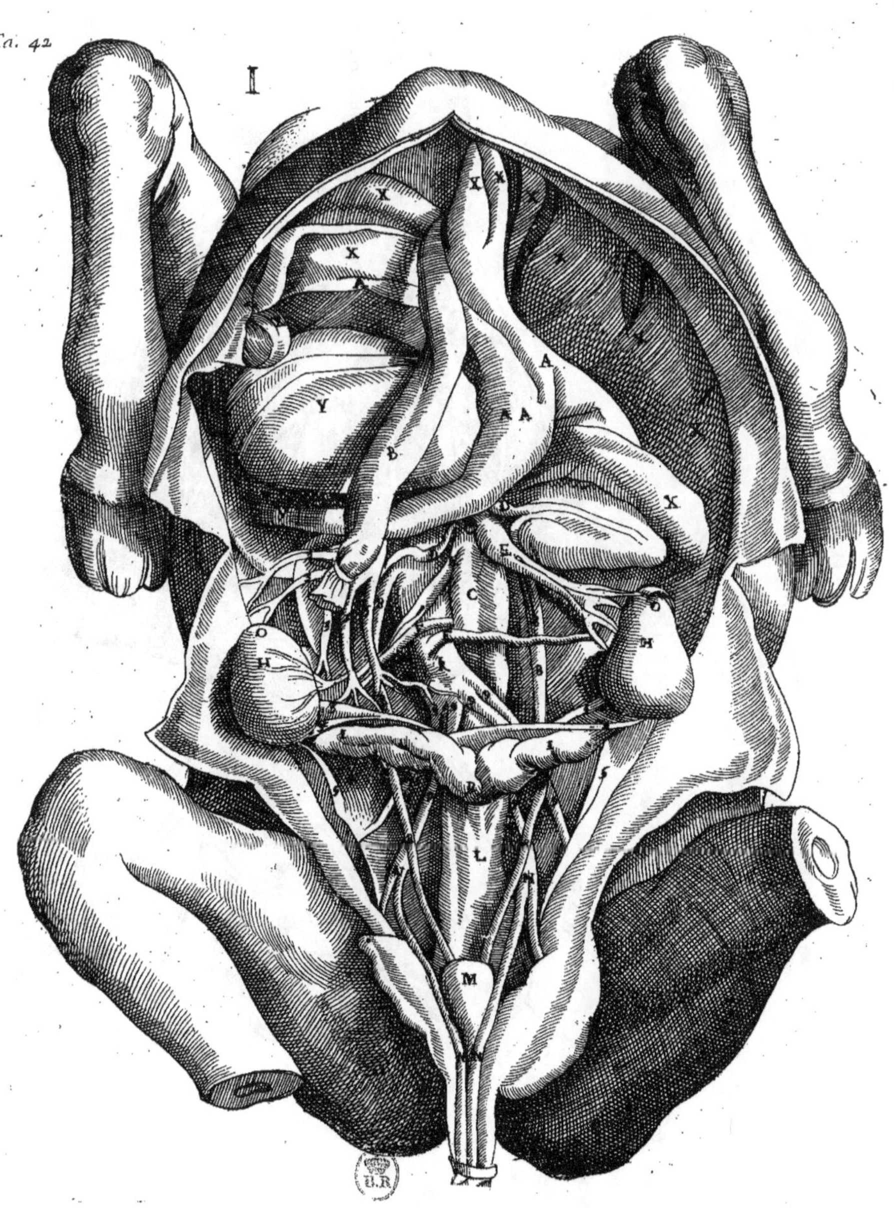
I
X
X X X
X
A
Y
A A
B
X
D
C
E
O
H
D
H
S
L
M

Ta. 43

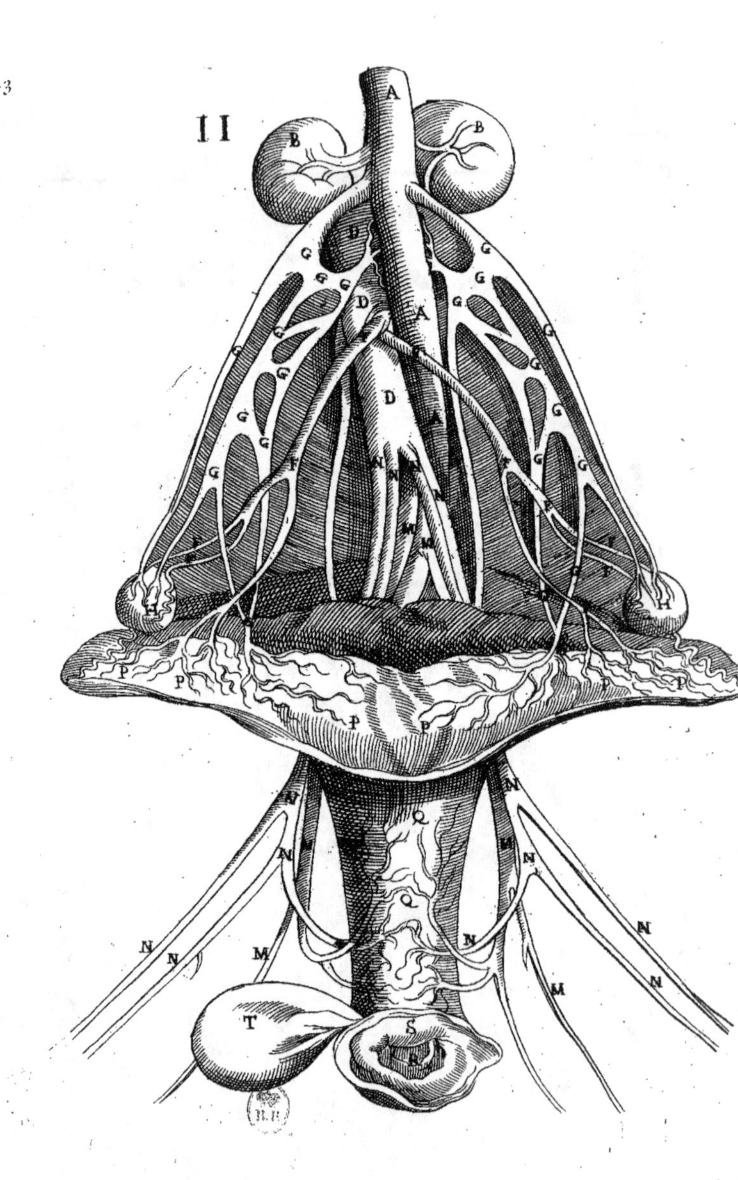
II
A
B
B
G
G G G
D
D
A
G
G
G
G
G
G
G
G
G
G
G
G
D
A
N N N
N N
M
F
F
P P P P
P P
N
M
N
Q
M N
N
N
N
Q
N
M
M
T
S
R.F.

III

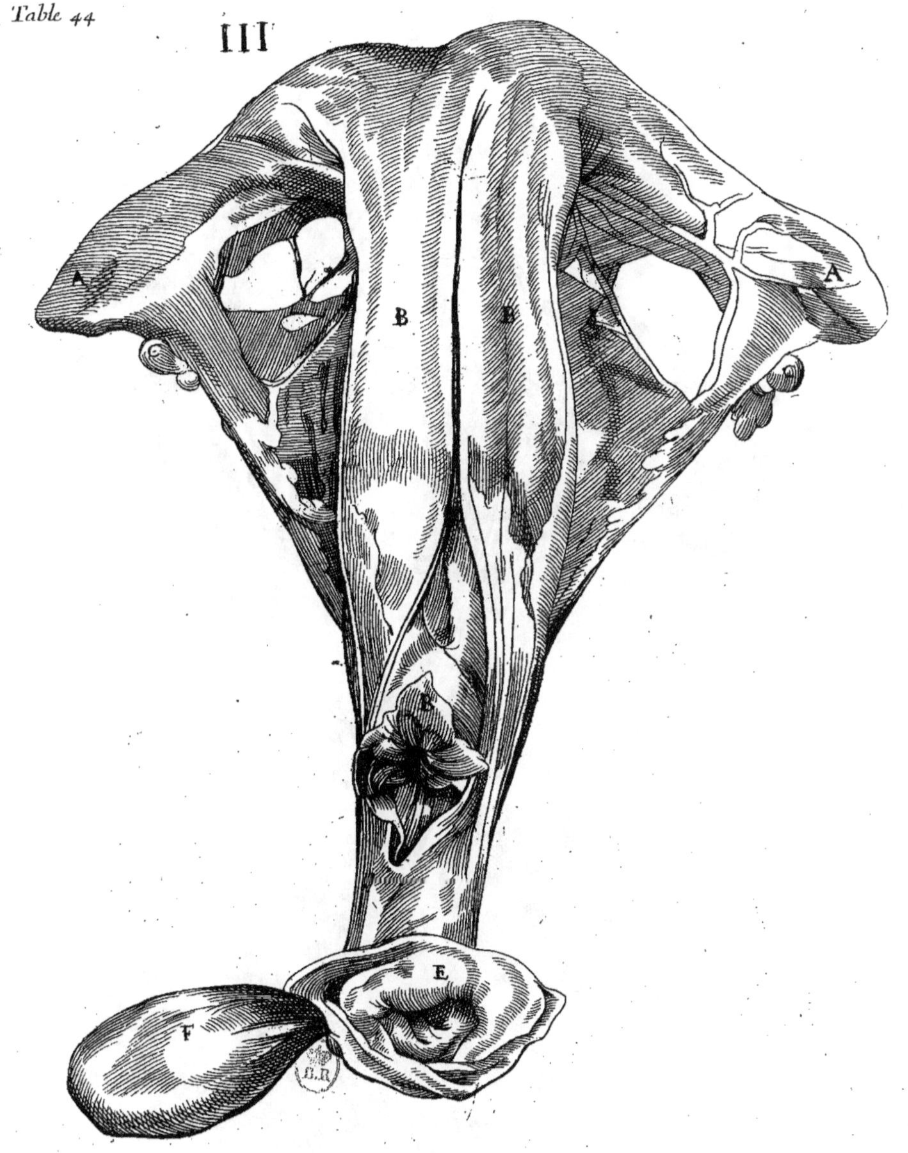

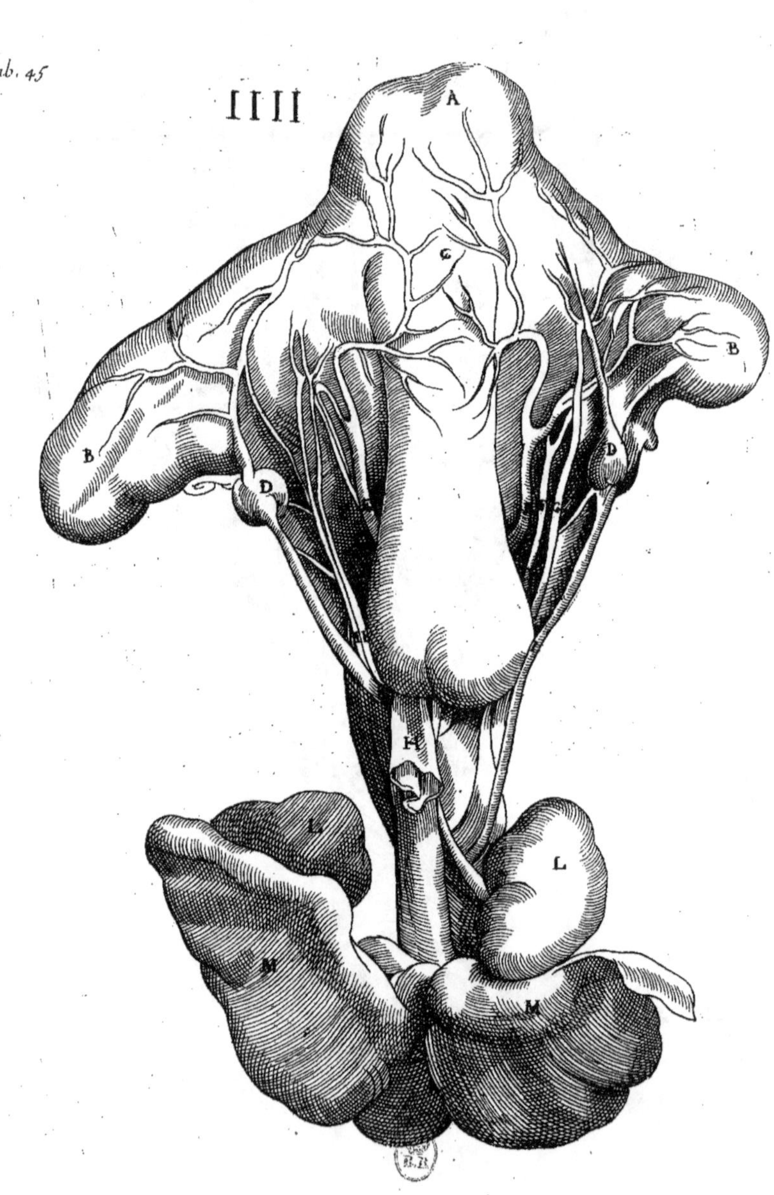Tab. 45
IIII
A
C
B
B
D
D
H
L
L
M
M

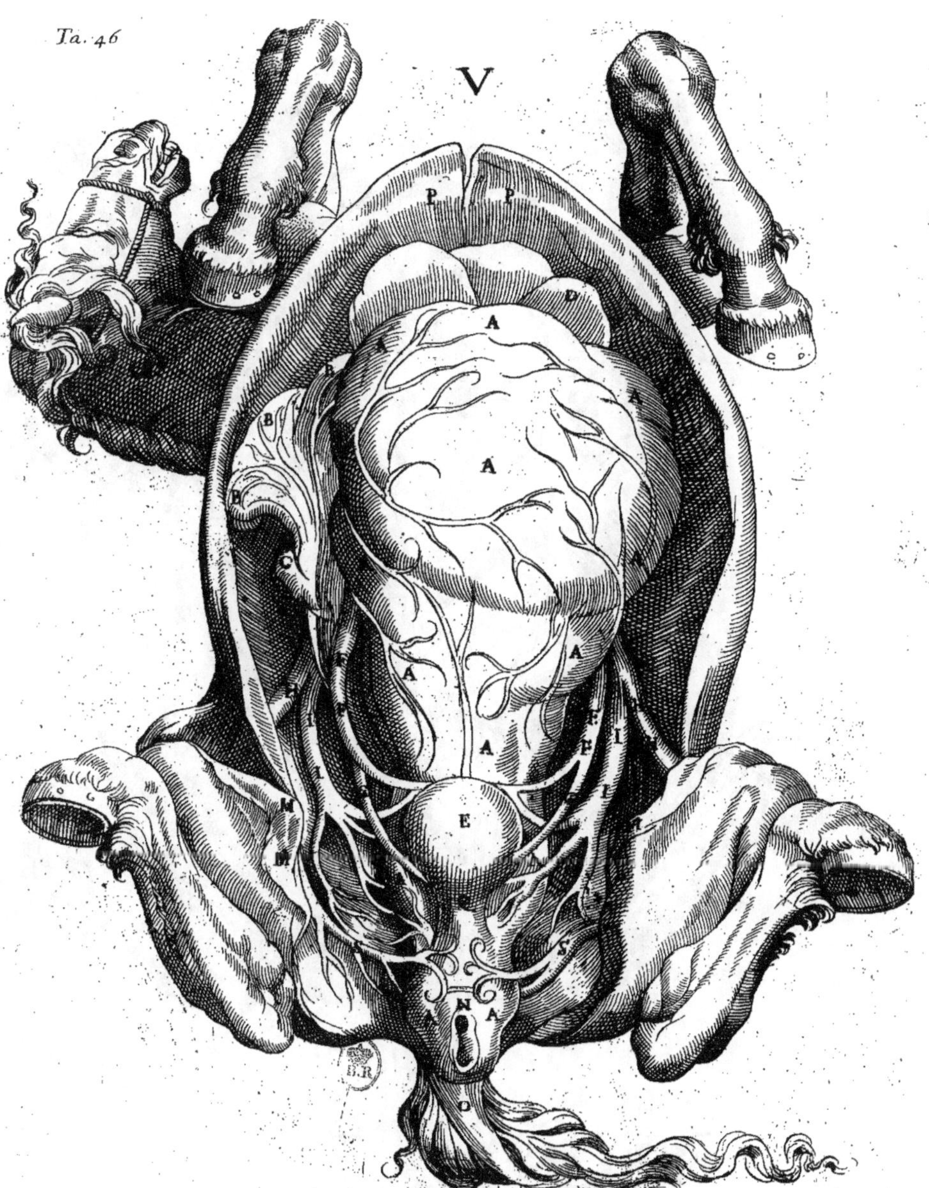
Ta. 46
V
P P P
P
A
A
A
B
A
A
B
C
A
A
A
F
I
A
G
R
M
E
M
S
N A
O

Ta. 47
VI

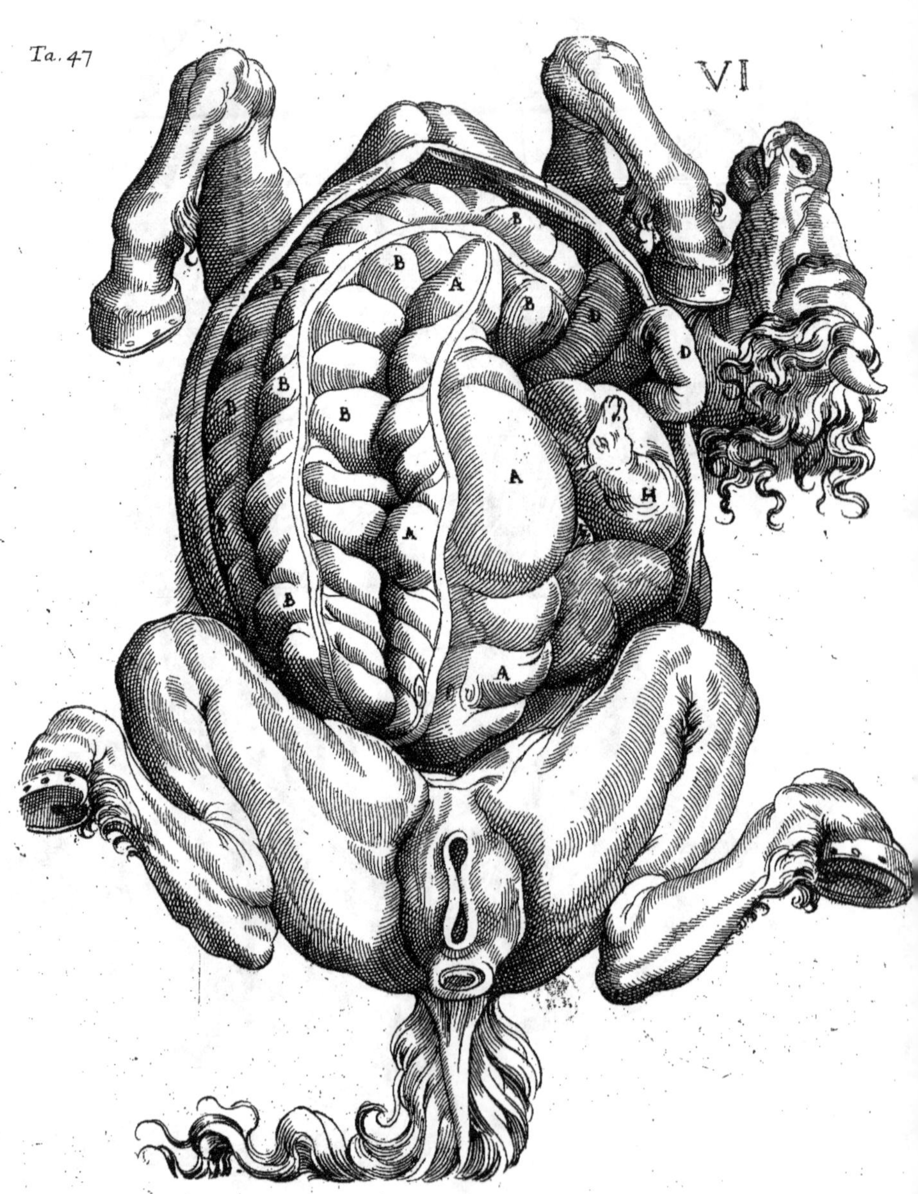

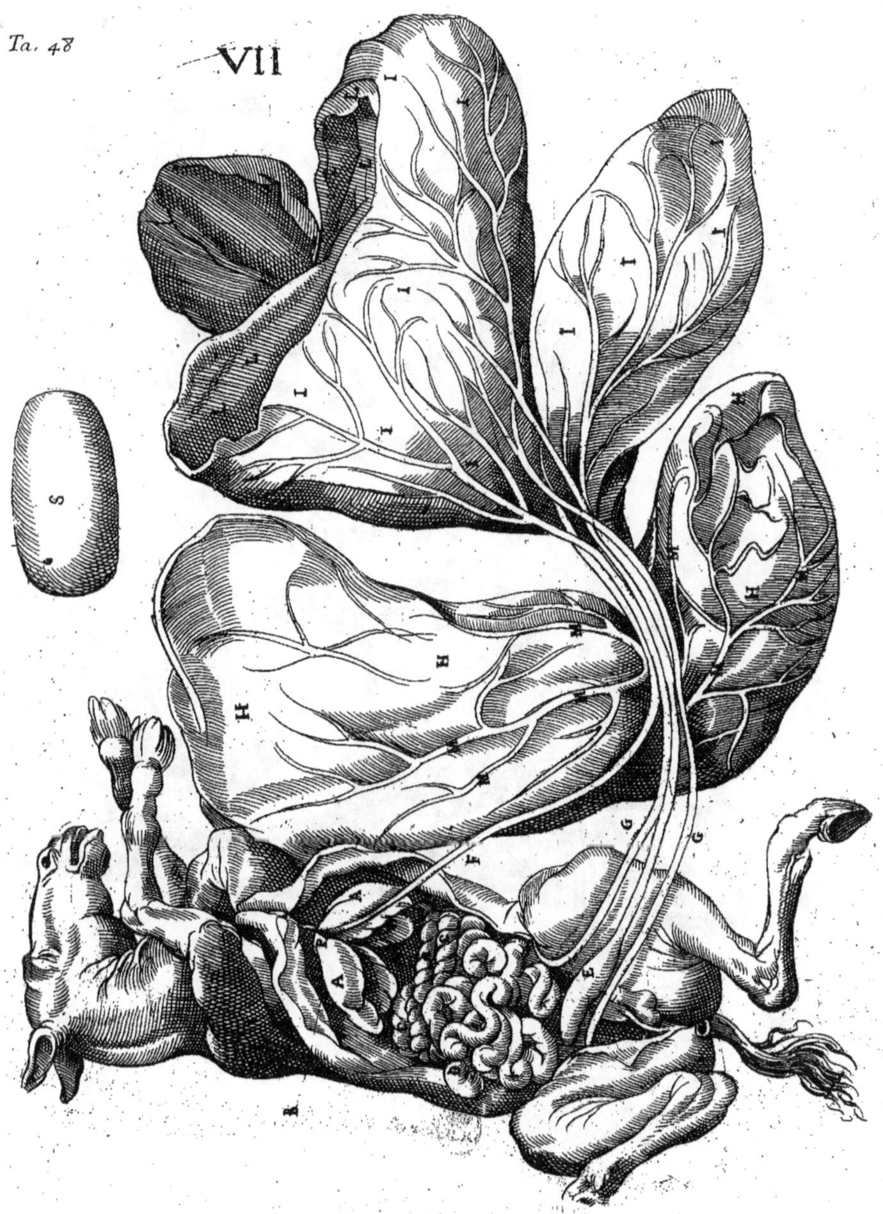

Ta. 48
VII

Ta. 49
VIII

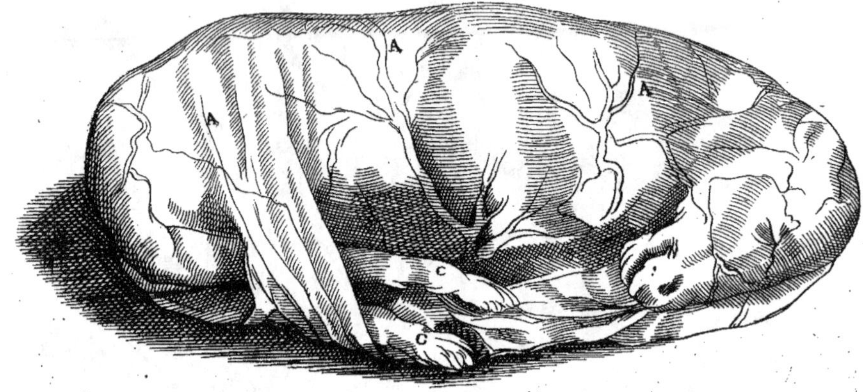
A
A
A
C
C

VIIII

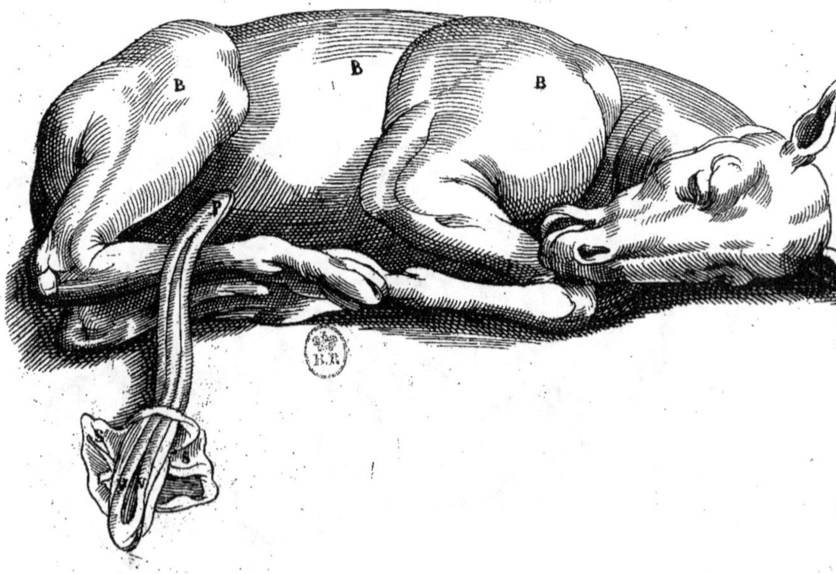
B
B
B
P

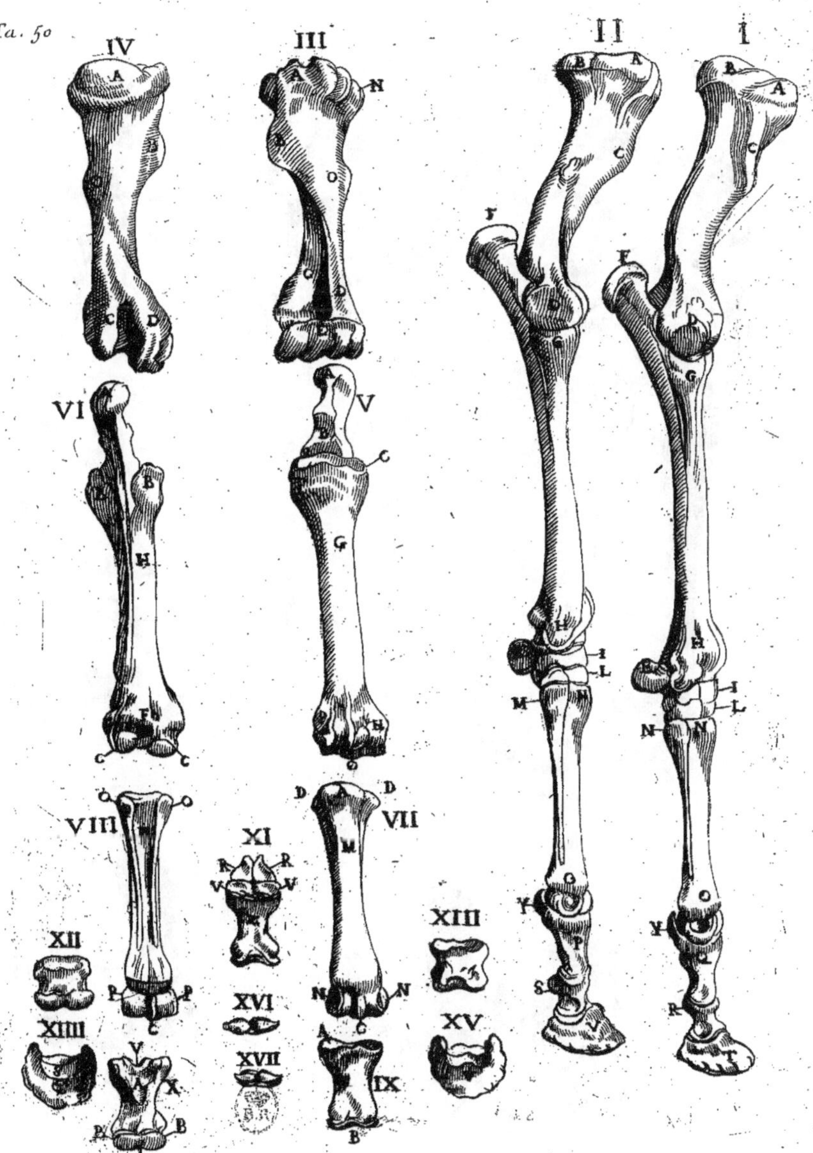

Ta. 50

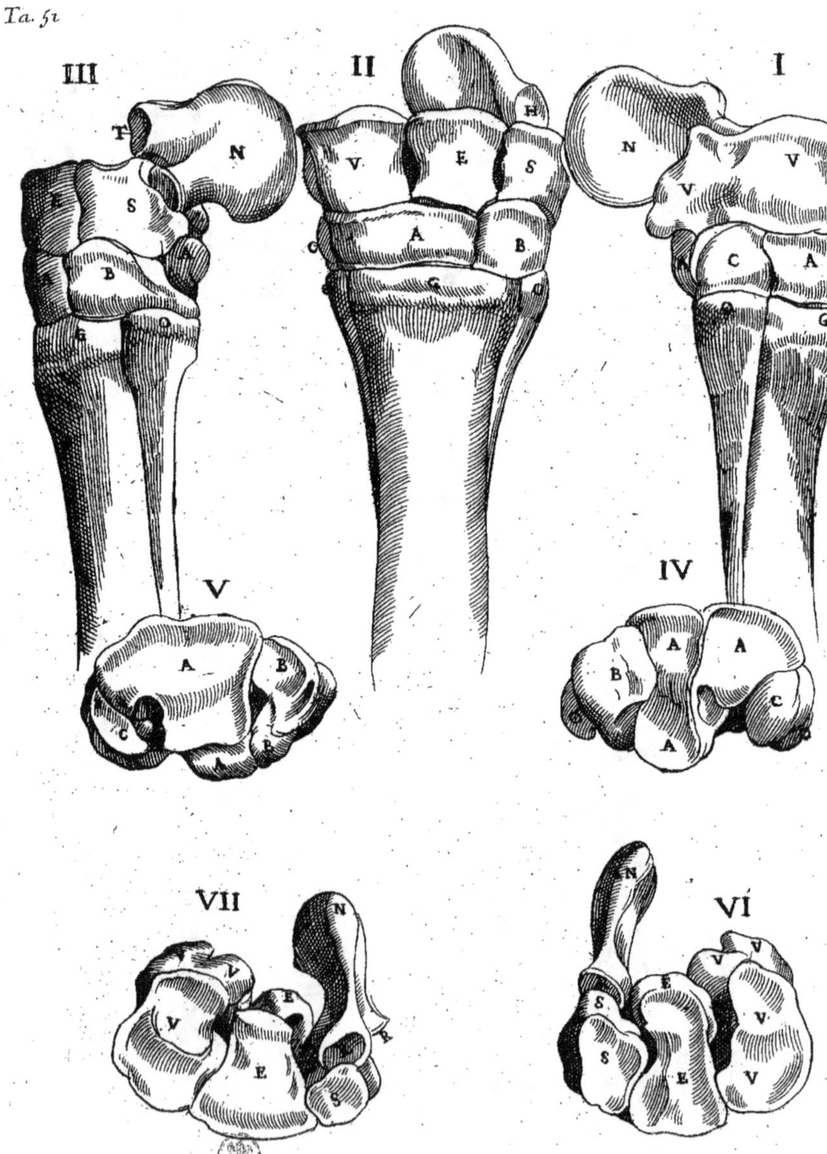
Ta. 51
III
II
I
IV
V
VI
VII

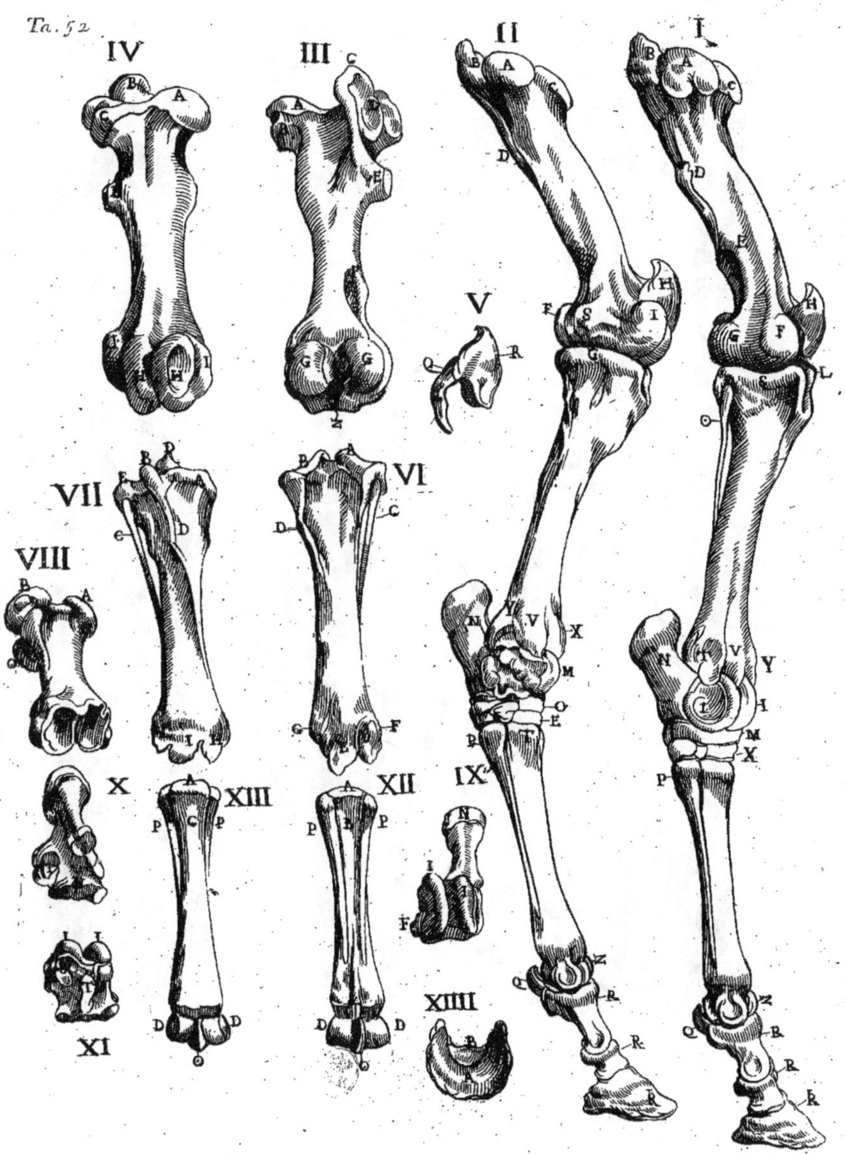

Ta. 52
IV
III
II
I
V
VII
VI
VIII
X
XIII
XII
IX
XI
XIIII

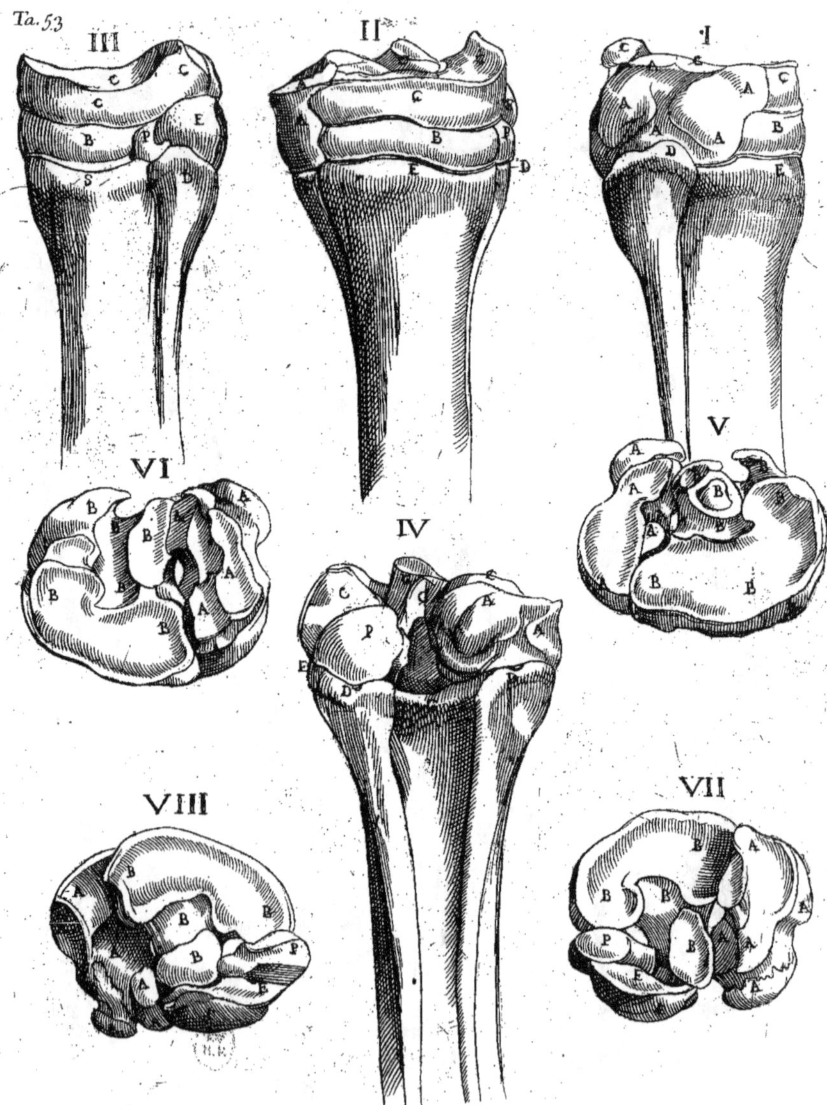

Ta. 53
III
II
I
VI
V
IV
VIII
VII

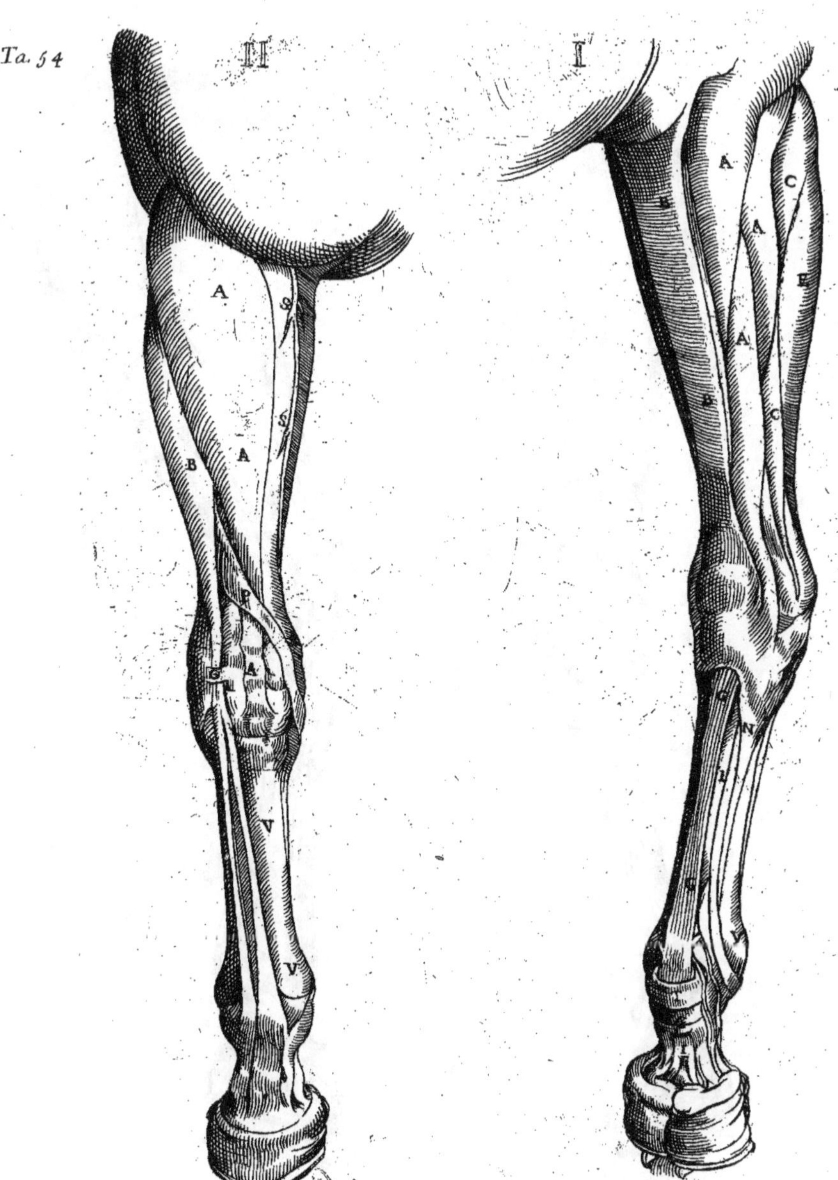

Ta. 54
II
I

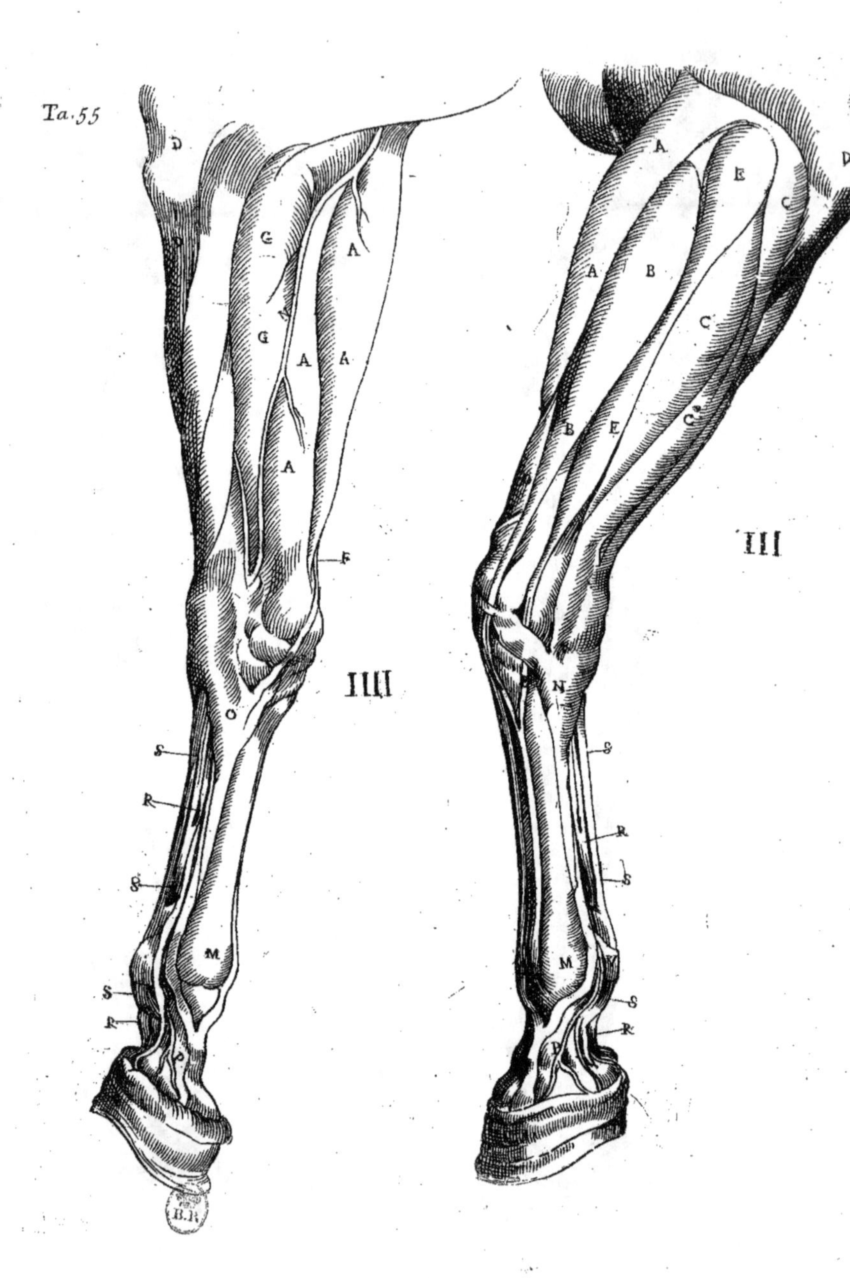

Ta.55
D
G
G
N
A
A
A
A
F
O
S
R
g
M
S
R
P
B.R
IIII
A
B
E
C
D
A
B
C
B
E
C
N
S
R
S
M
S
R
III

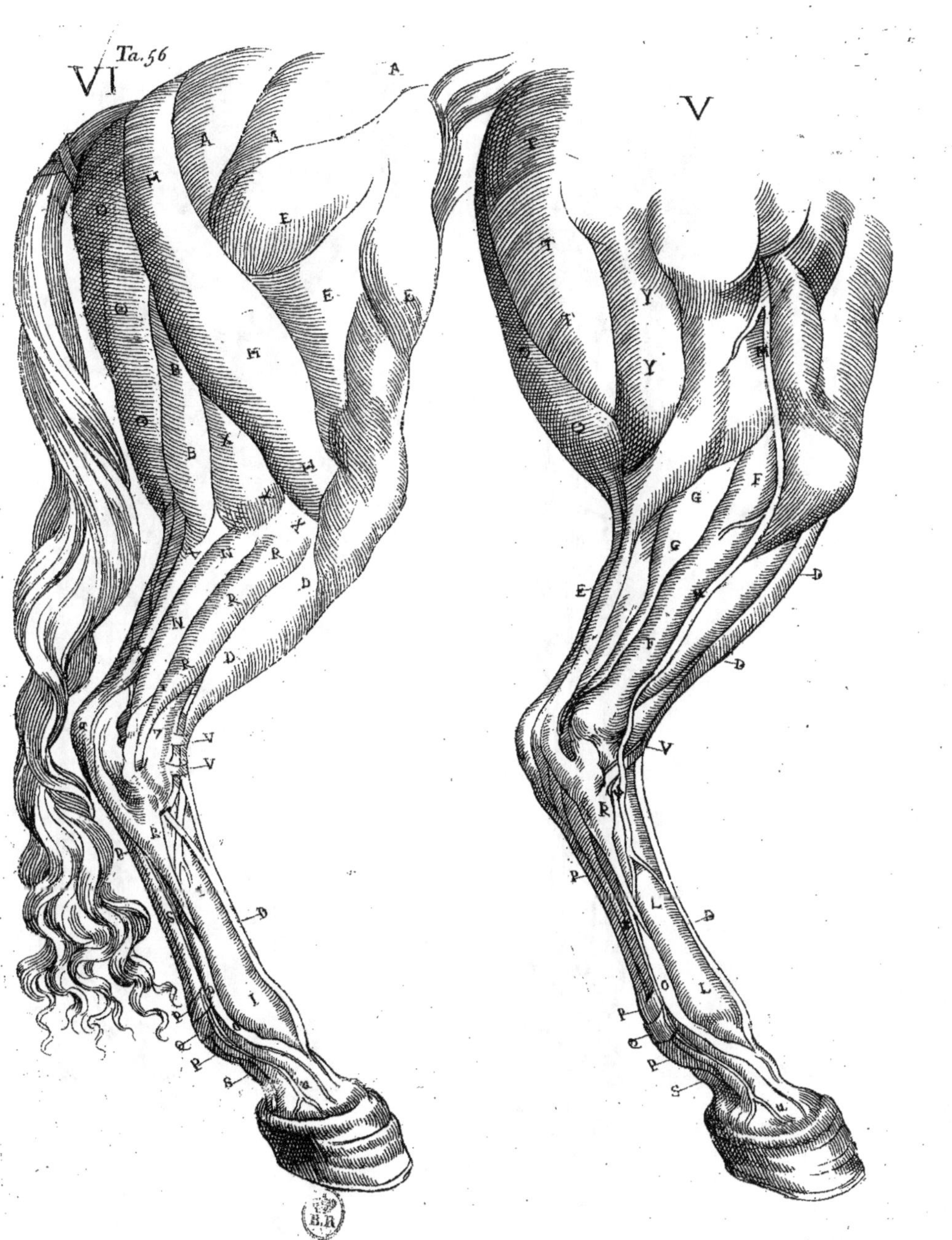

Ta.56
VI
V
A
A

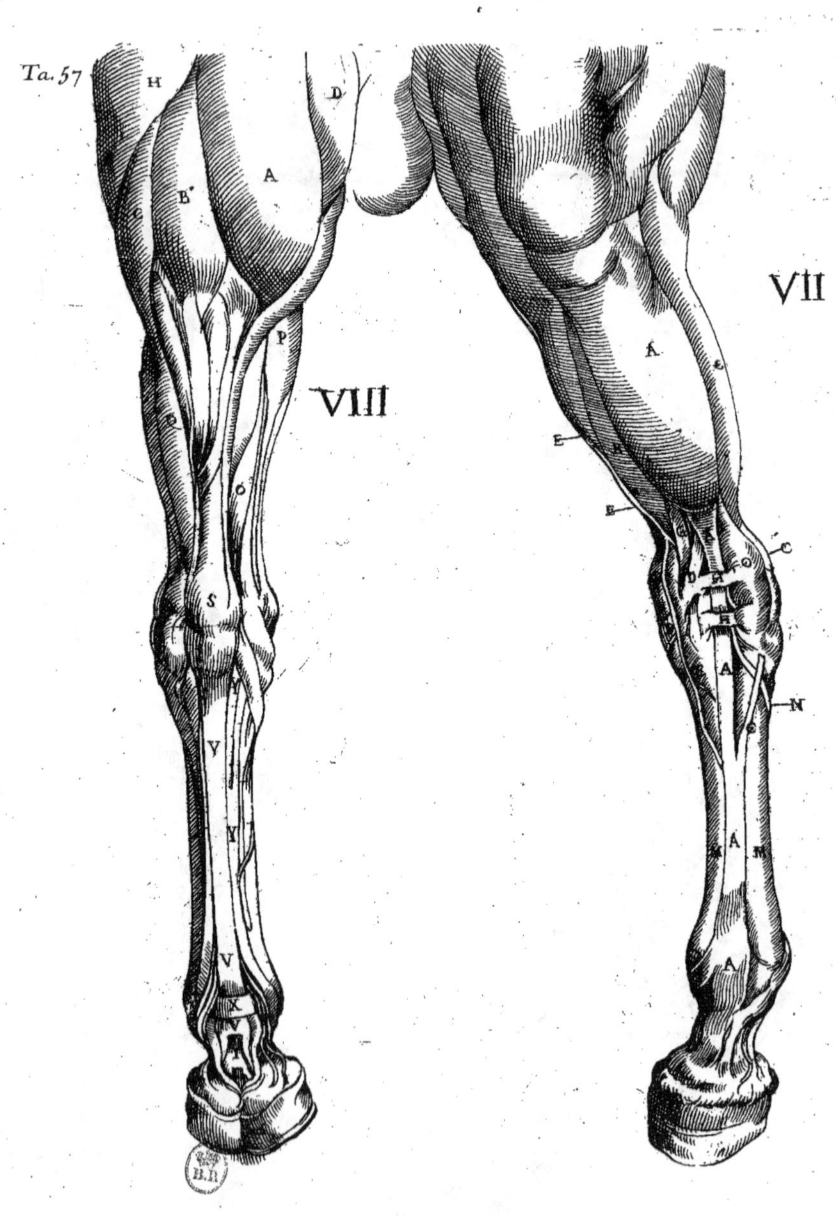

Ta. 57
VII
VIII

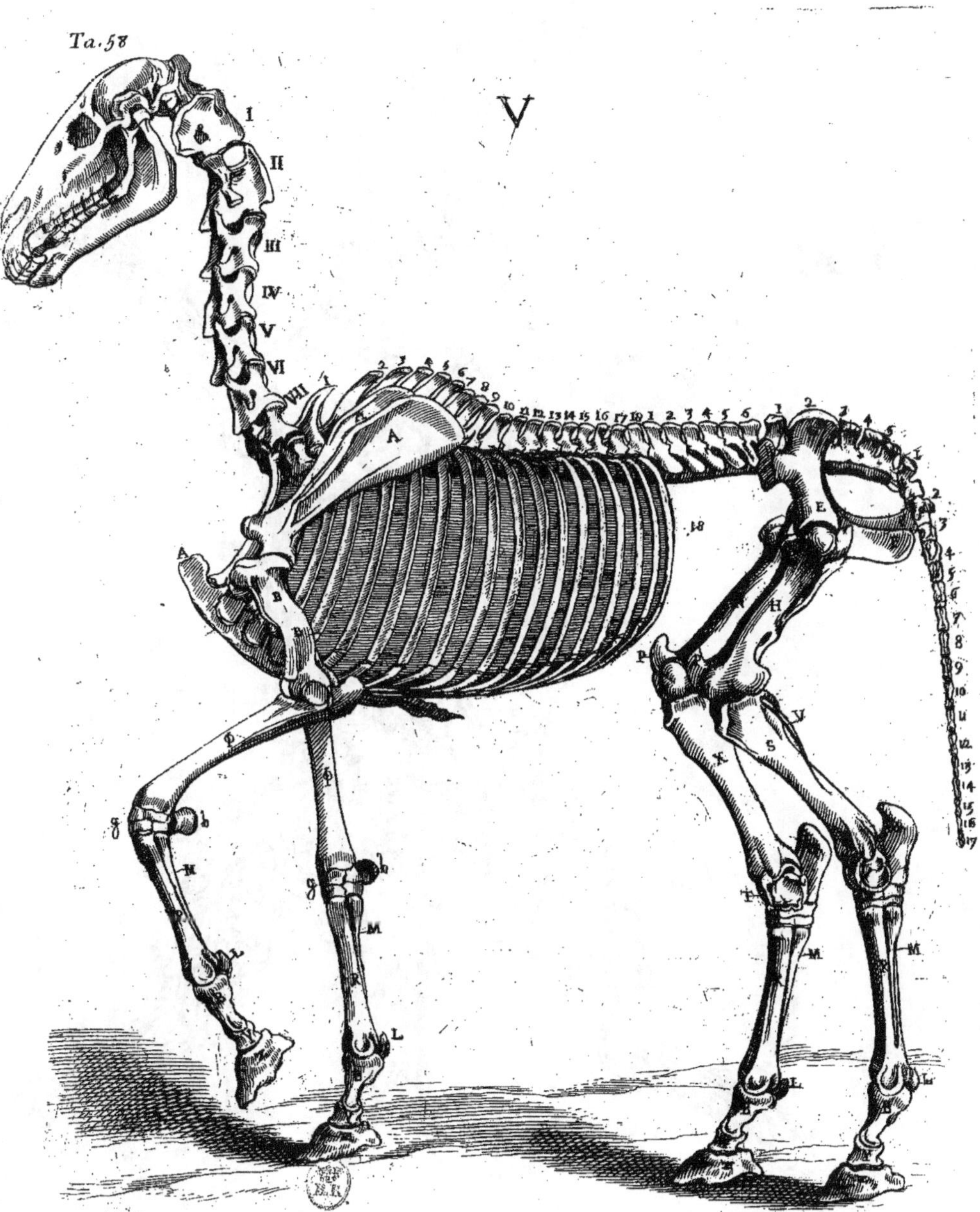

Ta.58
V

Ta. 59
II

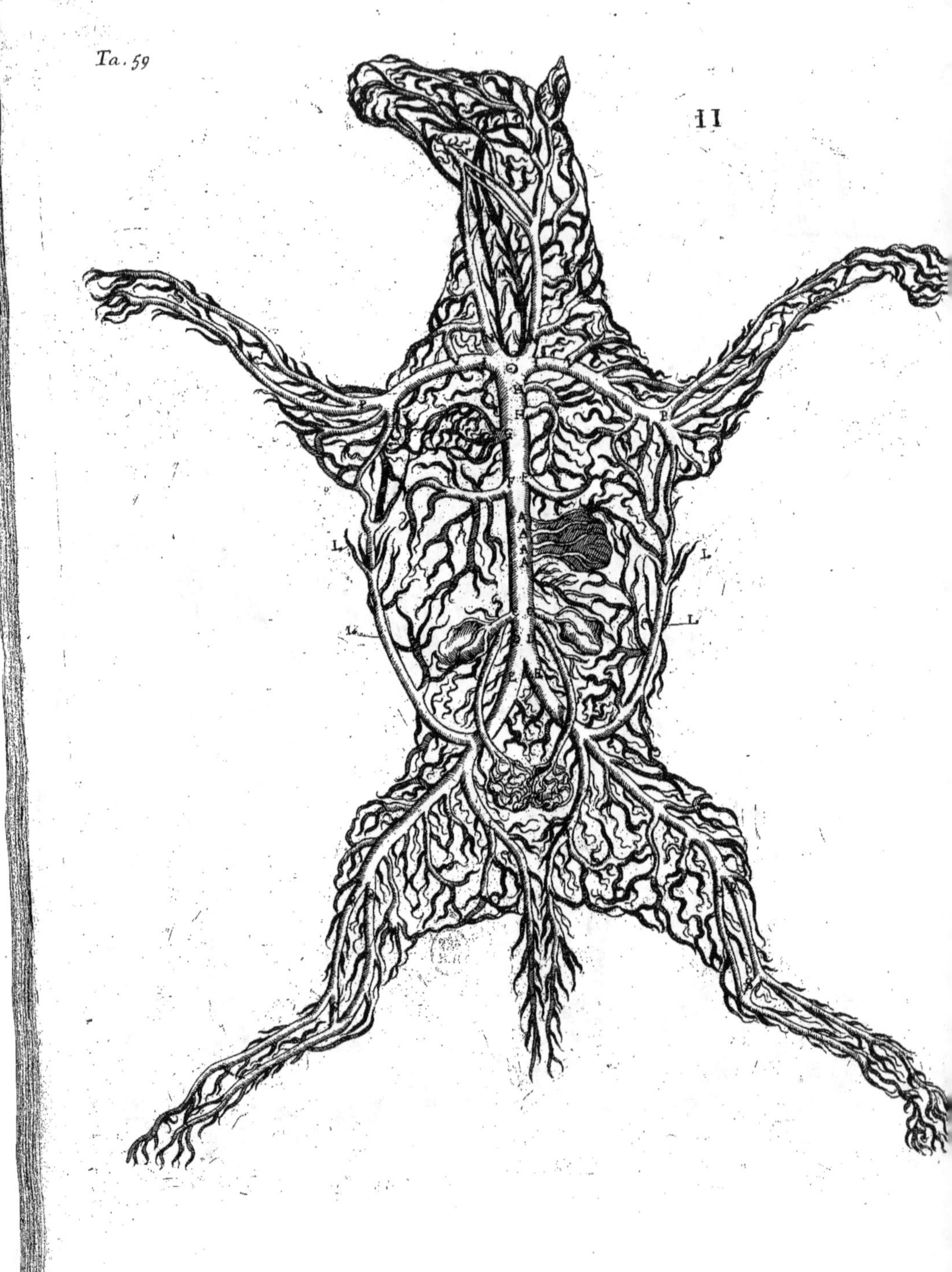

III

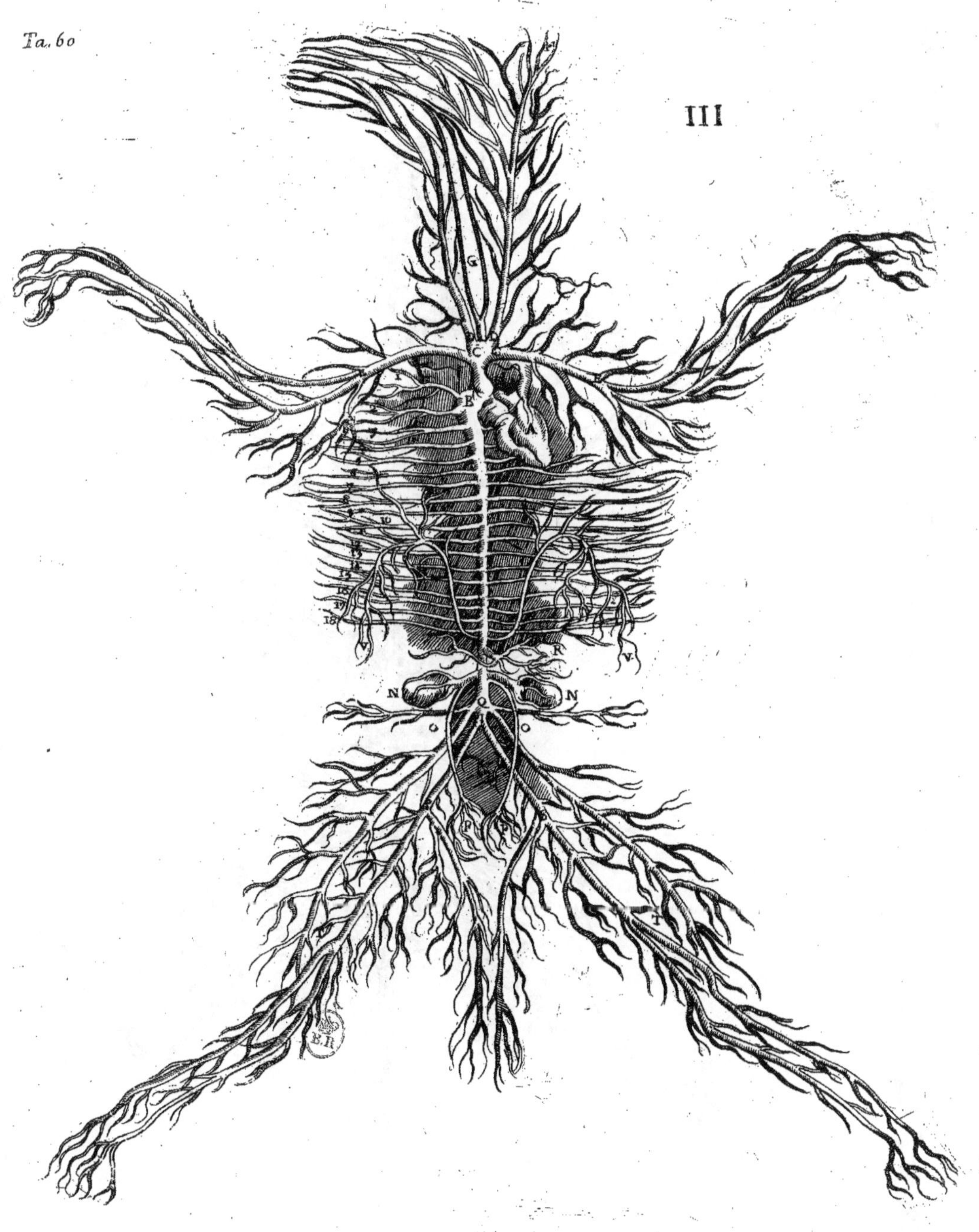

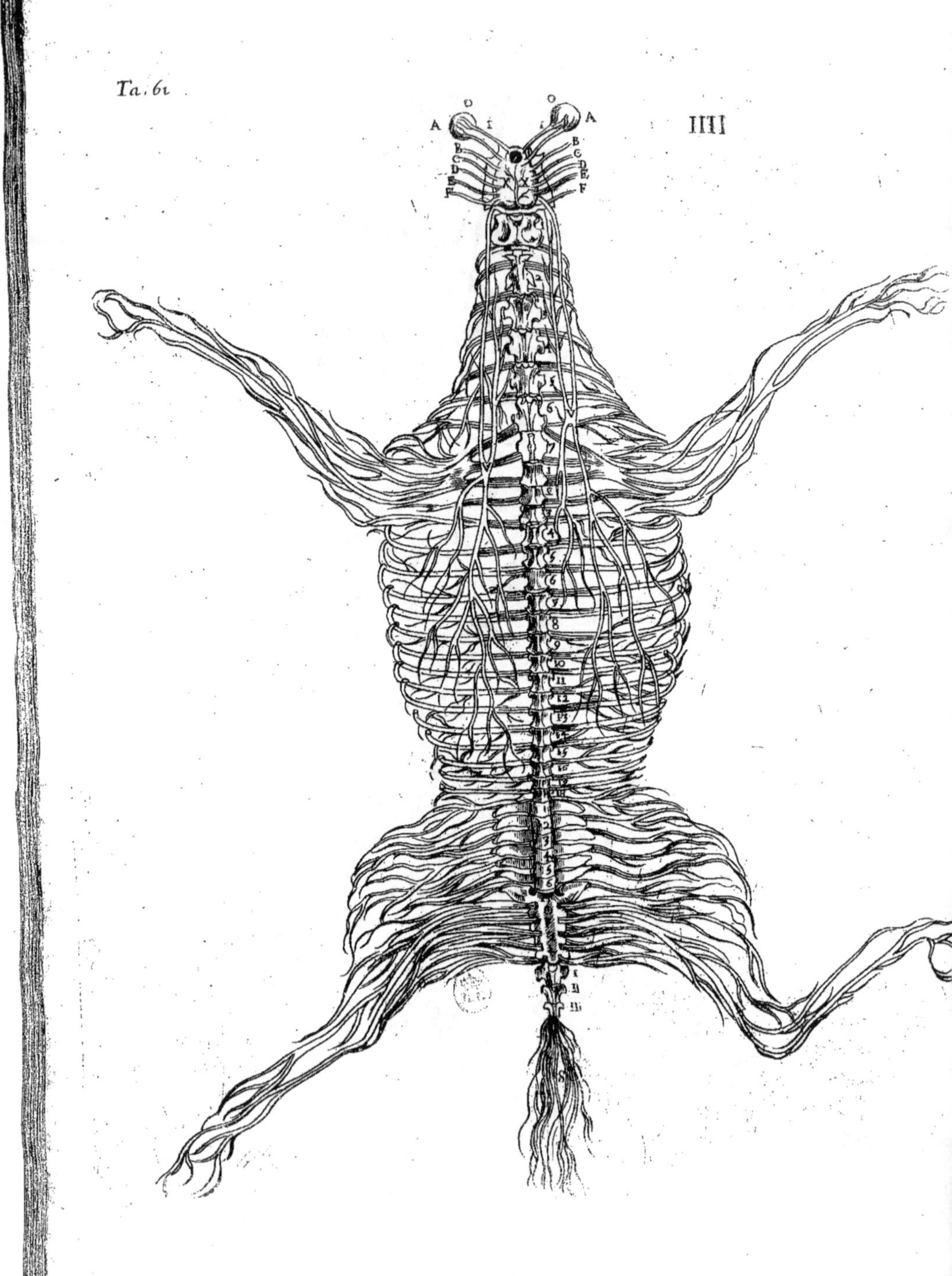

Ta. 61
IIII
A
A
B
B
C
C
D
D
E
E
F
F

Table 62

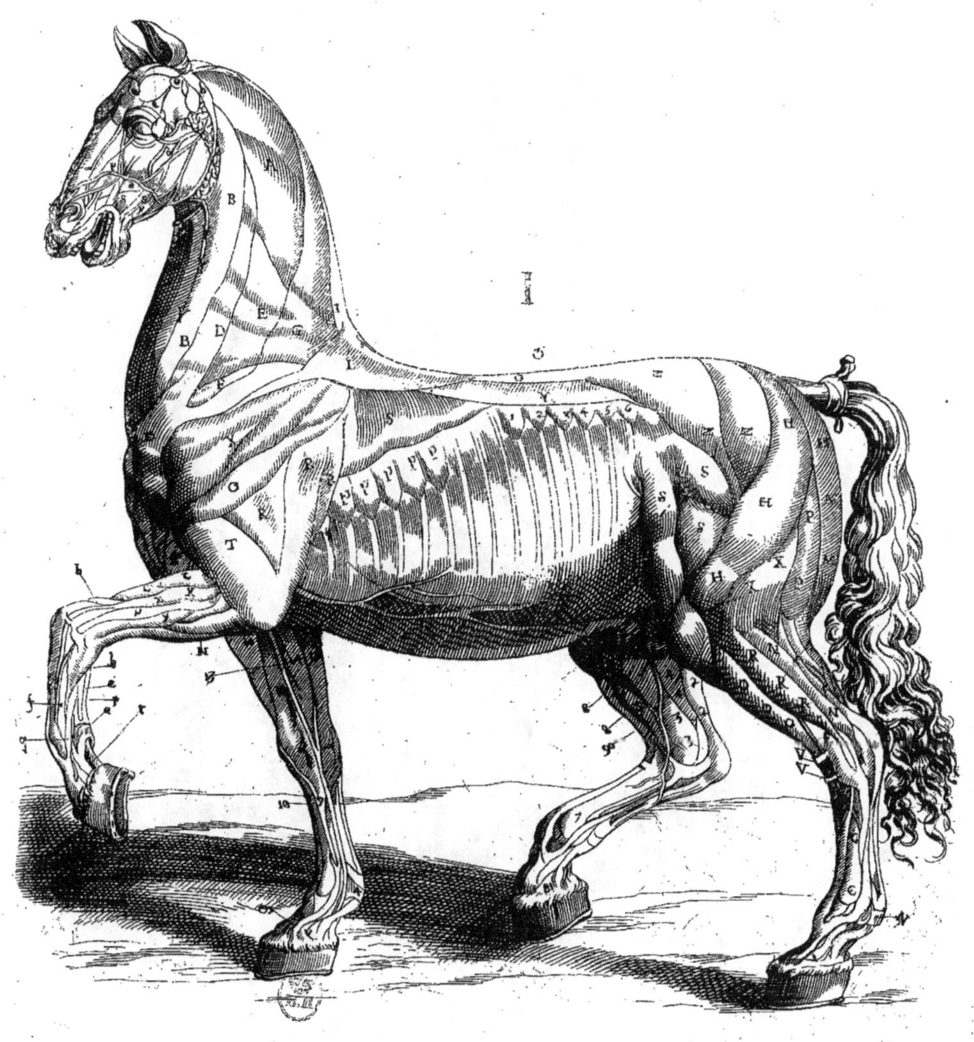

Ta.63
II

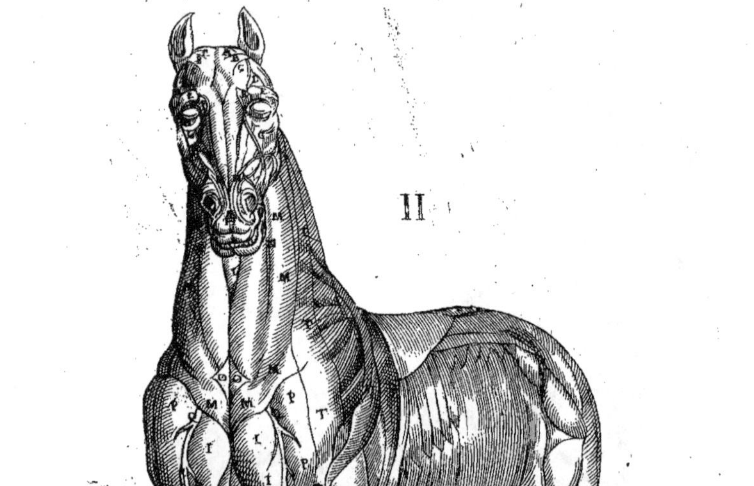

Table 64

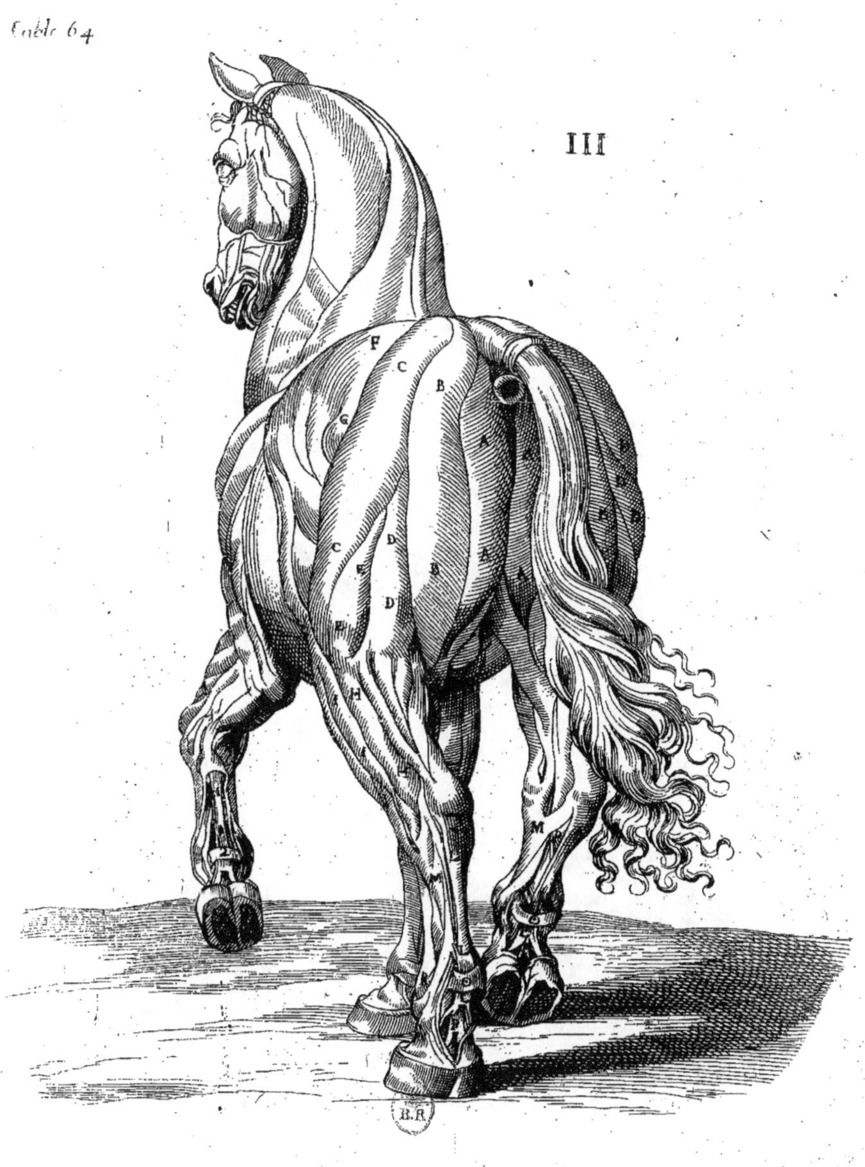
III
F
C
B
G
A
C
D
D
D
E
H
M
B.R.